退院支援

東大病院医療社会福祉部の実践から

監修

大内　尉義　東京大学医学部附属病院医療社会福祉部　部長
　　　　　　東京大学大学院医学系研究科加齢医学　教授

村嶋　幸代　東京大学大学院医学系研究科地域看護学　教授

編集

入村瑠美子　東京大学医学部附属病院　看護部長

大内　尉義　東京大学医学部附属病院医療社会福祉部　部長
　　　　　　東京大学大学院医学系研究科加齢医学　教授

田城　孝雄　順天堂大学医学部公衆衛生学教室　講師

鳥羽　研二　杏林大学医学部高齢医学　教授

村嶋　幸代　東京大学大学院医学系研究科地域看護学　教授

柳澤　愛子　東京大学医学部附属病院医療社会福祉部　看護師長

若林　浩司　東京大学医学部附属病院医療社会福祉部　医療ソーシャルワーカー

株式会社　杏林書院

● 執筆者一覧 (50音順)

阿部　篤子	東京大学医学部附属病院　副看護部長
入村瑠美子	東京大学医学部附属病院　看護部長
大内　尉義	東京大学医学部附属病院医療社会福祉部　部長 東京大学大学院医学系研究科加齢医学　教授
鷲見　尚己	北海道大学医学部保健学科看護学専攻　助手
高橋　雪子	東京大学医学部附属病院　外来看護師長
鈴木　樹美	東京大学医学部附属病院11階南病棟　主任副看護師長
田城　孝雄	順天堂大学医学部公衆衛生学教室　講師
鳥羽　研二	杏林大学医学部高齢医学　教授
永田　智子	東京大学大学院医学系研究科地域看護学　助手
長野宏一朗	東京大学医学部附属病院医療社会福祉部　講師
人見　重美	筑波大学臨床医学系感染症科　助教授
松谷美和子	聖路加看護大学大学院看護学研究科看護教育学　教授
村嶋　幸代	東京大学大学院医学系研究科地域看護学　教授
柳澤　愛子	東京大学医学部附属病院医療社会福祉部　看護師長
横山　梓	東京大学大学院医学系研究科修士課程（地域看護学）
若林　浩司	東京大学医学部附属病院医療社会福祉部　医療ソーシャルワーカー

序　文

　医療は地域社会と密接な関連をもって初めてその具体的な存在意義をもつ．地域社会やその住民と離れての医療など考えることができない．地域社会と限定する必要はないかもしれないが，少なくともそれは，抽象的な社会ではなく，住民の息づかいや言葉，楽しみや苦しみがもろに伝わってくる社会であるにちがいない．

　もちろん大学病院であっても例外ではない．にもかかわらず，このようなことをまずは述べなければならないのは，現在はともあれ，当時の大学病院に対しては私なりの不満があったからである．

　私自身の偏見かもしれないが，大学病院では研究を重視するあまりに，本来の医療のあり方が理解されていないのではないか，現実に苦悩している患者の声が大学病院のスタッフの耳には聞こえていないのではないか，大学という殿堂にどんと構えていれば，大勢の患者が頼ってくると一方的に思い込んでいるのではないか，むしろ率先して地域社会に入り込み，住民の医療と健康に責任をもつべきという思想を大学病院は積極的に忌避しているのではないか，などと私は批判的になっていた．

　またそれは単に大学病院のあり方の問題ではなく，研究者を育成するという目的の他に，患者にとっての最良の医師を育てるといういわば社会に根づいて住民の個々の苦悩を理解できるような医師を育てるという医学教育のあり方の問題でもあった．

　東大病院長になってはやばやと大学病院における在宅診療のあり方や医師・看護師・ケースワーカー・コメディカルなどを統合した医療社会福祉部の設置についての検討をお願いしたのも，以上のような理由があったからである．そして，さまざまな経緯を経て，平成8年11月に，院内措置として部の設立が承認され，数年後には当時の文部省によって正式に病院内のひとつの部門として認められ，人員と予算がつくようになった．それらのことについては，本文に詳しいのでここでは繰り返さないが，とりわけ，文部省が東大病院に医療社会福祉部の存在を認めたということ，大学病院の使命としてそのような活動が必須であることを文部省が公に承認したという事実だけは指摘しておいてよいだろう．

大学を退職して数年が経つ．私は大学のことにはだいぶ疎くなったが，本書にみるように，東大病院医療社会福祉部は見違えるように成長してきたことに驚嘆している．そのことを心から喜び，ここに至るまでご苦労いただいた，大内尉義教授，田城孝雄医師，柳沢愛子看護師長，ケースワーカーの若林浩司氏，三好裕子氏，古川宏子氏，福島朗子，池田幸男サービス課課長をはじめとした多くのスタッフの方々に深甚なる敬意と謝意を表したい．

　しかしまた一方では，部のスタッフの充実もままならず，さらには，このような組織は大学病院になじまないということを今もって広言する教授たちがいるともきく．新しく出発した組織にとっては前途多難な日々が続くことであるが，東大病院新病棟も開設され，医療社会福祉部の役割も一層重要になってきている昨今，スタッフ一丸となって，部の理念と活動のさらなる発展のために鋭意努力なされることを期待したい．

　なお，本書は，東大病院医療社会福祉部の準備段階から現在に至るまでのドキュメントでもある．ひとつの特殊な状況からのメッセージとも受け取れるが，しかし，ここでのさまざまな経験は普遍的な意味をもつと私は信じており，本書をとおして多くの方々の関心が喚起されることを願っている．

平成13年8月

元東京大学医学部附属病院　院長
（現・都立松沢病院　院長）

松下　正明

推薦の言葉

　巷間で医療改革が叫ばれるようになって久しい．もっとも直接的な動機が保険医療の破綻の可能性が意識されるようになったこと，したがって医療費総額の抑制にあるのは，医療人としてはなはだ遺憾ではあるが，一方でわが国の誇るべき国民皆保険制度に制度疲労が見えてきたことも事実である．「いつでもどこでも誰でも」が「最高の」医療を受けるというのは結局のところ幻想であると言わざるを得ない，お題目にすぎないということがわかってきたのである．では何を削るべきかと言うところが，実は昨今の医療改革のもっとも大きいテーマなのである．

　医療改革の目指すところは病院の機能分化であり，「どこでもすべての面で等質の医療を」という方向の修正である．先ごろの診療報酬改訂も，その方向をさらに推進することが明確に打ち出されている．その中で東大病院は特定機能病院として高度先進医療，探索医療を任務とされ，かつ教育や研究の場としての使命も負っている．東大病院の担う医療をできるだけ多くの国民に享受してもらうためには入院と退院という入り口と出口での支援体制が欠かせなくなってきたのである．

　東大病院医療社会福祉部は元病院長である松下正明前教授のご努力によって設立された．以来わずか6年足らずのことであるが，その活躍は目覚しいものがある．現在の全国立大学病院中最短の在院日数も同部の活躍無しには考えられない．にもかかわらず現在まで人員の補充が充分にできていないのは，現スタッフに申し訳ない限りである．しかし，近い将来にはその充実を図らねばならないと思っているし，現在の東大病院でその方向に異を唱えるものはいないと信じてもいる．平成13年9月に完成した新入院棟開院以来の入院患者の回転と外来患者の増加は大変なものがあり，同部の医療連携，退院支援の活動が無ければ東大病院の機能のかなりは動かなくなってしまうことが広く理解されるようになってきたのである．

　こういった地域医療につながる機能を東大病院がどう担うかについては議論のあるところである．地域医療は地域病院が行うべきであり，民のやれることを公が税金を使ってやるべきではないというわけである．平成16年度の研修義務化に際しても，すべての研修医は地域の一線病院で研修すべきであり，専門分化し

た大学病院は初期研修の場所にふさわしくないという意見も聞こえている．ではそこで医療社会福祉部の果たすべき機能は無いのであろうか．実際には特定機能病院として高度な医療をするにあたっても，医療連携や退院支援なしには動かないことはすでに述べたとおりである．そしてコメディカルスタッフとの連携，チーム医療を実現すること，丸ごとの人間を相手にする医療を実体験することは，教育病院としての大きな使命であり，医師だけではなく看護師やソーシャルワーカーなどの教育も担う病院として欠くべからざるコアなのである．卒後研修にしても，東大病院は地域や関連の病院と連携し，病院群として相互に補完する研修によって，救命から専門医療，不採算医療までを包含する研修を実現することを志向しているし，そのためにも医療社会福祉部も加わったチームが必要なのである．

　本書はこういった使命を持って誕生した東大病院医療社会福祉部のドキュメンタリーである．わたし自身は直接に同部の活動に従事したことは無いのであるが，現場は常に意外性の連続であり，試行錯誤の連続であったかと想像される．したがって緻密な理論にはのっからないかもしれない．ひょっとすると地域によっては同じような方法は使えないということもありえよう．しかし，失敗は明日の成功を約束するはずである．これからのわが国の医療改革の方向性からも，ますますその役割が大きくなることを約束されている医療社会福祉部が代表する機能はもっともっと広く知られるべきものとわたしは考えている．本書がそのための水先案内人になることを信じて本書を推薦する次第である．

東京大学医学部附属病院　院長

加藤　進昌

発刊にあたって

　最近の医療を取り巻く状況は，急速な少子高齢化・医療の高度先進化，さらに医療そのものに対する社会的ニーズの変化として現れている．

　平成13年7月に明らかにされた政府の総合規制改革会議の「中間とりまとめ」によれば，医療および福祉・保育が改革の重点分野としてトップにあげられている．

　これまで，医療サービスは経済原則だけでは処理できない特殊性があるとされてきたが，国民総医療費の増大が国家財政を逼迫している現状では，その特性の確保が困難な状況にあり合理化や効率化が求められる関係となっている．

　医療を受ける患者さんの側からは，病院において適切な医療が提供され，短期間の入院で日常生活に復帰できることは誰もが望むところである．一方，病院経営の面では診療報酬請求上の評価のひとつに在院期間があることから，短縮化のメリットは大きく，どの医療機関においても重要な要件である．

　現在，本院は42国立大学病院の中では在院期間は最短である．首都圏所在であり，関連医療機関を持つなどの特徴はあるとしても，医療社会福祉部を中心とした積極的な退院支援の活動が大きく寄与していることは明らかである．

　医療社会福祉部の活動は，単に在院期間の短縮を図るだけではなく，医療の受け手である患者さんやご家族が安心して退院を受けとめ，他の医療機関への転院や在宅医療へ円滑に移行するための支援を行うことにある．

　また，組織にとって医療の質に関連するサービス部門の活動は病院には欠かせない重要な機能である．

　平成9年，院内に医療社会福祉部が新設されることに合わせ，これまで看護部継続看護委員会のメンバーであり，外来で看護相談活動を中心的に実践してきた外来婦長を兼務で配置して協同で活動を始めた．平成11年には医療社会福祉部に専任婦長として配置した．患者さんにより近い立場で退院支援を進め，多職種間のコーディネートを行い，地域との連携を図ることを役割として，かつ，目標は患者さんに満足して頂けることを期待したものであった．現在，医師・MSW・事務職と協同してチーム医療を進めてきており，部としての実績を積み上げ，さらに地域ネットワークの拡大も現実にしながら活動は着実に定着してきている．

最近では他施設からの見学や実地研修を受け入れ，本務以外にも大学病院における転退院および在宅支援の実際について実践モデルの役割を担っている．

　医療サービスの特性は顧客との共同生産であり，従って私どもの目標とするところはサービスの受け手である患者さんの満足にある．

　本院の医療社会福祉部の活動が冊子として出版される運びとなったことは，タイムリーであり，退院支援にかかわる関係者の皆様のお役に立つことができれば幸いである．

東京大学医学部附属病院　看護部長

入村　瑠美子

目　次

序　文 ………………………………………………………………… 松下　正明
推薦の言葉 …………………………………………………………… 加藤　進昌
発刊にあたって ……………………………………………………… 入村瑠美子

1章　医療社会福祉部とは

1　医療社会福祉部の目的 …………………… 長野宏一朗・大内尉義 ……… 2
　　1-1　退院計画の概念と必要性 ………………………………………… 2
　　1-2　東大病院における退院計画の開始と意義 ……………………… 4

2　設置の経緯 ………………………… 鳥羽研二・田城孝雄・長野宏一朗 ……… 7
　　2-1　黎明期 …………………………………………………………… 7
　　2-2　設置期 …………………………………………………………… 9
　　2-3　発展期 ………………………………………………………… 10

3　医療社会福祉部の実績 ………………… 若林浩司・柳澤愛子・永田智子 …… 14
　　3-1　医療社会福祉部が支援を行った患者の概況 ………………… 14
　　3-2　在宅療養支援の内容 ………………………………………… 18
　　3-3　転院支援の内容 ……………………………………………… 19

2章　退院のための支援—医療社会福祉部の活動の実際—

1　医療社会福祉部における退院支援の概要 ……… 柳澤愛子・若林浩司 …… 22
　　1-1　退院支援の目的 ……………………………………………… 22
　　1-2　退院支援の流れ ……………………………………………… 24

2　退院支援のための具体的な技術 ………………… 柳澤愛子・若林浩司 …… 36
　　2-1　患者・家族との面談 ………………………………………… 36
　　2-2　ニーズのアセスメント ……………………………………… 37
　　2-3　退院支援の面接のプロセス ………………………………… 44
　　2-4　患者・家族への対応 ………………………………………… 47
　　2-5　在宅ケアへの支援プロセス ………………………………… 51
　　2-6　転院または施設入所への支援プロセス …………………… 61
　　2-7　フォローアップ ……………………………………………… 69

3　情報ネットワークの構築 ………………………… 若林浩司・柳澤愛子 …… 73
　　3-1　転院または施設入所事例の場合 …………………………… 73
　　3-2　在宅療養事例の場合 ………………………………………… 76

3章　退院困難タイプ別の援助ポイント

1　医療依存度の高い患者の退院支援　柳澤愛子　80
　1-1　経口摂取ができない人への退院支援　81
　1-2　呼吸ケアを必要とする人への退院支援　86
　1-3　排泄ケアが必要な人への退院支援　92

2　ターミナルケアが必要な患者への退院支援　永田智子・柳澤愛子　97
　2-1　病棟からの依頼　97
　2-2　面接・情報収集　98
　2-3　関係機関との連絡・調整　100
　2-4　退院後のフォロー　103

3　介護・生活調整が必要な患者への援助　鷲見尚己・村嶋幸代・柳澤愛子　107
　3-1　情報収集とアセスメントのポイント　108
　3-2　対象者の特徴によるタイプ分け　109
　3-3　タイプ別の患者・家族の特徴と退院支援の実際　111
　3-4　退院後のフォローアップ　117
　3-5　まとめに代えて　119

4　痴　呆　鳥羽研二・永田智子　121
　4-1　退院困難要素の評価　121
　4-2　大学病院における痴呆患者の特徴　125
　4-3　在宅療養に向けての支援　125
　4-4　転院に向けての支援　128
　4-5　在宅か転院か　129

5　感染症　人見重美　131
　5-1　高齢者の感染症対策　131
　5-2　退院時の注意事項　138

6　小　児　松谷美和子・柳澤愛子　141
　6-1　小児の退院支援の特徴　141
　6-2　患児家族の退院準備に対する支援　142
　6-3　事　例　143
　6-4　小児の退院支援と病棟看護師の役割　149
　6-5　小児の退院支援の要点と今後の改善点　149

7　難　病　永田智子・村嶋幸代・柳澤愛子　152
　7-1　難病の定義と公的援助　152
　7-2　神経難病患者の特徴　153
　7-3　在宅療養に向けて　153
　7-4　転院に向けて　158
　7-5　まとめ　159

4章　病院機能の向上と医療社会福祉部

1　看護部の取り組みと医療社会福祉部 ……………… 阿部篤子 …… 162
- 1-1　看護部における委員会の設置と活動 ……………………………… 163
- 1-2　医療社会福祉部との協働が看護にもたらしたもの ……………… 167

2　病棟での取り組みと医療社会福祉部 ……………… 高橋雪子 …… 169
- 2-1　老年病科病棟の特徴 ………………………………………………… 169
- 2-2　入院から退院まで …………………………………………………… 170
- 2-3　病棟での退院支援の必要性と退院支援に病棟看護師が力を発揮した例 …… 172
- 2-4　医療社会福祉部との連携強化を ………………………………… 175

3　病院機能向上にむけての医療社会福祉部の役割 …… 柳澤愛子・若林浩司 …… 176
- 3-1　院内の教育的機能 …………………………………………………… 176
- 3-2　リスクを回避する機能 ……………………………………………… 179
- 3-3　院内のネットワークづくり ………………………………………… 179

4　医師への働きかけ ………………………………… 田城孝雄 …… 182
- 4-1　医師への働きかけ …………………………………………………… 182
- 4-2　日常業務での働きかけ ……………………………………………… 184

5章　退院支援の向上にむけて ―事例検討と研究―

1　退院支援に関する事例検討
…… 柳澤愛子・若林浩司・村嶋幸代・永田智子・高橋雪子・鷲見尚己・田城孝雄 …… 188
- 1-1　在宅か転院かで揺れ動くなか，医療社会福祉部の粘り強い働きかけと介護保険の開始により，地域医療体制を整え退院できた例 …… 188
- 1-2　家族介護は無理と判断した医療社会福祉部の迅速な介入により，スムーズに転院・入所が可能となった事例 …… 197
- 1-3　がんの終末期にありながら，医療社会福祉部の支援により在宅ケアの支援体制が整い，自宅でHPNと疼痛管理を行いつつ療養生活を送ることができた例 …… 203
- 1-4　痴呆の高齢夫婦に，介護保険サービスの利用を支援し，在宅療養が可能となった事例 …… 210

2　医療社会福祉部との共同研究から ……………… 村嶋幸代・永田智子 …… 217
- 2-1　医療社会福祉部の退院支援を受けた患者の特徴
  …… 村嶋幸代・永田智子・鳥羽研二・大内尉義 …… 219
- 2-2　退院困難が予測された高齢入院患者に対する早期退院支援の効果に関する研究 …… 鷲見尚己・村嶋幸代・鳥羽研二・大内尉義 …… 223
- 2-3　医療社会福祉部の退院支援を受けた患者のフォローアップ調査
  …… 横山梓・村嶋幸代・永田智子・柳澤愛子・若林浩司・田城孝雄・鳥羽研二・大内尉義 …… 229

2-4　退院支援：病棟での実施と専門部署への依頼の比較
　　　………………………… 田口樹美・高橋雪子・鷲見尚己・村嶋幸代 ……236

2-5　今後必要な研究について ………………………… 永田智子・村嶋幸代 ……241

6章　課題と展望―よりよい退院支援をめざして―

1　課題と展望
………………………… 村嶋幸代・柳澤愛子・長野宏一朗・永田智子
若林浩司・鳥羽研二・大内尉義 ……246

1-1　医療社会福祉部内で整備すべき課題 …………………………………247
1-2　病院内のレベルアップに向けての課題 ………………………………249
1-3　院外との連携 ……………………………………………………………252
1-4　医療における退院支援力量の向上 ……………………………………253

あとがき ……………………………………………………… 村嶋幸代・大内尉義

医療社会福祉部とは 1章

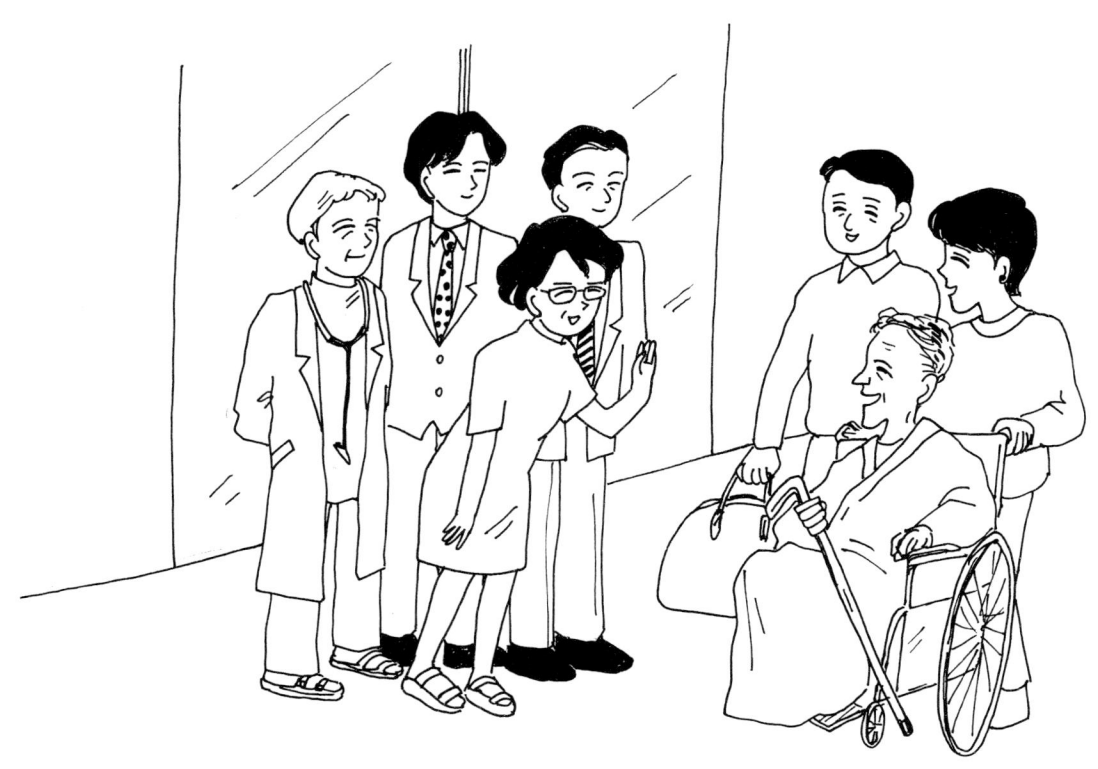

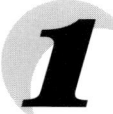 医療社会福祉部の目的

長野　宏一朗・大内　尉義

　現在，わが国の高齢人口は14％をこえ，2020年には25％，すなわち国民4人に1人は高齢者という，かつて世界のどの国も経験しなかった高齢社会を迎えることが予想されている．これに伴い疾病構造は変化し，患者は疾病を持ちながら地域や家庭においてできる限り自立した生活を送ることが求められてくる．高齢者の入院では，多くの場合，入院のみでは医療は完結せず，退院後のケアが必要となり，在宅における医療，看護，介護の重要性が増してくる．在宅ケアを適切に行うためには，医療，保健，福祉のそれぞれのサービスが十分な連携のもとに統合的に提供されることが必要となる．

　入院患者とその家族に，退院後の医療，保健，福祉にかかわる環境を整えることにより，安心して退院を迎えられるよう，医療社会福祉部では退院の援助，支援をする活動を行ってきた．円滑な早期退院を促すためには，院内の診療科や部門，また地域の施設や関係諸機関との連絡・調整を行い，社会資源を有効に活用して退院後の環境整備を図らなければならない．患者が適切なケアを適切な場で受けられるよう，医療連携のもと，在宅医療の推進，退院支援を行うことを目的として，医療社会福祉部は設置された．

　また，臨床，教育，研究を担う大学病院は，一方で高度先進医療の実施，研究，開発を使命とする特定機能病院としての側面も持ち，公平，公正かつ効率的に先端医療を社会に提供していかなければならない．特定機能病院としての使命を果たすためにも，円滑で適切な退院の流れを構築することが必要とされ，退院支援の役割は重要となってきた．

1-1　退院計画の概念と必要性

　退院は，患者やその家族にとってしばしば入院以上に脅威や不安を感じさせるものであり，単に入院中に受けた治療や看護を継続するためだけではなく，退院に伴って新たに生じる心理的，社会的問題を解消するために退院計画が必要となる．

1. 退院計画とは

　退院計画（discharge planning）とは，手島によれば，「個々の患者・家族の状況に応じて適切な退院先を確保して，その後の療養生活を安定させるために，患者・家族への教育指導や諸サービスの適切な活用を援助するように病院においてシステム化された活動・プログラム」[1]とされている．また，アメリカ病院協会は，「退院計画は，患者とその家族が退院後の適切なケアプランをつくるのを助けるために利用可能でなくてはならない部門を越えた病院全体としてのプロセスである」[2]と定義している．

　退院計画の目的は，①良質な患者ケアの継続，②入院が必要な他の患者にとっての病院資源の有効利用，③退院時の社会資源の適切な利用，の3つを保証することといえる．

　欧米では，退院後の適切なケアの計画づくりと，必要なサービスのアレンジまでが病院の基本的責任と捉えられ，入院中の医療の質を向上させるだけでなく，退院により始まる長期の療養生活に対しても専門的な立場から援助しなければ，もはや病院として社会的責任を果たせなくなってきている．退院計画は，患者ケアの一部であり病院業務のひとつと認識され，department of discharge planning（退院計画部）という部門の discharge planner（退院計画者）によって立てられている．

2. 日本における退院計画プログラムの必要性

　これに対し，わが国では，病院機能として退院計画を推進，実行するといった意識は残念ながら薄いのが現状である．退院支援は退院に関して何らかのトラブルが顕著化しているケースに対してだけの，個別で特殊な取り組みとしてしか捉えられていない．入院治療がほぼ終了し，退院許可となった段階になって初めて退院困難が発覚し，家族や不馴れな医師による退院準備が始まることもしばしばである．これでは，環境整備を待つだけの無意味な入院期間が発生してしまう．また十分な支援が実施できず，不適切な生活環境のまま退院させている例も少なくない．環境整備なしに患者を退院させてしまえば，疾患は増悪し，再入院を繰り返すことにもなりかねない．したがって，基本的にはすべての患者とその家族に対して，十分な支援をして退院してもらうことが，病院にとって基本的な責務と考えるべきであり，退院支援は病院の必須機能として通常業務に組み込むべき機能である．個別の「退院支援」ではなく，病院全体としての「退院計画プログラム」の明確化が，日本の病院に求められている課題である．

1-2 東大病院における退院計画の開始と意義

1. 医療社会福祉部の設置

　東大病院は全国に先駆けて上記の課題に取り組み，退院支援を推進してきた．入院患者とその家族に関して，退院後の医療，保健，福祉にかかわるさまざまな問題を予め検討し，患者毎に適切なケアマネジメントを実施し，円滑な早期退院を促すことを病院機能として求めてきた．病院組織として専門的立場から退院支援を行うことを目的に，診療科から独立した中央診療部門のなかに，平成9年医療社会福祉部が院内措置で設置された．その後，全国の国立大学病院では始めて予算化され，平成12年4月退院支援を行う専門部署として正式に認可された．

　疾患，ADL，家族構成，経済状況など，患者を取りまく医療環境，社会環境全般を検討し，患者とその家族にとって最も幸福な生活環境を提供することが退院支援の目標であり，支援活動は，医療，看護，介護の統合の必要性から医師，看護師，MSWによる多職種一体となった共同作業で行われている．看護師は主に在宅への移行を，転院は主にMSWが担当し，医師は在宅，転院にかかわらず，地域に患者を依頼する責任から医療に関する患者の把握と正確な情報提供に努めている．

2. 特定機能病院としての役割

　東大病院には，高度先進医療の実施，研究開発といった特定機能病院としての使命があることは冒頭に述べた．「特定機能病院」とは「高度の医療を提供すること，高度の医療技術の開発および評価を行うこと，高度の医療に関する研修を行わせること」と，医療法第16条に規定されている．特定機能病院は高度先端医療を実施することから，難病，重症，慢性疾患の患者が多く，また診療圏が広いのが特徴である．特定機能病院として高度先進医療を効率的に提供し，病院資源を有効に利用するためには，必要な時期に，必要とする患者のために有効なベッドを確保しなければならない．このため，入院患者は，疾患によっては完治するまで入院加療を継続することが難しく，何らかの障害を抱えたまま退院せざるを得ない場合もある．すなわち地域における継続医療が必要となることから，環境整備のための退院支援は，特定機能病院において欠かすことのできない重要な機能となる．

　適切な退院支援を行うことによって，特定機能病院における高度先進医療を，より多くの国民に広く提供することが望まれる．

3. 退院支援の実際

このように退院支援は，退院後の患者の幸福で安定した療養生活を獲得することを目的とし，同時に特定機能病院としての使命を果たすことを可能にする重要な活動といえる．退院支援の実際は，退院先の確保，地域医療機関への患者依頼，介護保険による各種サービスの提供などの活動が主たるものである．

在宅への支援は全事例のおよそ半数を占め，介護保険施行後は，医療保険とのかかわりから支援内容も複雑化してきている．かかりつけ医や往診医，またケアマネジャーや訪問看護ステーションの紹介や連絡，調整，さらにケアプラン作成など，在宅環境を整えるといったかたちで在宅医療の推進に寄与している．

転院，施設入所においてもそれぞれの医療機関の機能を前提として，適切な場における適切な医療の実現を目指し支援活動を行っている．

4. 医療連携と病院運営

病病・病診連携，いわゆる医療連携は，病院，診療所にとって適切かつ効率的な医療を提供するうえで欠かせない機能になってきた．平成12年の診療報酬改定では，急性期医療と慢性期医療，あるいは入院医療と外来医療の明確化が進んだことから，医療連携は平均在院日数の短縮化，紹介率の向上，入院外来比率改善の重要な要件と考えられるようになった．特に急性期病院加算，急性期特定病院加算の算定要件をクリアするには，医療連携を抜きにしては実現できないものとなってきた．退院支援活動は医療連携の実践そのものであり，医療連携の具体化，推進，普及に大きく貢献している．退院支援は本来，患者の幸福な退院後生活の獲得を目的としてはいるものの，結果として東大病院平均在院日数は短縮し，病院の経営効率への貢献は大きい．

5. 教育病院としての機能

東大病院は医学・看護学教育を担う教育病院であり，昨今の急速な医療情勢の変化にも即した医学・看護学教育を行うことが求められ，社会に貢献する優秀な医療人を育成しなければならない．疾患や臓器に対する知識だけではなく，生活環境を含めて患者を捉え，社会の変化や医療背景を把握することは，これからの医療を担う医師や看護師にとって，熟知すべき必須なことがらといえる．退院支援を軸として，患者個人の事例検討から広く医療社会環境の把握に及ぶまで，医療社会福祉部の活動は広く医学・看護学教育のなかに取り入れられるべきである．

また，東大病院医療社会福祉部は退院支援を行う専門部署として，全国国立大学病院のなかで初めて認可されたことから，他施設への普及支援活動も当部の任務であると考えている．

6. まとめ

　社会の高齢化は今後ますます加速し，それに伴う医療情勢も想像し難い変化をもたらすであろう．この医療環境の変化に適切に対応するために，東大病院は地域を視野に入れた，社会に貢献していく「外に向かって開かれた病院」であることを目標に掲げ，その新たな一歩を踏み出した．これからの病院医療は地域医療との役割分担を明確にし，医療連携を基盤として大学病院と地域がともに支えあうことが求められる．退院支援はこのような地域との共存の医療体制をもとに成り立っている．退院支援は東大病院と地域社会を結ぶ架け橋として，今後の高齢社会において重要な役割を演じるものであり，1人でも多くの入院患者がより健康で，質の高い人生を送ることができるよう，広く普及されるべきである．

文　　献

1) 手島陸久他：退院計画．中央法規，1996．
2) American Hospital Association : Introduction to Discharge Planning for Hospitals, American Hospital Publishing, 1983.

2 設置の経緯

鳥羽　研二・田城　孝雄・長野　宏一朗

　平成7年11月15日，当時の松下病院長より以下の主旨で「在宅診療についての検討委員会」が発足した．その主旨は以下のとおりである．

　東大病院は，「高度先進医療の実施，研究・開発」を行う機関であると同時に，大学病院における卒後教育の本来の目的からいって，地域住民たちの診療も視野に入れた「外に向かって開かれた大学病院」であることが望まれる．また，医療の場としての在宅の重視，地域から病院への患者の受診という一方的なシステムから，病院から地域へという医療側の積極的な診療システムへの変化，患者の自己決定権の重視を基盤としたインフォームド・コンセントによる医師・患者関係，あるいは末期がん患者にみるターミナルケア・尊厳死，などの状況が新たに生じてきていることから，21世紀に向けての東大病院のあるべき姿を真剣に模索していかなければならない．

　この検討委員会が医療社会福祉部の母体であり，その後「医療社会福祉部設置準備委員会」へと引き継がれ，設置を機に現在の「医療社会福祉部設運営委員会」へと発展していった．

　設置の経緯は，運営委員会の経緯でもあり，委員会の流れに沿って辿ってきた過程を振り返ってみる．

2-1　黎明期（平成7年11月～9年3月）

1．医療社会福祉部設置準備委員会における議論

　医療社会福祉部が設置される前の運営委員会は，医療社会福祉部設置準備委員会として，病院長（松下正明），内科医1名，老年科医1名，外科医1名，精神科医1名，病院将来計画準備室長，看護部長，外来看護婦長，医事課長，管理課長，医事課職員3名が参画して，2カ月に1回位開かれていた．医療社会福祉部が何をするべきか，その仕事をする上で，必要なスタッフ数は入院1,000床，外来2,500人強の特定機能病院でどれだけいるかなど，何ひとつ決まっていなかった．

　まず，何をするべきかに関し，「在宅医療（往診）をするべきか」が議論され

た．在宅医療を推進している北海道大学，北里大学から，ケースワーカーが招かれ，活動実績を聞いた．東大病院でも積極的に推進するべきであるという考えが，医療社会福祉部の活動に熱心な内科医から出されたが，著者の1人鳥羽や精神科医師からは，東大病院における医師の意識と，医療社会福祉部として意図されている活動に大きな隔たりがあり，日常診療の中で果たすべき役割を見つけ，実績を積み重ねるなかで活動範囲を広げないと，空中分解すると提言した．結局全員が賛同するところとなり，今日の活動の基本方針となった．

　当時は，医療社会福祉部に関連した活動として，
・看護部の看護相談
・医事課の医療相談（医事紛争を含む）
・医事課の保険書類業務
・病診連携活動
・医師個人のサービス活動
・グループボランティア活動

が上げられた．準備委員会の業務は，医療社会福祉部の活動の中に，どれを取り込んで行くかを議論したといっても過言ではないが，すでに活動実績のある部署からは，「今のままでいい」，「余分な部署を設置しても各科の積み上げたノウハウによる活動を上回れる訳がないし，かえって妨げになる」といった否定的な意見や感触が多く寄せられた．

2．合意の形成へ

　運営委員会の活動のひとつのモデルとして，内科医師の委員から，がんの緩和ケアグループの活動が2回にわたって紹介された．

　活動そのものを業務とするというより，医師が裏方としてコーディネーターを務め，看護師やコメディカルの方たちの活動を支えるといった運営方針が成功していることを見いだし，医療社会福祉部はチーム医療の部であるといった共通認識の萌芽となった．

　医事課の関連業務に関しては，病院長が業務系統を統括し，医療社会福祉部の業務に繰り入れることで，特段の異論がなかった．

　医療社会福祉部設置準備委員会の中で，当時の外来看護婦長は，外来患者の相談業務に多くの時間が割かれていることを指摘し，また，相談内容が苦情である場合や個人のプライバシーに関する問題である場合には，専門スタッフと専用の部屋を設けることが相談者・病院の双方の利益になると指摘があった．

　医師からは，退院困難者に対し個人や医局レベルで関連病院を紹介しているが，当時すでに社会的入院に関する問題意識が高まっており，優良な転院先を紹介するには多くの時間と労力を要し，かつ転院までの日数も数週間にわたること

も珍しくないことから，関連病院の情報を一元化して，退院・転院サービスを行うことに関しては，多くの医局が受け入れるであろうとの議論があった．

このように，外来の相談業務，入院患者の退院支援という2大骨格は，医療社会福祉部設置準備委員会の中で，東大病院が抱える問題点とその解決のための専門部署という，需要と供給を議論した中で，無理なく作られたといってよい．

2-2　設置期（平成9年4月〜平成11年3月）

医療社会福祉部は，平成8年12月の科長会で承認されて発足し，平成9年4月に院内措置で設置となった．部長に松下正明病院長が就任し，専任医師（助手），看護婦長（外来看護婦長と兼任），事務職員2名が発令された．

医療社会福祉部設置準備委員会は名称を医療社会福祉部運営委員会に改め，メンバーはそのまま引き継がれたが，内科医が欠員となり，専任の助手がその代わりとなった．

この時期の運営委員会の役割として，
・大学病院のニーズの明確化
・国の福祉，保険関係の変革への対応
が議論の中心となった．

大学病院のニーズを吸い上げる機関として，病院各科の科長が集まる科長会議，病棟医長・外来医長会議，医局長会議があり，国立大学病院長会議でも，入院期間の短縮が大きな課題となっていた．

この，大学病院のニーズに答えるため，医療社会福祉部運営委員会では，
・退院支援業務を正式な業務として，病院機関に諮ること
・特に各科の看護婦長，病棟医長の理解を得ること
・円滑な連絡のため，支援必要内容と患者の状態を記した申し込み用紙を整備すること

の3点が決定され，ただちに実行された．

当時から医療保険改革が議論されており，その先陣として介護保険の導入が閣議決定され，法案の整備が計られていた．高齢者の福祉相談業務が大幅に増加することが予想され，介護保険に対して，専門職（ケアマネジャー）の充実が急務となった．

平成9年9月に事務職員の枠にMSWが院内措置で採用となり，委員会に出席するようになった．これによって，委員会業務は，理念や計画を検討する部署から，実務を検討する部署へと変容をとげていった．

2-3 発展期（平成11年4月〜）

1．講演会の開催

相談業務，退院支援業務が一応の軌道にのったあと，平成11年4月に大内尉義現部長が就任した．

このころから，

・専門部署としての独自性の確立
・新しい業務への対応

について，医療社会福祉部運営委員会で議論されるようになった．

専門部署としての独自性の確立は，まず関連業務に関する専門家の講演会を行って，業務の専門性に関する意識改革を計ることが必要との議論がなされ，火急の話題である介護保険に関して，厚生省の介護保険に関する委員会の委員である福祉関係の教授，看護協会の幹部の講演会を行った．予想外に多くの参加数があり，この業務の専門性を再認識した医療社会福祉部運営委員会のメンバーも多かった．

2．学会での発表など

次に，より専門性を確立するため，入院日数短縮という目標から，病院管理学会に専任助手が演題を提出し注目を浴びた．チーム医療という観点からは，著者の1人鳥羽が世話人を務める「高齢者介護看護医療フォーラム」で活動を紹介し，以後継続的に参加するところとなった．このころ，地域看護学の村嶋教授（当時助教授）が医療社会福祉部運営委員会にオブザーバーとして加わり，継続看護，退院支援の分析など，医療社会福祉部の委員会の許可を得て，看護学の学部生，大学院生，助手が研究をとおして活動に参画するという方向に発展していった．

高齢者の退院支援という観点からは，病院管理学会だけではなく日本老年医学会でも演題を発表するようになり，専門部署として，院内だけでなく，院外からも認知されるようになった．看護婦長やMSWもそれぞれに関連団体から研究助成を受け，報告書をまとめてきた．看護婦長は日本訪問看護振興財団主催の訪問看護交流集会で発表を依頼されるなど，継続看護の水準の向上に寄与している．MSWは日本リハビリテーション連携科学学会大会に演題を発表し，教育現場関係者，職業訓練関係者との情報交流を深め，障害を持って東大病院を後にする患者への支援に役立つこととなった．

新聞・雑誌にも取り上げられ，寄稿依頼も増加した．特に，他の国立大学からの講演・研修依頼もあり，できるだけ対応するように努めている．

3. 現行の運営体制

　新しい業務に関する議論は，在宅医療に関する問題や，退院支援後のフォローなど多岐にわたる．先進的な委員会であればあるほど，新しい業務へのチャレンジが求められ，医療社会福祉部運営委員会のメンバーはいつも柔軟な発想と現実的な対応の両者をバランスよく議論してきたといってよい．

　医療社会福祉部運営委員会は業務の連絡や検討，討議の場であるだけでなく，チーム医療を行う上での，潤滑剤の役割を果たしてきた．この意味で，看護部副部長，医療社会福祉部看護師長の人柄が多いに貢献した．運営委員会が管理委員会的色彩であったならば，建設的議論は乏しかったであろう．

　また，百出する議論を辛抱強くまとめた，歴代部長の委員会運営も重要な要素であった．

　現在，運営委員会は年2回，医療社会福祉部部会は毎月一回開催されている．部会の構成メンバーは運営委員会のそれとは異なり，部所属メンバーの他，医事課，看護部，老年病科からそれぞれ数名が参加し，また医学部内の健康科学・看護学科から看護学の教員もオブザーバーとして参加している．会議では1カ月間の退院支援の実績報告や実務上の課題，問題点などが話し合われている．また，平成13年1月より退院支援事例をもとにした事例検討会を公開カンファレンスのかたちで開催している．隔月で開かれ，活動実績を公表し，支援方法を検討する場として意義深いものとなってきた．

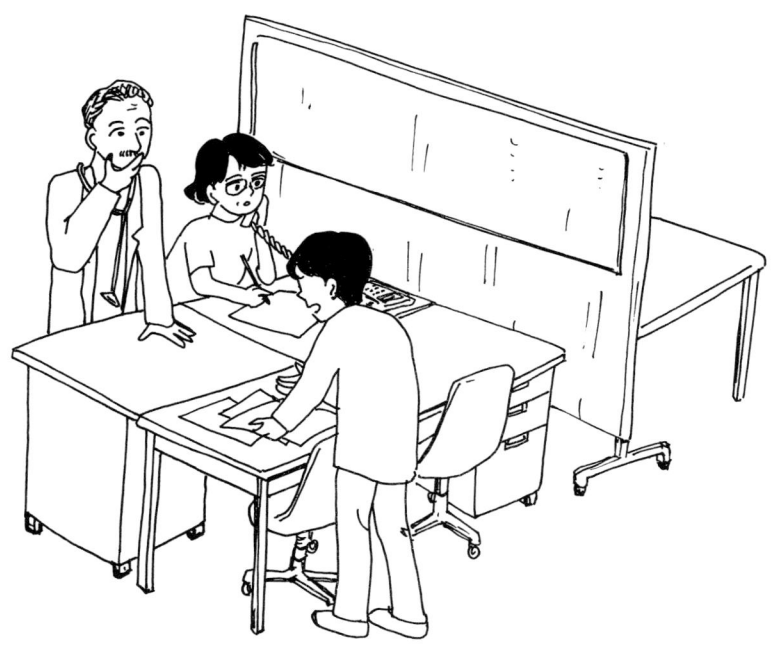

沿革	委員会	講演会 等	人事
平成7年 11月			
12月	**在宅診療についての検討委員会** 松下病院長より「在宅診療についての検討委員会」が説明される。 第1回（平成7年12月） ・病院長より：「在宅診療についての検討委員会」発足 ・看護部より：本院における在宅ケアサポートに関する資料(退院患者の継続看護の現状調査結果)の説明 ・検討事項：大学病院と在宅ケアに関する意見交換		
平成8年 1月	第2回（平成8年1月） ・在宅医療についての勉強会の開催 地域看護学 村嶋幸代助教授 講演 「病院の地域医療機能」		
2月	第3回（平成8年2月） ・公開講演会、在宅診療に関するアンケートについて検討		
3月	第4回（平成8年3月） ・日大病院 古屋医療ソーシャルワーカー講演	**在宅医療講演会** 第1回（平成8年3月） 「大学病院における医療MSWのニーズ」 古屋克己(日大板橋病院医療相談室MSW)	
4月	第5回（平成8年4月） ・継続看護に対する看護部の取り組み	第2回（平成8年4月） 「大学病院における訪問看護婦の役割」 木村由美子(日大板橋病院ホームケア相談室婦長) 第3回（平成8年4月） 「北里大学病院 総合相談部の活動」 掘越由紀子(北里大学病院総合相談部MSW係長) 「がん専門看護婦の役割の活動」 近藤まゆみ(北里大学病院総合相談部OCNS)	
5月	第6回（平成8年5月） ・事務部としての取り組みかた	第4回（平成8年5月） 「在宅ホスピスケア理論と実際」 川越 厚(賛育会病院長)	
10月	**医療社会福祉部(仮称)準備委員会** 第1回（平成8年10月） ・病院長より準備委員会設置 第2回（平成8年10月） ・医療社会福祉部の仕事の分担 第3回（平成8年10月） ・日本大学医学部附属板橋病院 視察		
12月	医療社会福祉部(仮称)発足を科長会承認 「在宅診療についての検討委員会」からの報告		第4回（平成8年12月） ・MSWの採用、専属の医師の配置が決定
平成9年 2月	第5回（平成9年2月） ・医療社会福祉部の設置決定		
3月	第6回（平成9年3月） ・MSWの選考について検討		

1章　医療社会福祉部とは

月	医療社会福祉部	医療社会福祉運営委員会	医療社会福祉部部会	講演会／事例検討会	人事
4月	医療社会福祉部設置（院内措置）				松下正明部長就任 発令：専任医師（助手）：田城孝雄 兼任婦長（外来婦長と兼任）：柳澤愛子 事務職員2名：福島朗子，三好裕子
5月		医療社会福祉運営委員会 第1回（平成9年5月） 以降，年2回開催			
7月				**講演会** 第1回講演会（平成9年5月） 「医療ソーシャルワーカーの症例への取り組み方」 西田紀子（慈恵会病院MSW） 第2回講演会（平成9年7月） 「医療と社会福祉の接点…新しい形態を探る」 平山　尚（テネシー大学社会福祉学部主任教授）	
8月				第3回講演会（平成9年8月） 「米国における在宅IVH療法の現状」 Ann Hardee（米国在宅医療会社Rann Med社長）	
9月			医療社会福祉部部会 第1回（平成9年4月） 以降，毎月開催（除8月）		医療ソーシャルワーカー着任：若林浩司
平成10年8月				第4回講演会（平成10年8月） 「ケアマネジメントの理論と実際」 白澤政和（大阪市立大学生活科学部教授）	
9月				第5回講演会（平成10年9月） 「訪問看護と介護保険」 山崎摩耶（日本看護協会常任理事）	
10月				第6回講演会（平成10年10月） 「介護保険－福祉の新しいすがた－民間企業の役割」 砂原和仁（東京海上ベターライフサービス）	
平成11年4月					大内尉義部長就任 柳澤愛子婦長が専任となる
8月					
9月				院内各科依頼の介護保険に関する講演実施 患者への退院支援に関するアンケート調査	
平成12年4月	医療社会福祉部　正式認可				発令 部長（併任）1名：大内尉義 専任婦長1名：柳澤愛子 専任医師（助手）1名：田城孝雄 MSW 1名：若林浩司
平成13年1月				**事例検討会** 第1回事例検討会	
3月				第2回事例検討会	
5月				第3回事例検討会	
10月				第4回事例検討会	

注）所属は当時のものである

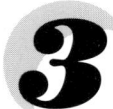

医療社会福祉部の実績
─どんな人が対象となり，どのような支援が行われたか─

若林　浩司・柳澤　愛子・永田　智子

　平成9年4月の医療社会福祉部の発足以来，平成13年3月までに退院支援を実施した患者は，のべ623名にのぼる．ここではその4年間の実績を述べる．

3-1　医療社会福祉部が支援を行った患者の概況

1．患者数の推移（図1-1）

　対象となった患者数の4年間の推移をみると，平成9, 10年度には1年に100名強であったが，平成11年度からは増加し，平成12年度は200名を超えた．

2．支援内容（図1-2）

　退院支援の内容をみると，在宅支援が343件（55.3％）と多く，その内訳は訪問看護ステーション紹介214件，在宅福祉サービス130件であった．転院は225件（36.1％），病状悪化などによる中断が53件（8.5％）であった．

　また，支援内容の推移をみると，開設当初6カ月間は在宅療養38.4％，転院43.8％と転院の方が多かった．しかし，在宅療養（訪問看護ステーション，かかりつけ医，福祉サービス）についての情報提供や社会資源利用の説明を行うことによって，在宅療養を望む症例が増加し，平成12年度には60％以上を占めるようになった．

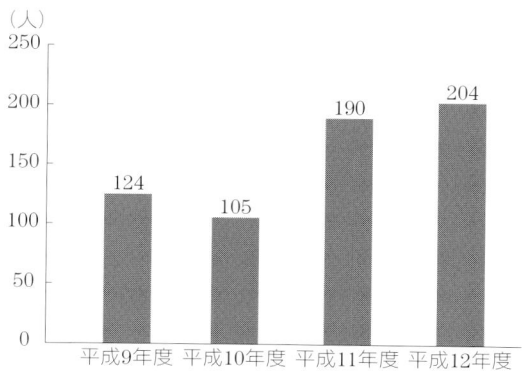

図1-1　患者数の推移

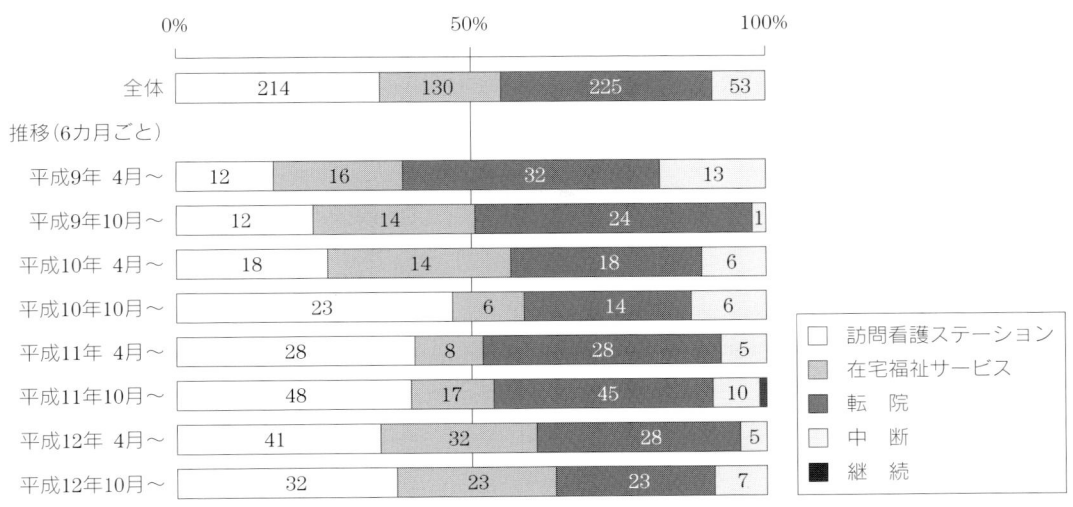

図1-2　医療社会福祉部の支援内容の推移

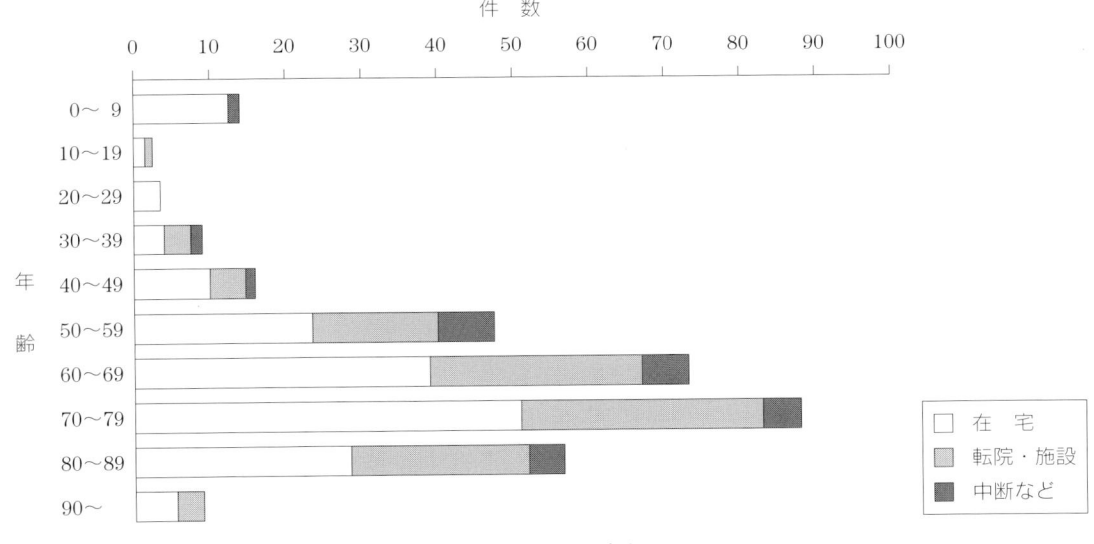

図1-3　患者の年齢

3. 対象患者の年齢（図1-3）

　対象患者の年齢は，50歳代以上が多く，70歳代が全体の27.6％と最も多い．65歳以上の患者が全体の59.6％を占めており，高齢患者を多く支援しているといえる．一方，0～9歳の患者も，4年間で16名（2.2％）と比較的多い．支援内容をみると，在宅支援は全年齢層に行っているのに対し，転院は小児・若年層に少なく，高齢者に多い．

　年齢の推移をみると（表1-1），ほとんどの年齢層で患者が増えているが，特に0～9歳の患者は，平成9年度の2名（1.6％）から平成12年度の8名（3.9％）

表1-1 患者の年齢の推移

(%)

	平成9年度 n=124	平成10年度 n=105	平成11年度 n=190	平成12年度 n=204
0〜9	2 (1.6)	1 (1.0)	5 (2.6)	8 (3.9)
10〜19	1 (0.9)	0 (0.0)	1 (0.4)	3 (1.5)
20〜29	1 (0.9)	3 (2.9)	2 (1.1)	1 (0.5)
30〜39	5 (4.0)	1 (1.0)	2 (1.1)	9 (4.4)
40〜49	7 (5.6)	10 (9.5)	6 (3.2)	9 (4.4)
50〜59	20 (16.1)	13 (12.4)	27 (14.2)	33 (16.2)
60〜69	32 (25.8)	23 (21.8)	44 (23.2)	45 (22.1)
70〜79	31 (25.1)	32 (30.4)	53 (27.9)	56 (27.4)
80〜89	15 (12.1)	17 (16.2)	42 (22.1)	37 (18.1)
90〜	3 (2.4)	4 (3.8)	8 (4.2)	3 (1.5)
不明	7 (5.6)	1 (1.0)	0 (0.0)	0 (0.0)

と大きく増加している．

4．診療科（図1-4）

　対象患者は全診療科にわたっているが，特に高齢者や痴呆など介護を要する患者が多い老年病科（14.6％），疾患によるADL低下が著しく，日常生活に大きく影響を及ぼす神経難病を扱う神経内科（11.7％），身体に障害を残すことが多い脳血管障害を主に扱う脳神経外科（7.5％）の順で依頼が多い．

　支援内容をみると，在宅支援は老年病科をはじめとして，すべての科にわたっている．転院支援は，脳神経外科，循環器内科などでは在宅支援よりも多い．これに対し，小児科，眼科，皮膚科などでは，転院支援は極めて少ない．

5．対象患者の主疾患（図1-5）

　対象患者の主たる病名をみると，悪性リンパ腫や白血病を含む悪性新生物が最も多く33.5％であった．次いで脳血管系疾患11.7％，神経系疾患9.1％，心疾患5.0％，呼吸器系疾患4.7％，糖尿病4.7％の順である．

　支援内容をみると，悪性新生物に罹患した患者については在宅支援の割合が多く，脳血管疾患患者では，転院支援が多い．したがって，在宅支援の場合は，在宅ターミナルケアの知識と支援技術が求められる一方，転院支援では，脳血管疾患患者に必要なリハビリテーションの知識やリハビリテーション病院の特徴の理解が求められるといえよう．

6．患者の居住地（図1-6）

　東京23区が71.7％と圧倒的に多い．中でも，文京区・台東区・足立区の3区で25.7％を占めている．一方，関東近県以遠からの患者も2.1％おり，中には北海

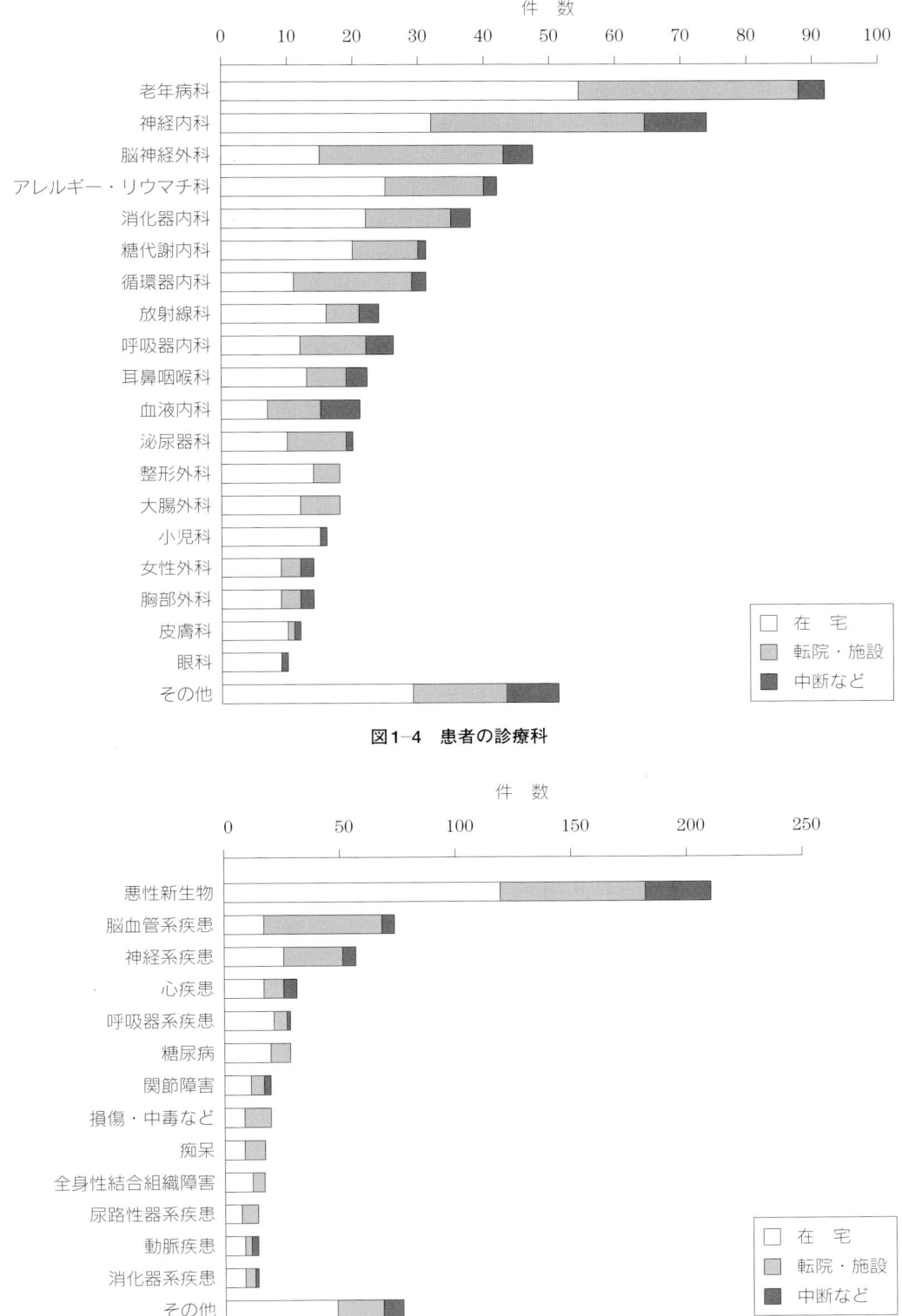

図1-4 患者の診療科

図1-5 患者の疾患

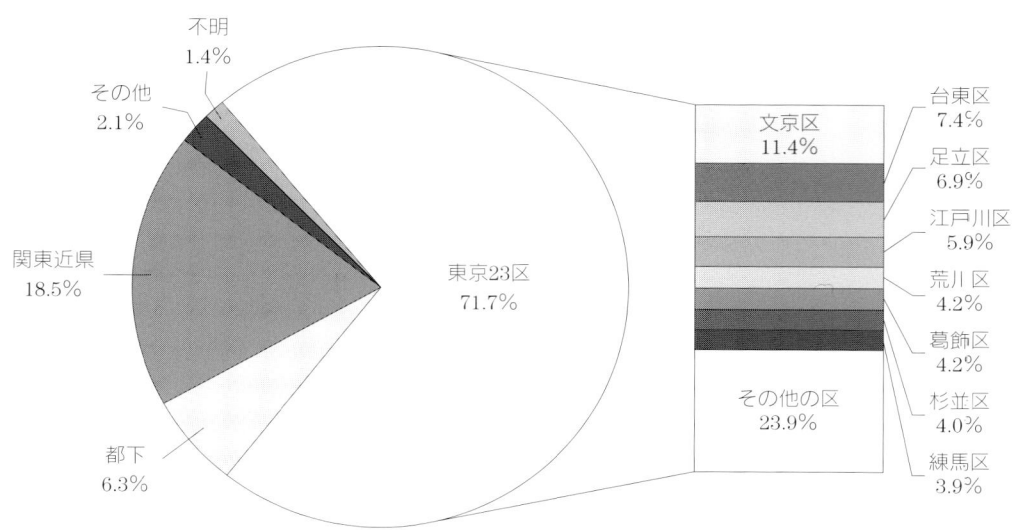

図1-6　患者の居住地

道，高知県，和歌山県などの遠方からの患者もいる．

3-2　在宅療養支援の内容

　在宅支援のうち，訪問看護ステーションを紹介した214名について述べる．

　平成7年の厚生白書では，在宅医療を①患者自らが医療技術を用いる在宅医療（在宅中心静脈栄養など），②高齢者を対象とした看護や介護が中心の在宅医療，③末期がん患者などに対する在宅末期医療の3つに大別している．

　これにしたがい，在宅療養支援の内容を分けてみると，在宅末期医療が81名（37.9％），医療的処置を必要とするケースが84名（39.2％），高齢者に対する看護・介護が49名（22.9％）であった．全国の訪問看護ステーション利用者のデータをみると，在宅末期医療1％，医療処置31.4％，高齢者看護介護67.6％となっており（平成11年全国訪問看護・家庭訪問定点モニター調査），医療社会福祉部

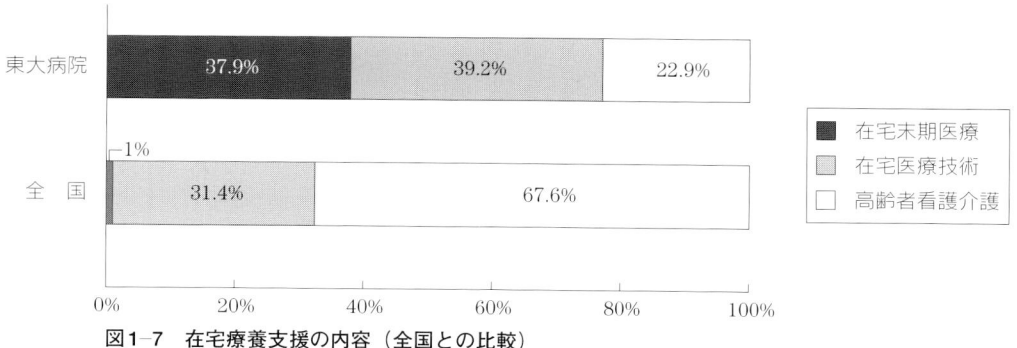

図1-7　在宅療養支援の内容（全国との比較）

の対象患者は，在宅末期医療を要する症例が全国と比較して多いといえる（**図1-7**）．

また，東大病院の医師を主治医としている患者が47％，他のかかりつけ医を持っているのは9％であった．残る44％の患者はかかりつけ医がいないため，医療社会福祉部が探す必要があった．

3-3 転院支援の内容

転院先についてみると，リハビリテーション病院31.1％，療養型病床群28.9％，一般病院25.3％，ホスピス6.2％，施設入所5.8％，その他2.7％であった．すなわち，医療社会福祉部の担う転院支援は，継続治療を目的とした一般病院への転院よりも，リハビリテーション病院，療養型病床群など，生活に密接した病院・施設への転院・入所を支援している傾向が強いといえる（**図1-8**）．

疾患別にみると，一般病院への転院では，悪性新生物47.4％，神経難病を主とする神経系疾患19.3％が多い．リハビリテーション病院への転院では，脳血管疾患48.6％，悪性新生物11.4％，神経系疾患10.0％が多かった．また療養型病床群への転院では，悪性新生物23.1％，脳血管疾患16.9％，神経系疾患9.2％が上位を占めた．このように，継続治療のみならず，リハビリテーション病院への転院や療養型病床群への転院でも，悪性新生物が比較的多いのが特徴であるといえる．

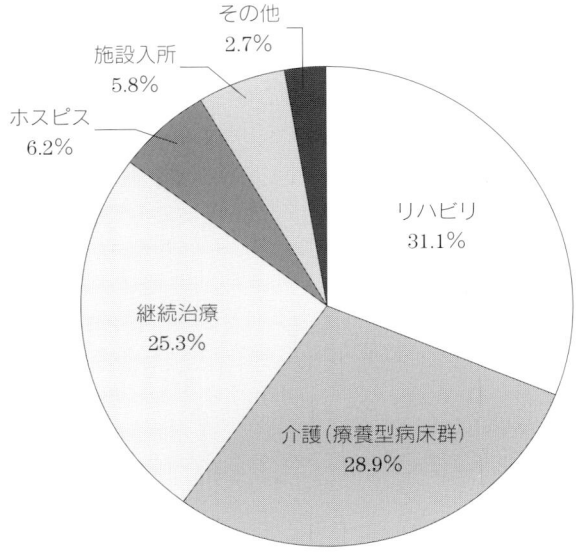

図1-8　転院目的（n＝225）

退院のための支援
―医療社会福祉部の活動の実際―

2章

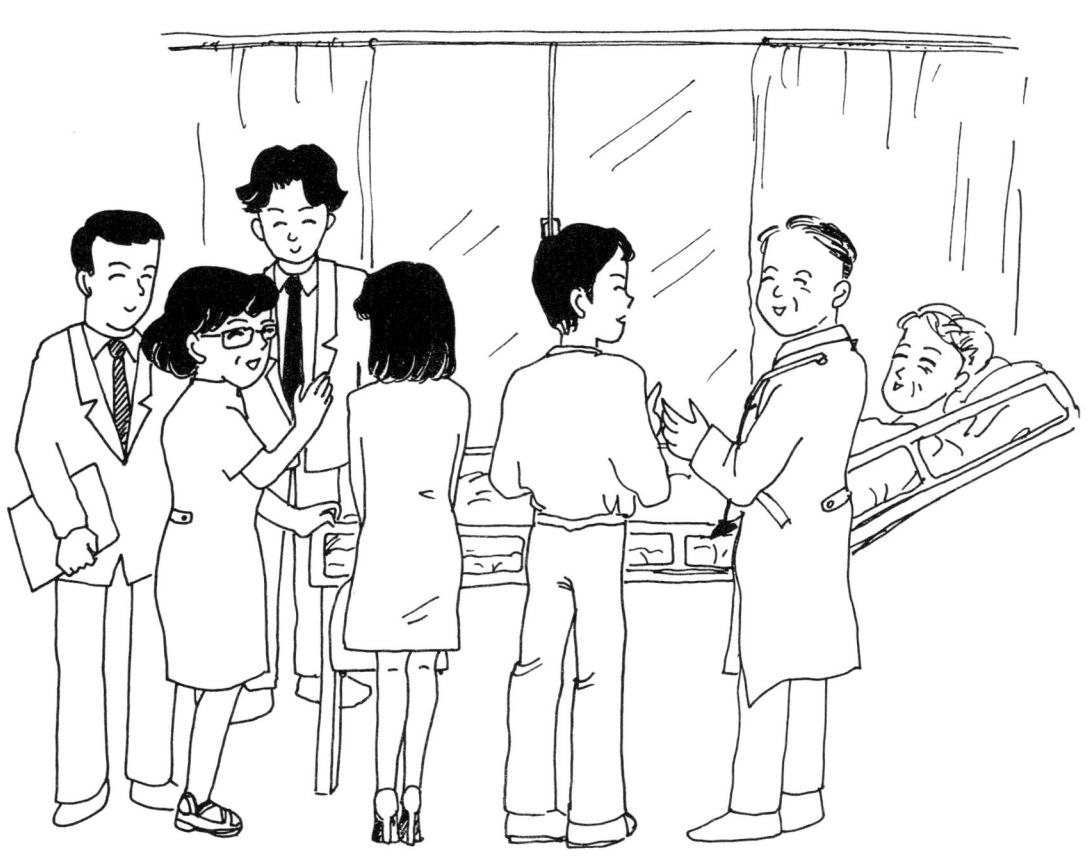

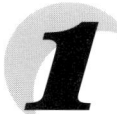

医療社会福祉部における退院支援の概要

柳澤　愛子・若林　浩司

1-1　退院支援の目的

　東大病院の医療社会福祉部における退院支援の目的は,「急性期の治療を終えた患者が, 病気や障害を抱えながらも, 退院して家庭や地域の病院・施設など, 新たな療養の場で, 安全に, 安心して, 自立した自分らしい生活を送ることができるように, 地域の保健医療福祉機関と連携をしながら, 支援していく」ことにある.

　また, 慢性的な疾患を抱え, 長期入院を余儀なくされている患者に対して, 病棟の受持医や病棟看護師長, 担当看護師と連携を持ちながら, いたずらに在院日数を延ばすことなく, QOLの高い生活を無理なく実現して退院できるよう支援することでもある.

　医療社会福祉部では, 主に看護師長とMSWが患者・家族の相談・面接, 病棟や関係機関との連絡調整を担い, 患者とともに歩み, 学びながら実践を積み重ねてきた.

　その結果, 退院を支援した例は, 平成9年4月～13年3月末の4年で623例に達し, その後も依頼件数は増加傾向にある. 平成9年度には1カ月平均11件であったのに対し, 平成13年度が22件である.

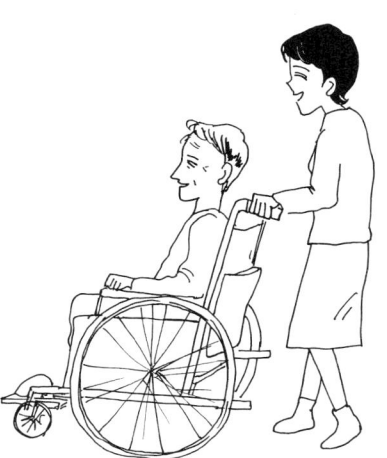

　この過程で最も大切にしてきたことは, いかに患者・家族に信頼してもらえるか, そして病棟の看護師や受持医に, さらに地域の関係機関にいかに信頼してもらえるような退院支援ができるかであった. そのためには, ①どのような手順で, ②何を準備し, ③誰と面接し, ④何を確認して, ⑤どんなサービスを提供していくのかを漏れなく考え, 実践していくことが必要であった.

　その結果として表2-1のような流れができ上り, 実行されている.

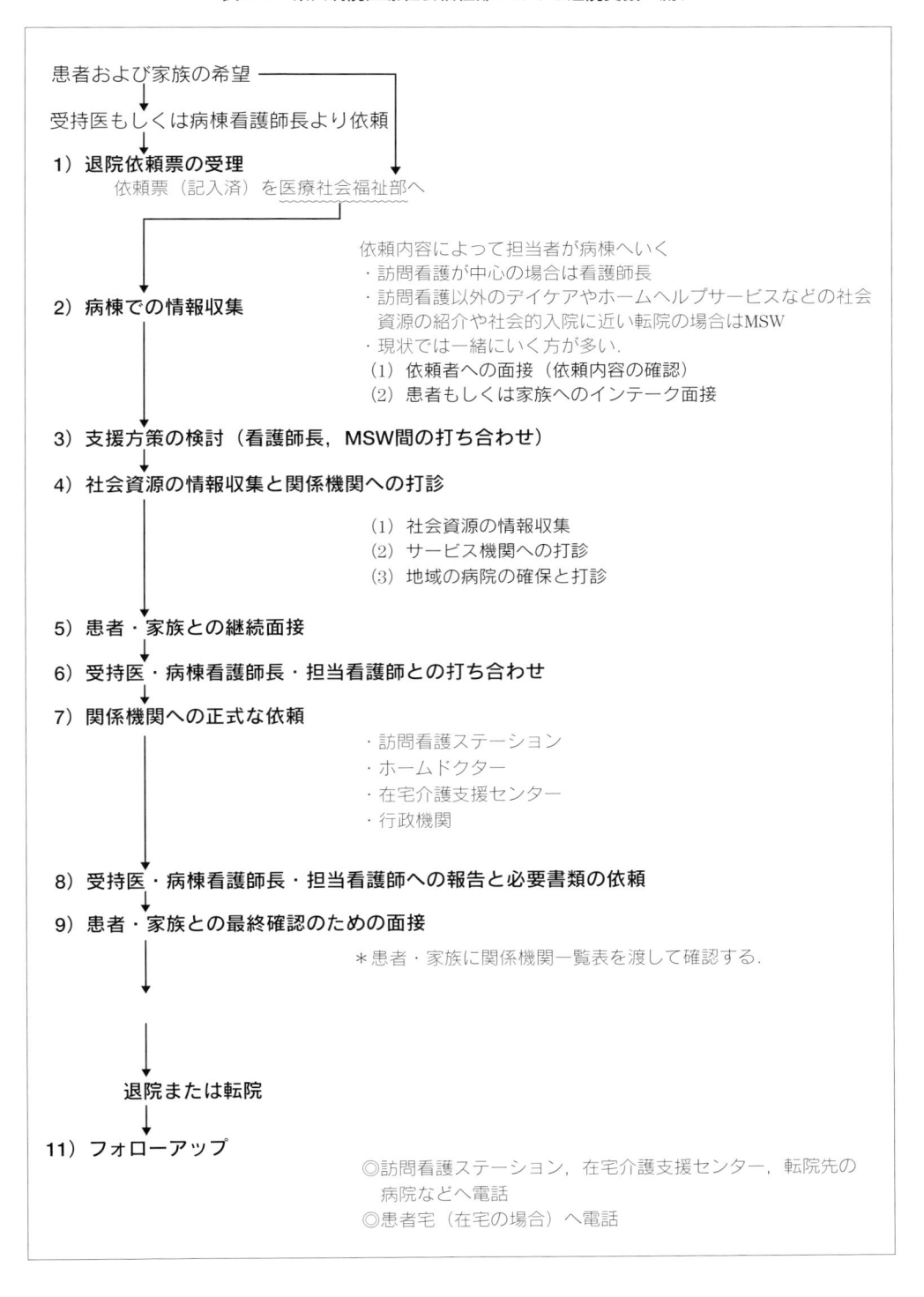

表2-1　東大病院医療社会福祉部における退院支援の流れ

患者および家族の希望 ──┐
　　↓　　　　　　　　　│
受持医もしくは病棟看護師長より依頼
　　↓　　　　　　　　　│
1) 退院依頼票の受理 ←┘
　　　依頼票（記入済）を医療社会福祉部へ
　　↓

2) 病棟での情報収集
　　　依頼内容によって担当者が病棟へいく
　　　・訪問看護が中心の場合は看護師長
　　　・訪問看護以外のデイケアやホームヘルプサービスなどの社会資源の紹介や社会的入院に近い転院の場合はMSW
　　　・現状では一緒にいく方が多い．
　　　　(1) 依頼者への面接（依頼内容の確認）
　　　　(2) 患者もしくは家族へのインテーク面接
　　↓

3) 支援方策の検討（看護師長，MSW間の打ち合わせ）
　　↓

4) 社会資源の情報収集と関係機関への打診
　　　　(1) 社会資源の情報収集
　　　　(2) サービス機関への打診
　　　　(3) 地域の病院の確保と打診
　　↓

5) 患者・家族との継続面接
　　↓

6) 受持医・病棟看護師長・担当看護師との打ち合わせ
　　↓

7) 関係機関への正式な依頼
　　　・訪問看護ステーション
　　　・ホームドクター
　　　・在宅介護支援センター
　　　・行政機関
　　↓

8) 受持医・病棟看護師長・担当看護師への報告と必要書類の依頼
　　↓

9) 患者・家族との最終確認のための面接
　　　＊患者・家族に関係機関一覧表を渡して確認する．
　　↓

退院または転院
　　↓

11) フォローアップ
　　　◎訪問看護ステーション，在宅介護支援センター，転院先の病院などへ電話
　　　◎患者宅（在宅の場合）へ電話

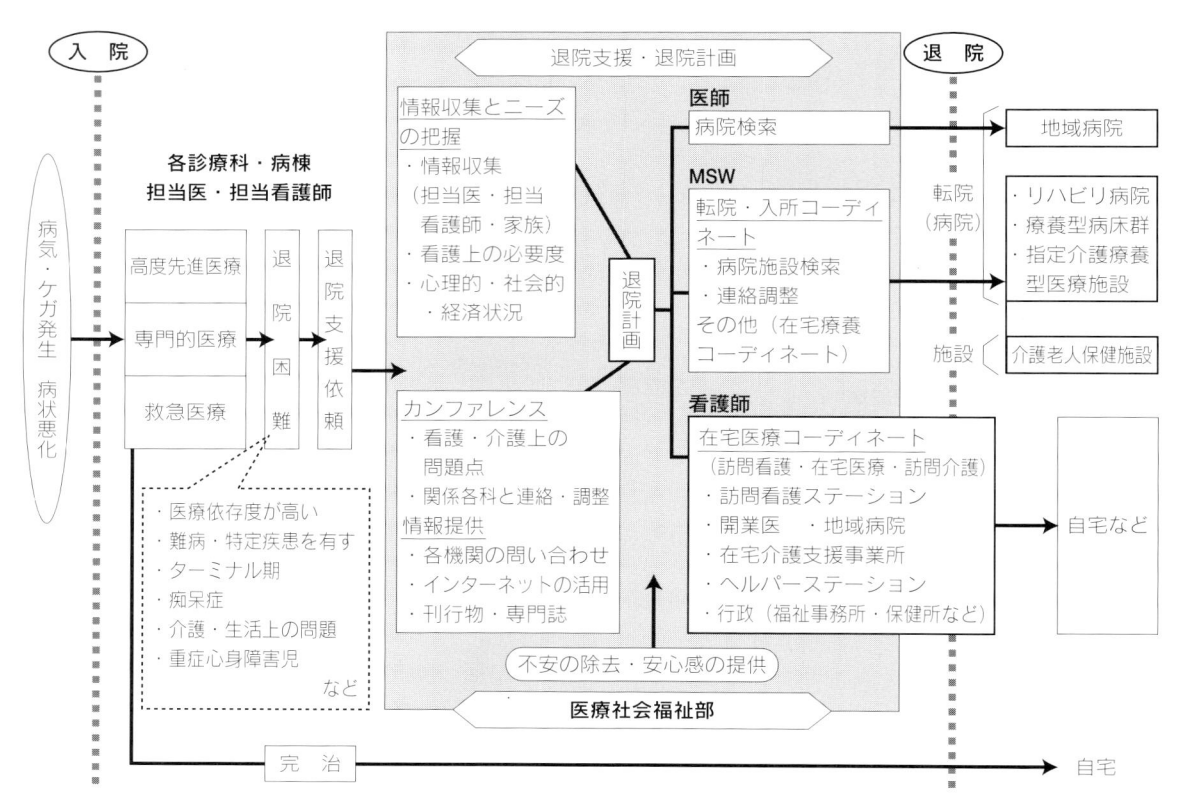

図2-1 東大病院における退院支援の流れと医療社会福祉部の役割
(柳澤愛子：地域医療連携室の役割と課題. 看護展望, 27：136-141, 2002より一部改変)

1-2 退院支援の流れ

　　退院支援は，病棟で「退院困難である」と認識されてから医療社会福祉部に依頼がきて始まる（**図2-1**）．医療社会福祉部では，①退院援助依頼票を受理し，②病棟へ情報収集に行き，③部内でどのような方針で臨むかを話し合い，④使用可能な社会資源を探求するとともに関係機関と打合せし，⑤患者・家族に意思を確認して，⑥病棟スタッフと密接な連携をとりながら支援を進めていく（**表2-1**）．

1. 退院援助依頼票の受理

　　患者の退院予定が確認された時点で，「退院援助依頼票（**表2-2**）」が病棟看護師長か病棟の受持医から，医療社会福祉部に提出される．あらかじめ電話などで連絡が入る場合もあるが，原則として「退院援助依頼票」を提出するように依頼している．

　　この時点で，退院の方向性は「在宅」「転院（ホスピス・介護老人保健施設・リハビリテーション病院・その他の病院を含む）」に大別される．

表2-2　退院援助依頼票

```
                                          医社福祉部ID
                              退 院 援 助 依 頼 票
                              依頼日       年    月    日
                              入院日       年    月    日
                              フロアー名・病室
                              依頼者
                              担当医 1)      2)      3)
                              担当看護師

住　所                緊急連絡先         TEL.
保険種別　・健保(政府 組合 日雇)・国保・共済(国 地 私学)・生保・労災・自費・公費(　　)
身障手帳　・無　・有(　　級　障害名　　　　　　　　)
介護保険　・未申請　・申請中　・認定済(要介護度　　)
病　名

依頼内容(○で囲んでください)    家　族
1. 在　宅                      (本人：◎，同居家族は□で囲む，同居の介護者に←をつける)
2. 転　院
3. 老人保健施設
4. その他(　　　　　)


                              ・キーパーソン(　　　　　)

日常生活動作
┌─────────────┬──────────────────────────────────────┐
│ 1 排　便    │ ・自立　・時々失敗　・失禁，オムツ                │
│ 2 排　尿    │ ・自立　・時々失敗　・失禁，オムツ，カテーテル     │
├─────────────┼──────────────────────────────────────┤
│ 3 整　容    │ ・自立(用具の準備はしてもらってよい)　・全介助    │
│ 4 トイレ動作 │ ・自立　・一部介助　・全介助                    │
├─────────────┼──────────────────────────────────────┤
│ 5 食　事    │ ・自立(食事は用意してもらってよい)　・一部介助　・全介助 │
│ 6 起居・移動 │ ・自立　・一部介助　・全介助だが座位はとれる　・起居不能 │
├─────────────┼──────────────────────────────────────┤
│ 7 歩　行    │ ・自立(補助具を使用してもよい)　・一部介助　・車椅子にて自立　・全介助 │
│ 8 更　衣    │ ・自立　・一部介助　・全介助                    │
├─────────────┼──────────────────────────────────────┤
│ 9 階段昇降  │ ・自立　・一部介助　・全介助                    │
│ 10 入　浴   │ ・自立　・何らかの介助が必要                    │
└─────────────┴──────────────────────────────────────┘

退院後必要な医療処置　・無　・有(・自己注射・在宅酸素・膀胱留置カテ・経管栄養・点滴(含IVH)
                              ・吸引・褥瘡処置・疼痛管理・その他)
痴　呆　・無　・有　(・せん妄・暴力行為・不潔行為・徘徊・その他　　　　)
感染症　・無　・有　(　　　　　　　　　　)
備　考
```

　依頼票を受理したあと，情報収集のために医療社会福祉部のスタッフが病棟に出向くが，原則として，依頼内容が「在宅」で訪問診療や訪問看護が中心の場合は看護師長が，「転院」の場合や，在宅であっても福祉サービスなどの社会資源の導入が中心の場合はMSWが，また，どちらとも決めかねる場合は2人がペアで対応している．

2. 病棟での情報収集

患者・家族と面接する前に，できるだけ既存の資料で事前に情報収集をしている．主にカルテ・看護記録などから把握することが多い．

1）依頼者（受持医，病棟看護師長，担当看護師）への面接

また，受持医からは患者の病状，治療方針，再発・障害の程度，予後，退院後の医療の必要度，また，それらが患者や家族にどのように伝えられているかを直接聞き取り，把握している．その他に，リハビリ医が依頼票を作成した場合には，PT，OTなどからも情報を得る．

さらに，病棟看護師長，担当看護師からは看護記録に書かれていないような細かな事情（面会時の家族関係など）も聞き取っている．

2）患者・家族へのインテーク面接（初回面接）

患者・家族がどのようなニーズを持っているのか，依頼内容に関する確認作業がインテーク面接の目的である．

病棟での情報収集で得られたことを基に，患者自身あるいは家族との面接を行っている．通常患者と家族と一緒に面接することが多いが，患者が退院を希望しているのに，家族が引き取りを拒否していたり，転院先の条件がくいちがう場合などは別々に面接し，お互いのニーズをきちんと確認し，どこにずれがあるかを見極める．

また，依頼票の時点では在宅を希望していても，情報収集しアセスメントした時点で転院が望ましい場合や，転院を希望していても条件が合わずに在宅に方針が変更される可能性も高い．

そのため，インテーク面接では依頼票の指示にあまりとらわれず，在宅と転院の両方の可能性を考え，事前の情報収集では不十分な情報を収集しながら，患者・家族と退院の方針を確認する．

3. 支援方策の検討（ミーティング）

1）の情報と2）で確認された患者・家族のニーズを医療社会福祉部に持ちかえって，看護師長とMSW（必要に応じて医師も参加）とで，総合的なアセスメント作業を行うのが支援方策の検討（ミーティング）である．

実際には，あらたまった会議を持つというよりは，業務の中のちょっとした時間を利用して行われる打ち合わせであり，日常的な会話の中で検討することが多い．

ミーティングでは，家族介護力がどの程度あるのか，経済状態はどうか，どん

な訪問看護ステーションやかかりつけ医が適しているのか，利用できる社会資源（日常介護用品やベッド・車椅子・シャワーチェア・吸引器や吸入器などの貸し出し・入浴サービスの種類など）は何か，住宅改造の必要性はあるのかなど，さまざまな観点から検討し，どんな社会資源を導入するか，どこにその情報はあるのかなど，情報交換をしながら支援方針を固めていく．

4．社会資源の情報収集と関係機関への打診

1）社会資源の情報収集

患者・家族のニーズに合った支援を具体的に行うために，必要な社会資源に関する情報を，あらゆる手段を使ってできる限り集めている．（73頁「情報ネットワークの構築」参照）．

情報収集の手段としては以下のようなものがある．

- インターネットのホームページでの検索
- 刊行物：各市区町村が発行している広報誌，社会福祉の手引書，看護・介護関係の専門雑誌，訪問看護ステーション・病院・施設一覧など
- インフォーマルな情報：看護師長やMSWの業務上の人脈，研修会や関連会議で知り合った友人・知人・交換し合った名刺を利用しての情報収集
- 関連機関からの情報：保健所・福祉事務所，市区町村の相談窓口，在宅介護支援センターなどのフォーマルな情報．地域のボランティア情報，患者や家族の自主的な活動や集いなどの情報も入手できるような工夫をしている．

2）サービス機関への打診

対人サービス（訪問看護ステーション・かかりつけ医・ホームヘルプサービスなど）に関しては，単に情報収集だけでなく，各関係機関に電話連絡し，ケースの概略を説明して，依頼した場合には実際に担当してもらえるかを打診し，その感触をつかんでおく．この時点では正式な依頼ではなく，あくまでも情報収集の一環としての「打診」にとどめている．

3）地域の病院の確保と打診

医療依存度の高いターミナルのがんや難病患者などの場合には，在宅療養中に合併症が起こったり病状が急変することがある．また患者が在宅死を望んで退院したとしても終末期に起こるさまざまな状況に家族が耐え切れず，最後まで自宅でケアすることが難しい場合も少なくない．

そのような緊急時には必ずしも東大病院が対応できるとはかぎらない．特に遠方に住む患者のために，かかりつけ医（開業医や診療所など）とは別に入院施設

をもった中規模クラスの地域の病院を見つけ，緊急時の対応の可能性について打診することもある．

これらの情報収集によって，社会資源の利用可能性や条件などを確認した上で，2回目以降の継続面接に臨む．

5．患者・家族との継続面接

この段階の患者・家族との面接は，すでに確認した退院方針（在宅か転院か）を具体化するため，
　①導入するサービスの確認，
　②退院後のイメージ作りとサービス利用者としての意識教育，
　③退院後の不安に対する安心の提供，
などを目的に行っている．

継続面接は，抱えている問題が複雑であったり，患者・家族の意見が合わない場合，退院後の不安が大きい場合などには，納得できるような方向性が見つかるまで，何回も行われることがある．

6．受持医・病棟看護師長・担当看護師との打ち合わせ

この段階では「退院援助依頼票」を受理したあと，どのような経過を辿っているかの中間報告と，今後の支援についての打ち合わせを行っている．
　①部内での処遇会議の結果，退院方針をどのように方向付けたのか，
　②どのような情報収集をし，患者・家族との面接で何を確認したのか，
などの支援プロセスを，受持医，病棟看護師長，担当看護師に報告し，合意を得るためである．

ただし，受持医や病棟看護師長，担当看護師とあらたまった会議を持つというよりは，医療社会福祉部の看護師長とMSWが病棟に出向き，個々のスタッフに会いながら，情報の伝達漏れがないように，状況を説明して回ることが多い．

7．関係機関への正式な依頼

ここまでに，患者・家族および病棟関係者との合意・確認が得られたら，そこで確認した内容をもとに，各関係機関のサービス導入に向け，正式な依頼を行う．

関係機関に依頼する場合は，①退院予定日，②患者の氏名・年齢・住所，③患者の病状や在宅での治療や看護内容，④必要なサービス内容，⑤ケアプランの概略などを，まず電話で伝える．さらに必要書類を作成して事前に発送することを約束する．

8. 受持医・病棟看護師長・担当看護師への報告と必要書類の依頼

関係機関への正式な依頼が終了し，最終的なサービス内容が確定した時点で，再度，受持医・病棟看護師長・担当看護師に報告する．

同時に関係機関に送付する下記の3種類の必要書類を作成してもらうように依頼し，病棟看護師長が取りまとめて医療社会福祉部に提出してもらっている．

(1) 訪問看護指示書（表2-3）

在宅で訪問看護サービスを受ける場合に，医師から訪問看護ステーションに出すことが義務付けられている指示書（医療保険・介護保険の両方で使用する）で，原則として受持医が作成する．

(2) 看護サマリー（表2-4）

病棟内で実施されていた看護内容を記載し，訪問看護ステーションや転院先の病院・施設で継続的に実施してほしい看護内容を依頼するもので，担当看護師が作成し，病棟看護師長が確認し署名する．

(3) 紹介状（表2-5）

かかりつけ医や地域の病院に送付するために，入院中の治療方針や治療内容について受持医が作成する．その際に，医療社会福祉部としての要約をつける．

9. 患者・家族との最終確認のための面接

ここでは，患者・家族に対して各関係機関に正式にサービスを依頼し，決定したことを報告しながら，最終的な調整を行っている．

この段階では必ず，患者・家族が利用する関係機関の一覧表（サービス機関名・住所・電話番号・責任者（担当者）氏名）を作成して手渡している（表2-6）．

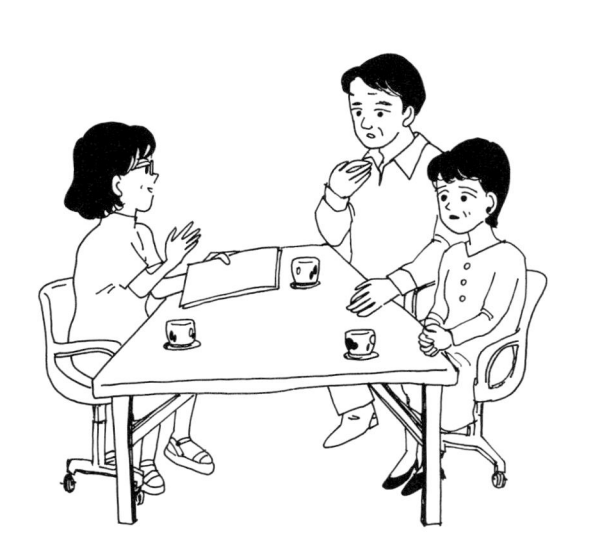

この一覧表は自宅に帰った患者・家族にとって大切な資料となる．緊急時に，誰でも，いつでも，すぐに連絡できるように，自宅の電話の近くに貼ってもらっている．

また，このサービス機関一覧表のコピーは，病棟のカルテにも添付している．再入院したときに，病棟のスタッフや医療社会福祉部が必要な情報を共有でき，再度退院するときの支援に役立てるためである．

表2-3 訪問看護指示書

老人訪問看護・訪問看護指示書

指示書有効期間（いずれかを選択すること：1カ月　2カ月）

区分（該当する項目に○を付すこと）	・老人訪問看護　　・訪問看護	
患者氏名	生年月日	明・大・昭・平　年　月　日生（　歳）
患者住所		

主たる疾病名		

現在の状況	病状・治療状態	
	投薬中の薬剤の用法・用量	1.　　　　　　　　　4. 2.　　　　　　　　　5. 3.　　　　　　　　　6.
	日常生活自立度　寝たきり度	J　　A　　B　　C
	痴呆ランク	Ⅰ　　Ⅱ　　Ⅲ　　Ⅳ　　M
	装着・使用医療機器等 (番号に○印)	1. 自動腹膜灌流装置　2. 透析液供給装置　3. 酸素療法（　　/min） 4. 吸引器　　5. 中心静脈栄養　　6. 輸液ポンプ 7. 経管栄養（経鼻・胃瘻：チューブサイズ　　日に1回交換） 8. 留置カテーテル（サイズ　　　　　　日に1回交換） 9. 人工呼吸器（陽圧式・陰圧式，設定：　　　　　　） 10. 気管カニューレ（サイズ　　　）　11. ドレーン（部位：　　） 12. 人工肛門　　13. 人工膀胱　　14. その他（　　　　）

留意事項および指示事項
Ⅰ　療養生活指導上の留意事項

Ⅱ　1. リハビリテーション
　　2. 褥瘡の処置等
　　3. 装着・使用医療機器等の操作援助・管理
　　4. その他

緊急時の連絡先
不在時の対応法

特記すべき留意事項（注・薬の相互作用・副作用についての留意点,薬物アレルギーの既往などあれば記載してください）

上記のとおり，指定　老人訪問看護／訪問看護　の実施を指示いたします．

　　　　　　　　　　　　　　　　　　　　　　　　　　平成　年　月　日

　　　　医療機関名　　東京大学医学部附属病院
　　　　住　　　所　　東京都文京区本郷7-3-1
　　　　電　　　話　　03-0000-0000
　　　（FAX）
　　　　医師氏名　　　　　　　　　　　　　　　　　　印

老人訪問看護
　　　ステーション　　　　　　　　　　　　　　　　　殿
訪　問　看　護

表2-4 看護連絡票（表面）

看護連絡票

○○訪問看護ステーション　御中　　　　　　　　　　　　東京大学医学部附属病院

| フリガナ 氏　名 | 生年月日　昭和00年　00月　00日　女性 | 年齢　○○歳 |

住　所

病　名：糖尿病，糖尿病性網膜症

家族構成　　　　　　　　家屋：公営住宅1階
　　　　　　　　　　　　家族内の協力：良
　　　　　　　　　20歳

主治医：○○科　氏名

現病歴／経過

　31歳時，近医歯科にて尿糖指摘されるも放置．32歳妊娠時，視力低下自覚する．近医産婦人科でも尿糖指摘，A病院紹介される．糖尿病性網膜症と診断受けたが，光凝固の適応はなしといわれた．食事療法を受けながら出産．出産後，内科に転科し，食事・運動療法の指導を受けて，約1カ月で退院．数カ月後，眼科手術のため，血糖コントロール目的でB病院に入院するが手術適応なし．
　45歳時，自宅で倒れてC病院受診．血糖300．ダオニール2.5mg 0.5Tより開始し，5mgまで漸増する．同年，甲状腺腫，発汗過多，振戦あり，甲状腺機能亢進症と診断．メルカゾール内服にて対処し，症状消失．
　以後，ダオニール5mg内服続けたが，HbA1c 9～10％と高値．血糖コントロール目的にて，00年00月00日当院当科入院．経口血糖降下剤での血糖コントロール思わしくなく，00月00日よりノボリン30R使用始まる．朝食前の1回打ちで，3単位から開始．徐々に増量し，00月00日からは朝・夕食前の2回打ちへと変更．00月00日，ヒューマカートキット3/7注（9-0-3-0）にて退院予定となる．現在，網膜症以外の合併症は見られていない．今後は，近医（○○病院）と東大病院にてフォロー受けていく予定．

希望する看護の内容
①. 病状の観察　　　2. 褥瘡の処置　　　3. カテーテル等のケア
④. リハビリテーション　5. 家族への療養上の指導　6. 清潔・排泄等のケア　7. 服薬指導
⑧. その他（自己注射の確認・指導，食事療法・運動療法の確認・指導）

既往歴
　特記すべきことなし．

内服薬
　レニベース5mg：1-0-0-0
　メルカゾール5mg：0.5-0-0-0

注射薬
　ヒューマカートキット3/7注
　　：朝食前9単位，夕食前3単位

生活歴
　32歳妊娠時，視力低下自覚（1.5→0.2）．その後，徐々に視力低下する．2000年頃までは，人の顔が見える程度の視力があったというが，現在は，体調の良い日には，漠然と目の前のものが見える程度．体調の不良時には，視力はゼロ．

一般状態
身長　158cm　　体重　46kg
体温　35.7℃　　血圧　138/80mmHg　　脈拍72回/分・整　　　　（00年00月00日）

表2-4　看護連絡票（裏面）

ADL	自立	一部介助	全面介助	コメント
食　事	○			1,400kcal制限
排　尿	○			
排　便	○			
入　浴	○			
歩　行	○			
起　立	○			
起座位	○			
寝返り	○			
更　衣	○			
移　動		○		屋内のみ自立
コミュニケーション	問題なし			
睡　眠	入院中，不眠時レンドルミン1/2T内服			
食　欲	良好			

病気の説明
（本人）
現在のところ，網膜症以外の合併症は見られておらず，インスリンで血糖をコントロールしていきましょう．
（家族）
同上．

特記事項
家族歴（＋），若年発症からMODYと呼ばれる遺伝的要因による形の糖尿病が疑われている．遺伝子診断施行．〜中略〜治療や扱いは2型と同様でよいとのこと．

退院時指導・御依頼内容

現在，夫と20歳になる息子との3人暮らし．今回の入院でインスリンの自己注射が導入されている．視力の著しい低下があるが，自己注射はほぼ1人で行うことができる．空打ちは行わず，残量は息子が確認．しかし，自己血糖測定は，血液の有無や位置を見ることができないため，息子が行うこととなっており，同意済み．毎朝食前と可能であれば夕食前，週1〜2回は毎食前と睡眠前の1日4回測定するよう主治医より話されている．息子は大学生であり，来春卒業．就職先はすでに決定しており，就職後も自宅から通えることが決まっている．外来通院はガイドヘルパーを依頼予定．

本人は家庭内のことは，すべて自分でできると話しており，入院前は食事を作ることもできていた．今後も食事は本人が作るが，1,400kcal制限が必要．過去にも栄養指導受けていたが，今回再度栄養指導を受けた．しかし，網膜症のために正確に計算して行うことは難しいと考えられ，厳密な指導は受けておらず，量を減らす，油物を減らすなどの簡単なものに限られている．また，この入院中に，運動療法による血糖の低下が見られており，継続観察が必要．入院中は10時と15時に運動を行っていた．内容は，他患者との歩行や，室内での運動である．退院後は，外を一人で歩くことは不可能であり，これまで本人が行っていたという足踏みやストレッチ体操を10〜15分程度，1日2回行うよう指導している．

今後，合併症の出現を予防するために血糖のコントロールが非常に重要と思われます．全身状態の観察に加え，食事・運動・薬物療法が正しく行われているかを観察していただき，必要であれば指導・調整をお願いいたします．

以上よろしくお願いいたします．
なお，ご不明な点がありましたら，いつでも下記へご連絡下さい．

東京大学医学部附属病院　○階△看護室

記入者
看護師長
平成　00年00月00日作成

表2-5　紹介状

紹介状（診療情報提供書）

平成 00年 00月 00日

紹介先医療機関名　　　〇〇病院
担　当　科　　　　　△△科
医　師　氏　名　　　□□先生　御机下

〒113-8655　東京都文京区本郷7丁目3番1号
東 京 大 学 医 学 部 附 属 病 院
担 当 科
医師氏名

患者	氏　　名	〇〇　△△	職　業	
	生年月日	明・大・昭・平　00年　00月　00日生（　　00歳）		男・女

紹介目的	在宅医療，緊急時の対応など

傷病名 (主訴または病名)	糖尿病・糖尿病性網膜症・甲状腺機能亢進症・高血圧
既往歴及び家族歴	嗜　好　　　　　　薬物アレルギー（有・無　　　　　　　）
病状経過及び検査結果治療経過	いつも大変お世話になっています．〇〇△△さんを紹介させていただきます． DMの患者で，現在DMRにより全盲です．ダオニールではコントロール不良で，今回の入院中にインスリン自己注射導入しました．ヒューマカート3/7注（9-0-3-0），一応御自分でできますが，息子さんがいるときは確認していただく予定です． 当院外来にガイドヘルパーさんと通院予定ですが，全盲のため在宅医療および緊急時の入院も含めた対応などよろしくお願いいたします． 詳しくは同封の病歴要約をご覧下さい．よろしくお願いいたします．
現在の処方	メルカゾール（5mg）0.5錠―（全粉砕）1日1回朝食後　　レニベース（5mg）1錠 ヒューマカートキット3/7注（9-0-3-0）
備　考 (患者に関する留意事項)	全盲

表2-6 関係機関の一覧表

```
○○△△　殿

　(医師)
　　○○クリニック
　　TEL.03-0000-0000

　(訪問看護)
　　○○訪問看護ステーション
　　住所：
　　TEL.03-0000-0000

　(病院)
　　○○病院
　　医療ソーシャルワーカー：△△さん
　　住所：
　　TEL.03-0000-0000

　(市役所)
　　○○市役所
　　◇◇課　担当：△△さん
　　TEL.03-0000-0000

　(輸液ポンプ)
　　○○会社
　　担当：△△看護師
　　TEL.03-0000-0000

　東京大学医学部附属病院
　　TEL.03-0000-0000
　　◇◇科
　　△△Dr，△△Dr，△△Dr
　　医療社会福祉部（内線0000）
　　△△（看護師），△△（ソーシャルワーカー）
```

10．関係機関への最終的な依頼確認

　　関係機関に対して，最終的に決定した退院日を報告し，必要書類などについて事前に郵送する（郵送した）ことを電話で伝え，最終的な依頼確認をする．

　　最近は退院当日，あるいは退院の翌日から訪問看護サービスが開始されることが多く，関係機関は事前にできるだけ多くの患者情報を知っておきたいという要望が強い．そのため患者や家族に必要書類を持たせて退院させるのではなく，事前に医療社会福祉部から直接各機関に郵送している．

●看護内容の確実な伝達—訪問看護ステーションなどからの来院—

　　必要に応じて訪問看護ステーションのスタッフなどに来院してもらい，合同カ

ンファレンスを行う．

　退院後，医療依存度の高い看護ケア（在宅中心静脈栄養法・在宅酸素療法・人工呼吸器療法・ストーマケア，褥瘡の処置など）が必要な場合は，担当の訪問看護ステーションから看護師が来所し，病棟で行われている看護を見学したり，合同のカンファレンスを行って意見交換する場をもうけることもある．確実な看護技術が提供できるように，病棟と訪問看護ステーションとをコーディネートしている．

11．フォローアップ

　現状では，マンパワーからみても十分な体制とはなっておらず，退院支援を行ったすべての患者・家族に対してフォローアップしていくには，時間的余裕がない．しかし，フォローアップが必要と思われるハイリスクケースに対しては，退院後約1週間前後に，電話や外来受診時の面接などで状況を把握する努力をしている．

❷ 退院支援のための具体的な技術

柳澤　愛子・若林　浩司

2–1　患者・家族との面談

1．退院支援開始のための面接のタイプ

　　　主治医や病棟看護師長から依頼票が出されたあと，面接が開始されることが多い（表2–1参照）．面接にはおおむね3つの形態がある．
　　①受持医と患者・家族が退院に向けての話をする時に，医療社会福祉部のスタッフが同席して，さまざまな情報提供やアドバイスを求められる場合：
　　この場合は，初めて受持医から退院を切り出されることが多く，患者・家族の心の準備が十分ではない場合がある．そのため，一般的な情報提供をしながら患者・家族の反応を把握することが主となる．
　　②患者・家族から相談があり，あるいは退院援助依頼票にもとづいて医療社会福祉部が面接を設定し，そこに主治医や病棟看護師長に同席を依頼する場合：
　　この場合は，ある程度退院の方向性が決まっている段階で，面接の前に情報収集ができ，かなり具体的な話し合いが可能となる．
　　③患者・家族が突然，医療社会福祉部に来所し，事前情報が全くない状態で面接する場合：
　　この場合は情報がほとんどなく，「在宅」か「転院」かの方向性もあいまいで，患者・家族からの聞き取りに頼るために，時間的なロスが多く，よい相談とはなりにくい．

2．面接への目的意識を明確にする

　　　限られたスタッフのマンパワーと時間の中で，内容の濃い充実した面接にするために，最も必要なものは患者・家族の目的意識である．
　　　「なんとなく退院後が心配なので話を聞いてほしい」，「よくわからないから情報がたくさんほしい」という患者・家族が相談に見えることがある．そのような場合でも，できるだけ情報を提供し，相談に応じるようにしている．しかし，在宅であれ転院であれ，患者・家族が「こういう状況なので，こうしたい」という

目的意識がはっきりしていれば，お互いその目標に向かってさまざまな情報を出し合い，アプローチをはじめることができる．

また「行ってもらいますが，よろしく」と電話で依頼してくる受持医もいる．受持医自身が，退院後の生活をイメージできないために，全面的に医療社会福祉部に判断を委ねる場合もあるが，患者に関する事前の情報がない場合には，やはりよい面接にはならない．

医療社会福祉部が有効に機能していくためには，受持医や病棟看護師長，担当看護師が患者・家族に退院後の生活をどうしたいのかのイメージをふくらませるような働きかけや，事前の情報収集ができるような時間的余裕が必要であろう．

2-2　ニーズのアセスメント

1．ニーズアセスメントの特徴

ニーズのアセスメントとは，患者・家族の全体的な問題状況を明らかにし，退院後の方針を決定するために，また必要な支援計画をたてるために，必要な情報を収集し，確認し，判断する作業である．

現場で実践する専門職にとって，それらの作業は，順次，段階的に行われるわけではなく，事前の情報収集をしながら，在宅が可能なのか，転院のほうがよいのかを判断し，さらに必要な情報を探っていく．また，患者・家族との面接によって新たな情報が加わるために，それ以前に得られた誤った情報を修正しながら，もう一度判断しなおすという作業の繰り返しである．

この複雑な作業を効率的に進めていくために，基本的なアセスメント項目をもれなく全部把握するというよりは意図的に選択的に情報収集しているといえる．つまり，そのケースの特徴を捉え，どこに着目して必要な情報を聞き取っていくのか，何を基準に判断していくのか，また家族がどう感じているのか，どんな価値観を持っているかを予測しながらアセスメントを行っていくことが必要である．

2．事前の情報収集

最初に，病棟のカルテや看護記録を読み，疾患や身体的状況を把握しておく．また，直接，受持医に会って，病状，治療方針，障害・再発・再燃など今後予測される状況，退院後の医療の必要度，退院予定日などを聞き，それらが患者・家族にどのように伝えられているかを把握する．

特に予後不良のがん患者や，長期にわたって重介護が予測される患者の場合，余命期間や告知内容は重要である．また，患者・家族がそれをどのように理解しているのか，感情的にどう捉えているのかも把握しておく必要がある．

受持医があいまいに説明している場合や，患者・家族が誤って理解している場合には，再度，説明してもらうような働きかけが必要である．そのあいまいさや誤解が，退院支援を進めていく上で大きく影響し，障害となったり信頼関係を損ねる原因となることがあるためである．

3. 要介護度についてのアセスメント

1) 在宅でのサービス利用に関連する条件

依頼者が65歳以上か未満かで支援方法は大きく異なってくる．介護保険をはじめとする種々のサービスを使えるか否かに影響するからである．まず，次のポイントを押さえる必要がある．

① 65歳以上であるかどうか（介護保険の対象者かどうか），
② 65歳未満の場合は介護保険でカバーされる15種類の特定疾病かどうか[注]，
③ 身体障害者手帳の1・2級をもっているかどうか，

などを事前に把握しておく．

2) 介護保険の申請と要介護認定の仕組み

介護保険が開始されてから，医療社会福祉部の退院支援は大きく様変わりした．「在宅」，「転院」のいずれを希望する場合でも，65歳以上の入院患者には介護保険の要介護認定を受けるようにアドバイスしている．この判定によって給付額が決定し，導入するサービスの内容が異なってくるためである．

入院中の患者の場合，手続きは次のとおりである．

① まず，介護保険の基本的な仕組みについて，患者・家族に概略を説明する．
② 家族が居住地の市区町村の介護保険窓口に行き，要介護認定の申請をする．
③ 申請後，10日以内に市区町村から，認定調査員が派遣され，患者のベッドサイドで要介護認定を受ける（医療社会福祉部の看護師長とMSWは，できるだけ認定調査に立ち会うようにしている．2人は介護支援専門員の資格を持っており，おおよその判定結果を予測できるためである）．

[注] 40～65歳未満の患者が，介護保険のサービスを受けるのに必要な条件である「老化を起因とする疾病」の種類（特定疾病）
「初老期の痴呆」，「脳血管疾患」，「筋萎縮性側索硬化症（ALS）」，「パーキンソン病」，「脊髄小脳変性症」，「シャイ・ドレーガー症候群」，「糖尿病性腎症・糖尿病性網膜症・糖尿病性神経障害」，「閉塞性動脈硬化症」，「慢性閉塞性肺疾患」，「両側膝関節または股関節に著しい変形を伴う変形性関節症」，「慢性関節リウマチ」，「後縦靱帯骨化症」，「脊柱管狭窄症」，「骨粗しょう症による骨折」，「早老症（ウエルナー症候群）」（介護保険施行令第2条，平成10年12月24日公布）

注）・40歳以上65歳未満で老化を起因としない障害では介護保険の受給対象者にはなれない．
・身体障害者手帳の取得者は障害者福祉サービスを受けるが，65歳以上で手帳を取得している高齢者の福祉サービスには介護保険を利用する．
・身体障害者手帳を取得できない，また老化に伴う疾患に該当しない「がんのターミナル患者」や「その他の難病患者」は医療保険給付対象者である．

④約1カ月後に要介護度の判定結果が患者・家族に通知される.
⑤退院時に, 介護保険の要介護度が決定していない患者の場合には, 介護保険のサービスが使えるようになるか否かわからないため, 医療保険による訪問看護と訪問診療を導入することもある.
⑥介護と認定された後は, 認定調査日までさかのぼって介護保険のサービスが利用できるため, その間の自己負担分の9割は償還払いされる. ただし, 「自立」という判定が出た場合には, 介護保険は利用できない. この場合には, 医療保険で訪問看護と訪問診療を受けることになる.

4. 専門職からみた「在宅」「転院」を判断するポイント

「退院援助依頼票」が出された後, 事前の情報収集をもとにインテーク面接に臨むが, 看護師長とMSWは専門職の立場からみた場合, 「在宅」か「転院」かを判断するいくつかの基準・条件を持っている.

もちろん患者・家族の「在宅でこんなふうに療養したい」, 「こんな病院(施設)に転院したい」というニーズが最優先されるべきであるが, さまざまな条件を考慮していくと「退院援助依頼票」に記入された受持医の判断, 患者・家族の要望やイメージが現実とかけ離れていたり, 医療社会福祉部としてのアセスメント結果とずれる場合がある.

そのアセスメントのポイントを「在宅」と「転院」に分けて紹介する.

5. 在宅の場合のアセスメントのポイント

1) 介護者に関するアセスメント

(1) 介護者がいるかいないか

介護者がいない患者が単身で在宅療養を続けていくことはかなり難しい. 病状が軽症であれば, ホームヘルプサービスなどで生活できるが, 要介護1以上の場合には, 地域の在宅ケア体制がかなり充実していないと, 再発・再入院の可能性が高い. 在宅生活が可能か否かは, 居住地の社会資源の整備状況や本人の経済状態によって左右される.

(2) 主たる介護者のほかに, 代替の介護者がいるかどうか

介護者が1人しかいないと, 長期にわたる介護期間中に息切れを起こし, 緊急入院や再入院するケースが非常に多いことを, 経験的に実感している. また, インテーク面接時に, 例えば, 患者である母を囲んで, 3～4人の子どもたちが皆揃って, 介護者になれそうな口ぶりであったとしても, 実際に介護が本当に担えるのか否かの判断をすることが重要である.

見極めるポイントは, 「面会に誰がどの程度の頻度で通ってきているのか」, 「患者と面会人との人間関係はどうか」, 「兄弟や子どもたちの社会的な背景」な

どである．これらを看護記録やスタッフから聞き取っておき，さまざまな状況を想定して，本当に介護できるか否かを確認していく必要がある．

(3) 介護者の状況

その他に，介護者が高齢の場合・疾病を持っている場合，同居家族に他の病人や障害者を抱えている場合，子育てに手のかかる乳幼児がいる場合，知的な理解力や実践力がない場合などもハイリスクである．家族の介護力が期待できるかどうかのアセスメントは，さまざまな観点から慎重に行う必要がある．

2) 医療依存度の高い患者へのアセスメント

(1) 地域で活用できる資源の確認

非常に医療依存度が高い患者の場合には，それをサポートしてくれる社会資源や人的資源が地域にあるかどうかで，「在宅」の可能性が大きく左右される．例えば，現在の医療保険制度の訪問看護サービスは，ターミナル患者でない限りは週3回までと制限され，訪問診療は1週間に1回までくらいしか使えない．また，介護保険では要介護度のランクによっても訪問回数が実質的に制限されてしまう．

(2) 医療処置の実施に対する家族の力量の見極め

さらに，地域の社会資源が十分整っていたとしても，さまざまな医療的処置を家族がカバーしなければならず，家族の中の介護者にそれを担えるだけの理解力と力量があるかどうかを見極める必要がある．具体的に手技を教え，実施してもらう中で確認する．また，その家族のレベルに合わせて，簡便な方法を工夫していくことも非常に重要である．

3) 家族の介護意識のアセスメント

医療依存度の高い患者や重度の介護が必要な患者の場合，そのサポートのために社会資源を提案したときに，「他人を家に入れたくない」と拒否的な反応を示す家族がある．

このような家族の介護意識，家族の持つ世間体，他人の力やサービスを導入することへの抵抗感や偏見が，在宅療養を阻む場合が少なくない．「いままでにヘルパーにきてもらって，プライバシーを侵害されたことがある」，「ヘルパーや看護師にきてもらうとかえって負担になる」というような抵抗感が強い家族の場合は，たとえ他の条件が整っていても，在宅ケアが難しい場合が多い．

面接場面では，医療社会福祉部の提案について，家族がどんな表情を示すのか，どんな言葉で反応するのかをよく見極め，どんな条件が必要なのかを判断することが大切である．

4）在宅介護スコアを用いてのアセスメント

在宅生活が可能かどうかについては，その他にさまざまな視点からアセスメントすることが必要であるが，医療社会福祉部では「在宅介護スコア」[1]を使って判断することが多い（**表2-7**）．このスコアは限られた項目を短時間に判断することができ，非常に有用であると実感している．

経験的にはスコアが10点以下では在宅はかなり困難であり，11点ではぎりぎりの境界域となり，12点以上あればほぼ自宅に帰って療養生活ができる．

表2-7　在宅介護スコア[1]

介護者（病弱0/健康1）	点	介護者の専念（不可能0/可能1）	点
介護を代われる者（いない0/いる1）	点	公的年金以外の収入（なし0/あり1）	点
患者の病室（なし0/あり1）	点	住宅（借家0/自宅1）	点
食事（介助0/自立1）	点	排便（介助0/自立1）	点
着衣（介助0/自立1）	点	屋内移動（介助0/自立1）	点
入浴（介助0/自立1）	点	意志疎通障害（あり0/なし1）	点
異常行動（あり0/なし2）	点	医療処置（あり0/なし1）	点
介護者の介護意欲（不良0/普通2/良好4）	点	患者の闘病意欲（不良0/普通1/良好2）	点

合計　　　点（満点21点）

5）記入用紙の活用

医療社会福祉部では「記入用紙（**図2-2**）」を東大地域看護学教室と共同開発し，「退院援助依頼票（**表2-2**）」と合わせてアセスメントしながら，退院支援に役立てている．将来的には，これをコンピュータに入れ，情報を蓄積したいと考えている．

6．転院の場合のポイント

「退院援助依頼票」が出された時点で「転院」を希望していても，患者・家族が考えている以上に，現在の日本における医療事情・療養条件は厳しいのが実情である．

転院の条件を説明していく過程で，患者・家族の中には「転院」は無理と判断し，「在宅」に傾いていく場合が少なくない．幻想を払拭し，家族が現実的に考えて，判断していくことができるような教育的配慮が必要となる．

1）予想以上に高い療養費

東大病院に入院している患者の多くは，入院経験を東大病院でしかしていないことが多い．国立病院の入院費は基本的に医療保険のみであり（差額ベッド代は除く），入院費用が少なくて済む病院である．その病院を退院して，他の病院（療養型病床群など）に移るということは，医療保険以外の負担のかかる病院にいくということである．多くの患者・家族は，東大病院と同じように次の病院を

図2-2　医療社会福祉部記入用紙

医療社会福祉部記入用紙

医社福部ID _____

退院日　H　　年　　月　　日

転帰（該当に○）　　　　1 転院　　2 入所　　3 在宅　　4 中断　　5 死亡
介護保険について（該当に○）
〈入　院　前〉　　　　　・対象外（40歳未満・特定疾患以外・自立）　・未申請
　　　　　　　　　　　　・要支援　・要介護1　・要介護2　・要介護3　・要介護4　・要介護5
〈介護保険に関する説明〉　・説明せず　・病棟で説明　・医療社会福祉部が説明
〈退　院　時〉　　　　　・対象外（40歳未満・特定疾患以外・自立）　・未申請　・申請中
　　　　　　　　　　　　・要支援　・要介護1　・要介護2　・要介護3　・要介護4　・要介護5
〈ケアマネとの連携〉　　　・職種　・所属不明　・属性把握のみ　・連絡のみ　・連携あり
　　　　　　　　　　　　（職種　Ns・SW・ヘルパー・　　　　　所属　　　　　　　　）

在宅介護スコア

1	介護者は	病弱 0	健康 1	2	介護者の専念	不可能 0	可能 1
3	介護を代われる者は	いない 0	いる 1	4	公的年金以外の収入	なし 0	あり 1
5	患者の病室	なし 0	あり 1	6	住宅	借家 0	自宅 1
7	食事	介助 0	自立 1	8	排便	介助 0	自立 1
9	着衣	介助 0	自立 1	10	屋内移動	介助 0	自立 1
11	入浴	介助 0	自立 1	12	意志疎通障害	あり 0	なし 1
13	異常行動	あり 0	なし 2	14	医療処置	あり 0	なし 1
15	介護者の介護意欲	不良 0	普通 2	良好 4	合計得点　　　　点		
16	患者の闘病意欲	不良 0	普通 1	良好 2	（10点以下：ハイリスク）		

退院後のサービス：[ ]内に紹介・連絡は○，導入予定は◎を記入．
　1 転　院　　　　　　　[ ]（　　　　　　　　　　　　　　　　　　　　　　　）
　2 施設入所　　　　　　[ ]（　　　　　　　　　　　　　　　　　　　　　　　）
　3 かかりつけ医　　　　[ ]（　　　　　　　　　　　　　　　　　　　　　　　）
　4 訪問看護ステーション [ ]（　　　　　　　　　　　　　　　　　　　　　　　）
　5 在介支センター　　　[ ]（　　　　　　　　　　　　　　　　　　　　　　　）
　6 緊急時入院先　　　　[ ]（　　　　　　　　　　　　　　　　　　　　　　　）
　7 ヘルパー　[ ]（家事・混合型・介護）　　8 訪問入浴　[ ]　　9 通所サービス　[ ]
　10 機器貸与　[ ]（種類　　　　　　　）　11 住宅改造　[ ]　　12 ショートステイ [ ]
　13 その他　　　　　　（　　　　　　　　　　　　　　　　　　　　　　　　　）

特記事項

フォローアップ

イメージしてしまうが，転院する場合には，予想以上に高い療養費を負担する必要のあることを了解してもらう必要がある．

療養費は患者の病状や身体状況によって異なるが，例えば，気管切開をしていたり，MRSAなどの感染症を持っている場合は，感染予防の目的で個室による管理が必要になるために，医療費に加えて保険外負担の療養費（主にはお世話料や差額ベッド代など）が必要になる．単純計算で，個室料が1日当たりおおよそ1万円で1カ月当たり約30万円かかるため，医療費とあわせて月約50万円を負担せざるを得ない計算になる．

また，重症の痴呆患者の場合は，療養型病床群や老人保健施設の中でも，痴呆専用病棟に転院することが多く，その場合は医療費と療養費をあわせると1カ月約30万円かかってしまう．

2）社会的入院の位置付け

「東大病院を退院するのは仕方ないが，都立○○病院はどうか」，「○○大学病院には入れてもらえないだろうか」と切り出す患者・家族が多い．しかし，東大病院を退院するということは，特定機能病院での急性期治療を終了したことを意味する．つまり，何らかの事情で在宅療養ができないか，継続的なリハビリテーションが必要な後遺症を持った患者であるということになる．後者のリハビリ目的以外は，急性期治療終了後の療養のための転院であり，特定機能病院と同様の機能を持つ病院への転院は無理であることを，理解してもらう必要がある．

高齢者のための施設については，その種類や違い，利用条件，費用負担などの概略を説明するようにしているが，詳しくは別項で述べる（61頁「転院または施設入所への支援プロセス」参照）．

3）転院先の地理的事情

さらに患者・家族は，「面会に行きやすく，交通の便のよい，自宅から近くの病院を紹介してほしい」と希望する．しかし，療養型病床群を持っている病院や老人保健施設は東京23区内には数が少なく，あったとしてもほとんど空きベッドがない状況である．入院するためには，東京都下，あるいは近県の市町村まで範囲を広げなければ難しいのが現状である．

4）介護保険による影響

「なんとか療養費も支払える目処がつき，郊外の遠い病院でもかまわないからぜひ転院させてほしい」と，患者・家族が望んだとしても，介護保険が開始になってからは，受け入れ側の病院・施設の事情によって転院が難しくなってきている．

つまり，受け入れ先の病院・施設の経営事情によっては，要介護認定でADLの自立度の高い「要介護1・2」に判定された人たちは，保険給付額が少ないために，どうしても「要介護3」以上の重症患者を優先的に入院させる傾向があるためである．

このように，日本の要介護高齢者のための施設事情は，高額な療養費を支払える経済力があり，自宅から遠い病院や施設でもよく，要介護3以上の重症患者でなければ，簡単には転院できない仕組みになっていることを，まず理解してもらうことから始める必要がある．

2-3 退院支援の面接のプロセス

1．初回面接（インテーク面接）

初回面接では，事前に得られた情報をもとに，患者・家族が退院をどのように受け止めているか，退院後の生活をどうしたいのかなどについて聞き取り，アセスメントをしながら，さらに不足している情報を収集していく．

特に重要なのは退院に関する受け止めの確認である．

受持医から十分に説明を聞いているのか，その時どのように感じたのか，本当はどう思っているのかなど，患者・家族の感情をありのままに受けとめて，「いろいろな問題はあるけれど，あなたがたと一緒に考えていくのが医療社会福祉部のスタッフですよ」というメッセージを送りながら励まし，信頼関係を築くことが大切である．

また，初回面接では「在宅」に戻るのか「転院」するのかを決めかねていたり，迷っている場合もある．さらに，介護保険が始まってからは，この制度の中でさまざまな福祉サービスの利用が可能になったことが理解できると，選択方法も変わってくる．そのために，表2-8のような内容を説明している．このような説明をしながら，患者・家族の疑問や不安を十分受けとめ，自分たちで納得のいく選択ができるように，退院の方向性を確認していく．

2．継続面接

継続面接では，初回面接で知りえた患者・家族のニーズに沿いながら，退院にむけてのアセスメントの結果にもとづいて，必要な社会資源を探し出し，ケアプランの概略を提案していく．

さらに問題点を把握し，よりよい療養環境をめざして調整していくが，主に以下の3点にポイントを置いている．

表2-8 初回面接時の説明の概略

<在宅を希望する場合>
・患者・家族が持っている情報の確認と不足情報の収集
・介護保険の対象となる患者の場合は，介護保険の仕組みを説明し，介護保険の申請手続きをするように勧める．
・さらに利用可能な福祉サービスなどの情報を提供する．
・医療依存度の高い患者の場合は，訪問看護ステーションや訪問診療など，在宅で受けることのできる医療看護サービスの概略を説明する．

<転院を希望する場合>
・現在の医療事情を説明し（国立病院と違って，予想以上に経済的負担が増えること，多くの病院が郊外に散在していて，交通アクセスが悪いことなど），本当に転院を希望するか確認する．
・転院先の病院の種類（特定機能病院と同一機能の病院には転院できないこと，療養型病床群，老人保健施設，特別養護老人ホームなどの施設の違い），利用条件，費用負担などの概略を説明する．

1) 導入するサービスの確認―プラスのイメージで伝える

「お宅の地域に，とても条件のいい○○訪問看護ステーションが見つかりました」，「こんな福祉サービスが使えるので，こんなふうに申請手続きをするとこんなサポートがうけられますよ」，「もしものときは緊急に○○病院が受け入れてくれるといっています」など，各機関に直接打診して得られた情報のうち，利用しやすい社会資源やサービスを具体的に伝える．

さらに患者・家族が本当にそのサービスを望んでいるのか，正式に各機関に依頼してもいいかの確認をする．

患者・家族は退院後の生活に不安を抱えているので，これらのサービスを上手に使っていくことで，在宅で安全に安心して療養できることを，プラスのイメージで伝えることがポイントである．

2) 退院後のイメージづくりと利用者としての意識づけ

在宅療養の場合には，利用できるサービスメニューを並列的に紹介するだけでなく，実際にどのようなサービスを，いつ，どのような形で受けるのかのイメージが具体的に沸くように，1日のケアの流れや，1週間のスケジュールを一緒に思い描きながら，確認していく．

患者や家族によっては，とうてい無理な要求をしてくる場合がある．例えば，「毎日，家族が帰宅するまでは，ずっとヘルパーや看護師に付き添っていてもらいたい」，「毎日，かかりつけ医に往診してほしい」など，病院と同じレベルのケアを受けられるような幻想を抱く人もいる．

これらの要求を，サービス提供事業者にそのまま伝えることによって，関係機関との関係が悪くなったり，サービスを打ち切られたりすることがないように，利用者への意識づけ，動機づけが必要となる．相手の立場を尊重し，ケアプラン

の範囲を超えないような配慮や，対応の仕方などについてもアドバイスをする．

3）安心の提供
（1）医療社会福祉部がサポートすることの保証

　このような情報が得られたとしても，患者・家族にとっては漠然とした不安が残ることが多い．在宅や転院先でやっていけるという情報の提供だけでなく，「どんな状況になっても，医療社会福祉部が最後までしっかりとサポートします」，「もし退院後，何か不都合なことが起こったら，医療社会福祉部に連絡してください．私たちが間に入って，主治医や病棟看護師，地域の関係機関に連絡をとって調整します」など，退院後に起こりうる事態を予測しながら，しっかりバックアップすることを保証し，患者・家族に安心感を提供することが大切なポイントである．

（2）自己決定の尊重

　また，継続面接のなかで最も重要なことは，さまざまな情報が提供された中で，患者・家族自身が"それ"を自分で選択し決めたという「自己決定」を促すプロセスである．患者・家族の気持ちが迷い揺れ動いている段階では，結論を急がず，じっくりと話を聞き，信頼関係を深めながら，「本当はどう思っているのか」を引き出すことが重要である．

（3）何度でもつきあう

　最後に次回の面接までに質問や不安，悩み，困りごとを整理しておいてほしいと依頼し，相手に考える時間を持ってもらう．この面接は患者・家族の要望が変更になったり，不安が強くて退院に踏み切れない場合などの場合には，何回も繰り返し行われることもある．とにかく，安心して退院できる条件づくりと不安の強い患者・家族への精神的な支援に十分時間をかけるように心がけている．

3．最終確認の面接

　最終確認の面接では，退院後に導入するサービス機関やサービス内容について確認し，一覧表を手渡している．その中で，患者・家族の負担になっていないかを見極め，なおかつ「うん，これでやってみようか」という患者・家族の意志を確認していく．

　「退院を迫られて仕方なく退院させられた」という感情を患者・家族が決して抱かなくてすむように，患者・家族の「前向きな納得」を見届けることが最終確認の面接の目的である．

　このときわれわれは，患者・家族に「頑張ります」という言葉を期待してはいない．頑張らせるような支援は危険であり，患者・家族に余裕や余力が感じられないからである．

「じゃあ，なんとかやってみます」，「やれそうな感じがしてきました」という気持ちが患者・家族に生まれてきたら，「そう，在宅で（転院で）やってみて，もし困ったことがあったら，また一緒に考えましょう」，「一生懸命になることはいいけれど，思いがけないことも起こります．自分たちの限界もあり，"とりあえずやってみる"ぐらいの気持ちで，ギリギリまで頑張ることはないですよ」という伝え方をしている．

最終確認の面接では，"これは最後の手段ではない"，"次の方法も残っている"，"気持ちが変わったらいつでも相談を再開する"という含みのある対応が必要であり，ゆとりのある支援，幅を持たせた支援が大切である．

2-4 患者・家族への対応

1．患者・家族に寄り添いながら，専門職としての積極的な提案も行う

医療社会福祉部の仕事の成否は，患者・家族への対応のあり方によって決まるといえる．転院であっても在宅であっても，患者・家族に「自分たちの背負っている重荷を心配し，一緒に考えてくれる部署が病院の中にある」と理解してもらうこと，信頼を得ることが重要である．

一緒に考える過程では，問題を整理しながらその解決方法を探っていくが，単に情報提供をしているわけではなく，もちろん退院に向けて無理に説得することもない．かといって患者・家族の要求のみの実現をめざしているわけでもない．

専門職は，多くの退院支援の体験から，患者の将来像がはっきりと予測できるために，相手の立場に立った時"私だったらこうするかもしれない"という一歩踏みこんだ，意図を含んだ積極的な介入をすることが少なくない．それは，患者・家族のあるべき姿やよりよい生活を実現するために，"専門職としての判断を含んだ知識や情報を積極的に提案し導いている"といったらよいのであろうか．

面接の中では，相手の話を"傾聴"し，"共感"し，"問題の整理"をすることで，相手が"問題に気づき"，自ら解決策を見つけ出して，自分で選択するプロセスを重視している．その過程では，患者・家族と専門職がお互いに疑問や提案を出し合い，歩み寄っていくなかで，支援する専門職の人格を投入した熱意や感性，感情が反映され，気持ちが通い合わなければよい支援関係は築けない．

「あなたにとって最もよい生活ができるように援助したい」という気持ちを込めた面接が大切であり，患者・家族が「本当によかったなぁ」と思える結論を導き出すことが目的である．退院に必要な情報と知識に加えて，専門職の熱意や感性が相手に伝わった時，困難であると思われた問題が解決にむかって進み始めると実感している．

さらに支援過程では，患者・家族は迷い，気持ちが揺れながら，方向性が何度

か変わっていくこともある．一緒に歩む専門職の姿勢も相手の変化に応じて，柔軟に変えながら，ひとつの結論に向かって"こころ"と"こころ"が寄り添うような支援をめざしている．

　そう考えながら対応することで，情報不足によるニーズのずれや知識不足を補うことができ，家族間に生じる葛藤にも「同席して，一緒に話し合いませんか」と呼びかけ，家族が持っているエネルギーやパワーを集め，丸く納める役割も担うことができるのである．

2．患者・家族の不安を受けとめ，問題を洗い出し，整理する

1）患者と家族，両者の立場を理解する

　患者と家族のニーズがずれて困る場合がある．

　例えば，患者は「家に帰りたい」と願っているが，家族は「こんな大変な介護は私にできるわけがない」とおよび腰で，拒否的な態度が見られる．一方，医療社会福祉部のアセスメントでは，いくつかのサービスをうまく利用できれば在宅が十分可能と判断された事例では，次のようにアプローチしている．

　まず，患者が帰りたいという気持ちをしっかり受けとめ，家族に伝えている．同時に家族はとても不安なんだという事実を，ありのまま受け入れることである．決して，どちらかの味方になって相手を説得しようとしてはならない．

2）不安のもとを具体的に解決する

　次に，家族が「できない」，「不安だ」と感じている原因は何なのかを，具体的に洗い出し挙げてみる．

　例えば，「単純に，自分の時間がなくなるから介護はいやだ」，「家族内に協力してくれる人がいないから，全部ひとりでやるのは大変だ」，「家が狭くて，患者の病室がない」，「病院の看護師がやっているような介護はとてもできない，自信がない」，「息子の受験が迫っていて，こころの余裕がない」など，その原因は単一ではなく複数の問題が介在しての"受け入れ拒否"であることが多い．その絡み合った糸を，家族に見えるようにほぐしていく．その上で，どこまでならば可能なのか，どうであったらできるのかを一緒に考えてみる．そして，本当に無理ならば「本当に無理ですね」と共感し，転院支援に切り替えていく．

　現実にはどうしようかと迷っている家族のほうが非常に多いのである．迷っているのであれば，「何が問題で迷っているのか」を整理し，解決方法を細かく，具体的に提案しながら，時間をかけてじっくり付き合うことである．

3. 家族の"こころ"をアセスメントし，可能性と限界を探る

1）在宅療養に対して脈のある家族

「このご家族はかなり迷っているが，条件さえ整えば，在宅で看ていく可能性と力を持っている」と，専門職は直観的に確信することが多い．われわれは面接の中で「このご家族は，患者に対して"思いやりのこころ"がどれくらいあるのか」を，家族の言葉や表情からアセスメントしているように思う．家族が患者を思う"思いやりのこころ"とは，患者自身がこれからどういうふうに生きたいかを，家族が受け入れられるか否かということである．思いやりを計る尺度などはないが，

・実際にはどのくらいの頻度で面会に来ているか，
・面会時にどんな言葉をかけ，どんなかかわり方をしているのか，
・病棟の看護師が電話で呼び出せばすぐに面会にこられるのか，
・忙しいと言い訳をしながら逃げているか

など，いくつかのサインが手がかりとなる．家族が「本当は家に連れて帰ってあげたいけど，○○○だからできない」と言った時，「連れて帰ってあげたいけど…」という思いが，本心であると読み取れた時から，具体的なアプローチを始める．

2）在宅療養をあきらめた方がよい家族

一方，長い年月をかけてできあがった家族関係や，愛憎が入り混じった嫁姑関係などには，なかなか入りこめない厚い壁がある．初めから「看ない」と結論をしっかりと持っている家族は，一緒に考えようという気持ちはない．そのような家族間の関係性を早めに察知して，方向転換をはかることも必要である．

また，家族同士で感情的にこじれ，ケンカを始めてしまう家族に出会った時は，「ご家族でお話し合いがついたら，もう1度来ていただけますか」と話すこともある．ある程度問題が整理された段階で面接を再開したいと率直に伝えるなど，距離をおいた対応も時には必要となる．

さらに，家族がいろいろなトラブルやハンディを抱えている時も，また，限界がある．子どもの受験，夫のリストラや借金，乳幼児の育児など，自分のことで精一杯の場合，精神的にも物理的にも余裕がない時期には，在宅の限界だと判断でき，転院支援に切りかえる．

逆に，「患者のために，なんでもしますから，連れて帰りたい」と強調したり，「頑張ります．やれます」を強調する家族の場合には，介護でつぶれてしまう事例を多く経験している．「無理をしようとしている」と読み取れた時，「とてもひとりではできません．他の方法もありますよ」とブレーキをかけることもある．家族のこころの動きを判断し，柔軟に対応していくことがポイントである．

4．医療依存度の高い患者・家族の不安とその対応

1）必要な医療処置の洗い出し

　　　在宅療養にした場合，最も大きな不安を抱えて退院を躊躇するのは医療依存度の高い患者・家族である．何を学習し，どんな問題がクリアできればよいのか，具体的に医療的な看護処置の中身を洗い出し，学習内容をはっきりさせ，手技を練習することで，安心感を提供していく．

　　　例えば，いつ，どのようなかたちで医療処置が必要なのか，それはどのくらいの間隔で実施する必要があるか，難しさはどうか，清潔操作はどの程度厳密に守らなければならないか，について明確にする．

2）具体的に看護手技を習得してもらう

　　　退院に向けての具体的な看護手技は，病棟の看護師が指導にあたるが，それでも「吸引の仕方がうまくいかない」，「看護師さんに教わったけれど，怖い．自信がない」という家族には，病棟の看護師長の許可をもらって，ベッドサイドに行き，ケアのポイントを実際に細かく指導することもある．

　　　この時の手技は，臨床的な看護技術というよりも，家族が家に帰ってできるように，在宅用にアレンジした形で示している．

　　　例えば，「○○の処置は滅菌にこだわることはなく，きれいであればいい」，「お尻は洗い流せばいい．台所の洗剤容器をよく洗って，ぬるま湯をいれてピューッと洗えば，きれいになる」など，生活の中で代用できるもの，安全のポイントなどを具体的に伝える．家族は「こんなふうに工夫すれば，私にもできるかもしれない」と気持ちが軽くなり，「じゃあ，やってみようか」と自信を持って退院していくことになる．

3）必要な物品の確保

　　　医療処置の実施には滅菌された材料が不可欠なことが多い．保険適応になる材料の手配，必要な品物が必要な日時までに確実に配送されるようぬかりなく手配することが必要である．

　　　また，物品の貸し出し業者が手配でき，品質のよい衛生材料を安価に入手できるルートも知っているなど，総合的なサポート体制を自信を持って提供できるという姿勢を示していくような対応が，安心の提供につながっていく．

2-5 在宅ケアへの支援プロセス

1. 社会資源の情報収集と連絡調整

1) 取り組みの前提としてのゴールの明確化

　　社会資源の情報収集と連絡調整の中で，前提として非常に重要になるのは，退院時点での最終的なゴールの設定と見通しである．

　　つまり，受持医が患者・家族に予後に関する問題を，どのように，どこまで説明しているか，最終的なゴール（在宅で看取るのか，リハビリテーション病院に再入院するのか，地域の病院に入院するのか）をどう設定しているかが確認されていなければ，関係機関との積極的な交渉はできない．

　　特に，悪性腫瘍の患者の場合，前述の「ニーズアセスメント―事前の情報収集（37頁参照）」の項目でも若干触れたが，まず受持医が患者・家族に予後を告知しているか否かが，退院支援を進めていくための鍵となる．

　　それは，単に患者・家族に対する「余命何カ月です」という告知ばかりではなく，在宅で病状が悪化し，患者・家族が動揺した場合に「いよいよという段階になったら，最終的にはどうするか」という問題に他ならない．

2) 東大病院がかかわる姿勢の明確化

　　退院を勧められた患者・家族の多くは，「東大病院から見放されるのではないか」，「もう東大病院に来てはいけないのか」という不安を持つ．一方で，患者を託されるかかりつけ医や地域病院は，「大変な患者を押しつけられるのではないか」という本音と「本当に東大病院は力になってくれるのか」という不安を持ち，確認を求めてくる．訪問看護ステーションからは，「いざとなったら，自分たちはどう行動すればいいか」という問いかけがある．

　　医療社会福祉部は，受持医の判断を確認しながら，患者・家族や関係機関の状況を見極め，ひとつひとつ疑問点を解消しながら交渉を進めていく．

2. 在宅ケアへのプランニング

1) 訪問看護ステーションを探す（打診）・交渉する・決定する

　　訪問看護ステーションは全国で約5,000カ所に増えているが，その中から，退院する患者に最も適したステーションを探し出すうえで，いくつかのポイントを整理した．

(1) 居住地に近い訪問看護ステーションを3カ所探し出す

　　始めに，患者の住んでいる地域の中で，最も近い訪問看護ステーションを3つ探し出し，交渉の候補に挙げる．手持ちの訪問看護ステーション一覧表であたる

が，住所だけでは不明なことも多く，インターネットで検索したり，地図を見ながら隣接区域もあたってみる．

（2）訪問看護ステーションの特徴を把握する

居住地に近いからといって，即，そこに決めるわけではない．患者の病状に応じて，必要なケアを提供してくれるような条件の合うステーションを見極める必要がある．著者たちは，数年間の経験からステーションのタイプを次のように大まかに捉えている．

- 看護協会立のステーション：比較的看護師の技術レベルが均一化していて，あらゆるタイプの患者を支援する体制が整っている．
- 医療法人立のステーション：いくつもの病院や施設を持っている医療法人立のステーションは病院に付設されていることが多く，医療法人のグループの中で強力な連携体制が確立している．そのため病院もそのグループから確保でき，医療依存度が高い患者を依頼した場合，どのような事態にも対応できるというメリットがある．
- 医師会立のステーション：地域に密着したケアを重視している医師会立のステーションは「地域の患者は地域で見守っていく」という姿勢が貫かれており，依頼を拒否されることは少ない．

（3）訪問看護ステーションの稼働体制を把握する

地域の中で評判のよいステーションには依頼しやすい．ただし，評判のよいところは患者が集中する場合がある．忙しすぎるステーションでは訪問頻度が少なくなったり，ケア時間を早めに切り上げてしまわざるを得ない状況が予測される．

頻度を多く訪問してほしい場合は，あえて新設のステーションにアプローチすることもある．ステーションの一覧表には設立年月日が記載されており判断できる．新設のステーションは受持ちの患者数が少なく，受け入れもよい場合が多い．

このように選択方法はいろいろ考えられ，柔軟に対応することが必要である．

（4）訪問看護ステーションの看護の質を見極める

訪問看護ステーションへの依頼は，医療社会福祉部の看護師長の担当であるが，依頼するステーションで看護師の力量に不安がある場合は，必要な看護処置を伝え，「どうでしょうか．受けていただけますか」と率直に聞いている．また，退院前に病院に来院してもらい，看護ケアの見学やカンファレンスを持つなど，積極的な配慮もしている．

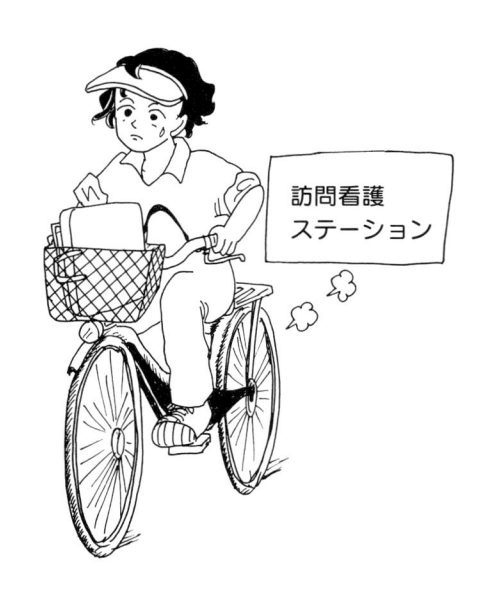

ときに，こちらの判断違いでミスマッチのコーディネートをしたために，患者・家族に不快な思いをさせてしまったこともある．しかし，そのステーションが他の患者とならばうまくいく場合もある．どの訪問看護ステーションが，依頼しようとする患者に適しているのかを見極めるのは非常に難しい．その都度，依頼したステーションの対応とケア内容を評価し，実践を積み重ねていくことでしか，方法はないと考えている．

2）かかりつけ医を探す（打診）・交渉する・決定する

（1）かかりつけ医の選定の方法

医療社会福祉部として，かかりつけ医の選定に際して用いている方法は表2-9のとおりである．すなわち，「患者・家族の希望」，「インターネットでの検索」，「訪問看護ステーションからの紹介」，「医師会への相談」である．

また，かかりつけ医選定の順序としては，まず訪問看護ステーションを先に決めてからかかりつけ医を探すことがある．ステーションの看護者は地域の医師の情報を熟知し，一緒に在宅ケアに携わることが多いため，信頼性の高い情報が得られる．逆に，インターネットで検索した開業医のリストをもとに，依頼先のステーションに相談する方法をとることもある．

（2）かかりつけ医との交渉

表2-9のような方法によって，かかりつけ医の候補を探し出したあと，電話で患者依頼の打診をするが，医師に必ず聞かれるのは「なぜ，私が?」ということである．このような場合は，お願いした根拠をきちんと説明することが，信頼を得るために大切なポイントである．

例えば，「以前，ご家族が受診されたとき，心のこもった診察をしてくださったといっておられます．患者さんも先生を信頼されておりますので，ぜひお願い

表2-9 かかりつけ医選定に際して用いている方法

1. **患者・家族に聞く**
   （例）「患者さん自身，またはご家族が近所でなじみのある医院はありますか」
   「ご近所で，訪問診療してくださる医院で評判の良い先生はおられますか」
2. **インターネットで検索する**
   ・インターネットで，該当地域の中で患者に適した診療科を持っている医院を検索する
3. **訪問看護ステーションに相談する**
   ・利用を決定した訪問看護ステーションに相談し，スムーズに連携できている医院を教えてもらう
   ・訪問看護ステーションに事情を説明して，候補の医院を挙げてもらう
4. **医師会に相談する**
   ・地域により，医師会を通す必要のある場合，医師会連絡先に問い合わせて教えてもらう

したいと思います」,「○○訪問看護ステーションの看護師が,以前先生と一緒に仕事をさせていただいたときに,とても充実したケアができたと紹介していただいたのですが…」というように,「この患者さんにとって,先生がどうしても必要です」という気持ちが伝わるように交渉していく.

また,医療依存度の高い患者の場合は,必要な医療行為がはっきりしているため,訪問診療が可能かどうかも,最初から率直に聞かなければならない.例えば「この患者さんは在宅中心静脈栄養（HPN）で家に戻られます.点滴のポンプなど機材は当院と契約している業者が24時間対応できるのですが,患者さんの病態面についての管理をお世話いただくことになります.いかがでしょうか」と,短刀直入にうかがってみる.

「そういうのは,ちょっと…」と難色を示された時は,「そうですか.お忙しいのですね.では,先生のお近くのお仲間の中に,このような状況の患者を診てくださる先生はいらっしゃるでしょうか」と情報を求めていく.大抵の場合は,医師同士のネットワークがあり,次候補の医師を紹介してくださる場合が多い.

(3) かかりつけ医からの問いかけへの対応

依頼した段階で,かかりつけ医から,問題を問いかけられる場合がある.

例えば,導尿や褥創の管理を依頼した時に「必要なときはいつでも往診に行きますが,普段は週に1回か10日に1回が限度です.大丈夫ですか？」といわれた場合は,患者の状態にもよるが,訪問診療の回数制限もあり「それで十分です」と答えている.

また,必ず聞かれるのは「緊急の場合はどうしたらいいですか」という問いかけである.東大病院が後方支援病院の場合は,医療社会福祉部が窓口になって問題を受け止め,外来の担当医に早急に連絡し,医師同士で電話で相談してもらうように配慮している.夜間に患者が急変した場合は,かかりつけ医の判断で救急外来に搬送できることも伝えておく.

また,退院後に起こりうる事態は事前に予測できるため,紹介状や看護サマリーの中で,「どういうときにはどのような処置をするか」を盛り込んでもらっている.訪問看護ステーションの看護師が,退院前に病院に来院して看護ケアを見学することは医療保険で認められているが,医師には認められていないため,あくまで紹介状のやり取りと,電話での打合せが中心となる.

このように対応を取り決め,かかりつけ医をバックアップする姿勢を示していくことが,病院とかかりつけ医の信頼関係を保つ上で大切になる.

かかりつけ医を受けてくださる医師の多くは,在宅診療に対してのポリシーを持ち,親身になって誠意ある対応をされるので,あまり大きなトラブルはないが,まれに,在宅での看取りを躊躇される場合もある.患者・家族が在宅死を望んでいる場合には,「ご本人もご家族も,できるだけ自宅で過ごしたいと言って

おられます．いざとなったら，どんなふうに気持ちが変わられるかわかりませんが，最後まで先生と訪問看護師さんとで見守っていただけるでしょうか．何か問題がありましたら，すぐ医療社会福祉部までご連絡下さい」と，あいまいな言い方ではあるが，かかりつけ医にそれとなく「在宅死の看取り」をしてもらえるような交渉の仕方をすることもある．

(4) 在宅診療専門診療所（開業医）の存在

最近は，東京都内を中心に「在宅診療専門」を標榜する診療所や開業医が増えつつある．現在都内23区では，エリア毎に巡回地域を決めて，8カ所の診療所が連携しながら活動している．

このような診療所は外来も開設しているが，あまり外来で多くの患者は看ていない．むしろ，医療依存度の高い在宅酸素療法や人工呼吸器，在宅中心静脈栄養法，在宅経管栄養法などが必要な患者を中心に，訪問診療・訪問看護・訪問リハビリ・訪問栄養指導・訪問服薬指導など，総合的な在宅療養生活を支援しているのが特徴である．

診療所が常勤・非常勤の医師・理学療法士・作業療法士・栄養士・看護師などの職員を雇用して，巡回車でサービスを提供し，さらに地域の病院も確保している．在宅患者が緊急入院しても，症状が安定すればすぐに退院するので，在院日数を短縮できるメリットがある．このため新しい在宅医療の形として注目されている．東大病院でも，医療依存度が高く多様なサービスが必要な患者は，在宅診療専門の診療所を紹介することが増えてきている．

3）地域の病院を探す（打診）・交渉する・決定する

地域病院の確保と交渉については，患者の病状や予後などによっていくつかの方法（表2-10）をとっている．

どんなに情報収集をしても，地域の医療情報をすべて漏れなく把握することは不可能であり，同じ地域内にあるというだけで，あまり連携のない機関や施設同士を無理に繋ごうとしても，うまくいかないことがわかってきた．地域の中でで

表2-10　地域の病院を確保する手だて

①病棟の受持医の持っているネットワークを使って病院を探し出し，医師同士で交渉する場合．
②医療社会福祉部が患者居住地近隣の病院をリストアップし，その資料をもとに病棟の受持医から候補病院の医師に連絡して交渉する場合．
③医療社会福祉部の看護師長やMSWがあらかじめ候補病院に連絡をとって，最終的な交渉は受持医がする場合．
④訪問看護ステーションやかかりつけ医との交渉の中で，連携しやすい病院を紹介してもらう場合．
⑤地域の保健所・市区町村の保健課など，公的機関から紹介してもらう場合．

き上がっている在宅ケア医療ネットワークのなかに上手に患者を乗せるためには，どこを糸口にしてアプローチするかが大切である．

また，医療社会福祉部が探し出した病院と交渉する場合でも，最終的に主治医が病状を説明し，患者が紹介状を持って受診することが条件となる．この交渉をうまく進めるために，あらかじめ医療社会福祉部の看護師長が，患者の状況説明をしながら打診することが多い．例えばこのように依頼している．

「○○さんが退院されるに当たっては，△△訪問看護ステーションをお願いしてあります．かかりつけ医の□□先生も快く往診をお引き受けいただきました．しかし，○○さんは東大病院からはかなりの遠方です．何かあったときに，いつも東大病院がベッドをあけてお待ちしているという状況が作れないのです．緊急事態が起きて本人や家族がパニック状態になったときに，入院のできる頼りになる病院が近くにあれば，すぐに連絡して相談できると思います．そのような形でそちらの病院のご協力がいただけると本当にありがたいのですが，いかがでしょうか．ご協力いただけるようでしたら，退院後に一度受診していただきます．また紹介状や必要書類はすぐに用意いたします」

ここでの地域病院との交渉のポイントは，
・在宅での医療看護体制は十分整えてあり，転院ではないこと，
・いきなり緊急入院するのではなく，外来で初診することを約束すること，
・病病連携に必要な書類や病棟の受持医との連絡も，医療社会福祉部が窓口になって調整すること，

などを保障することである．このようなポイントを踏むことによって，依頼される地域の病院との信頼関係が生まれてくるのである．

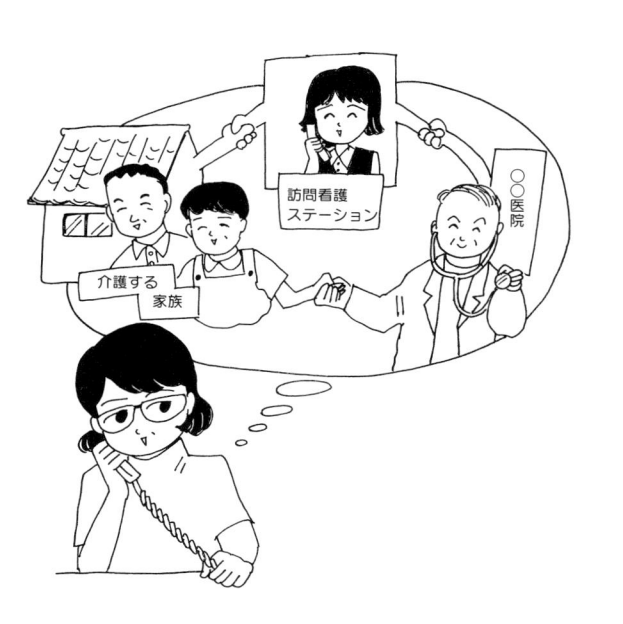

4）在宅介護支援センターとの連携のポイント

在宅介護支援センターは，おおむね市区町村の中学校区に1カ所の割合で設置されることになっている．実際には，特養ホーム，老人保健施設，病院などに併設されていることが多く，保健師や介護福祉士が常駐して，介護相談を受けている．また介護保険制度開始以降はケアマネジャーも確保している．

医療社会福祉部では，退院時に医療的なサービス（かかりつけ医や訪問看護ステーション）はすぐには必要としないが，日常的な生活支援や福祉サービスが必要であろうと思われる患者・家族に対して，退院までにサービス内

容が決まっていない場合などには，最寄りの在宅介護支援センターの所在地，電話番号，利用方法などを紹介している．

また，高齢者の夫婦世帯や1人暮らしの場合には，紹介しただけではなかなか相談に出向かないことが多い．そのため，患者・家族の了解を得て事前に在宅介護支援センターに連絡し，具体的にケースの概要や今後の問題点などを担当職員に伝え，相談依頼をする場合もある．この場合は患者・家族には「○○在宅介護支援センターの△△さんを訪ねて相談に行くように」と伝えている．

さらに，現在は日常生活に困っていなくても，今後加齢とともにさまざまな状況が起こりうることを想定し，介護用品や福祉制度のパンフレットなどを見せながら，どのような福祉サービスが必要になるのか，どの機器が使えるか（使いやすいか），1カ月のリース代，介護保険でのレンタルサービスの内容などについて，ある程度の知識を持ってもらい，必要になった時には在宅介護支援センターが相談窓口であることを伝えている．

5）その他の関係機関との連携

患者・家族のニーズに応じて，その他の関係機関との連携を図っている．

表2-11　関係機関との連携

(1) 市役所・福祉事務所など
- 介護保険の認定，申請：介護保険を受けるためには，要介護であることを認定してもらう必要がある．居住地の市区町村窓口に行って申請する．
- 老人福祉手当：寝たきりや痴呆高齢者に対して支給されるが，支給額や基準は自治体ごとに異なるため，市区町村の老人福祉課に相談する．
- 身体障害者手帳や障害者年金など：身体障害の認定等級によって，どの程度のサービスが受けられるか，手当や年金額などを市区町村の障害福祉課などに確認する．入院中に等級が変更になった場合などは早めに再申請の手続きを促している（65歳以上で介護保険対象者の福祉サービスは介護保険が優先されるため，実質的に身障者手帳を持っていることでのメリットは少なくなっている）．
- 介護保険以外の福祉サービス：市区町村が独自に実施している寝具乾燥サービスや配食サービス，移送サービス，高齢者生活支援事業など（主に要介護認定で「自立」と判定された対象者への支援）．その他の保健福祉事業などがある．
- 介護保険に関する苦情について：保険料の徴収，要介護認定，ケアプラン，サービス内容などに不満がある場合は，市区町村の介護保険課やケアマネジャーなどに相談できる．

(2) 保健所
- 痴呆相談，アルコール・薬物依存相談，結核・難病（特定疾患），未熟児などの医療費に関する問題の相談．

(3) 保健センター・保健相談所など（市区町村の保健サービスを提供する施設）
- 老人保健事業：家庭介護教室の開催，家族の健康管理のための健康診断，「自立」と判定された虚弱高齢者の地域リハビリ教室や家庭訪問，糖尿病や高血圧など生活習慣病の予防教室など．
- 介護予防事業：虚弱高齢者などを対象にした転倒予防教室や高齢者体操教室，健康づくり教室など．
- 地域の組織活動：家族会・患者会，ボランティア組織に関する情報

(4) 社会福祉協議会・福祉公社など

表2-12 東大病院医療社会福祉部で紹介した主な福祉サービス

- **日常生活用具給付**：特殊寝台，マットレス，エアーマット，ポータブルトイレ，体位変換機，痴呆性老人徘徊感知器，車椅子，歩行器，移動用リフトなど
- **住宅改造のための援助**
- **ホームヘルパー派遣事業**
- **ショートステイ**：主に特養ホームにて実施
- **デイサービス**：日常生活支援を目的に入浴サービス・食事サービスも含む
- **デイケア**：自立支援のためのリハビリを目的に，老人保健施設などにて実施

　関係機関が実施している事業の中から退院支援と関連のある項目を抜粋し，**表2-11**に掲載した．また，今までに医療社会福祉部が退院支援の中で紹介した主な福祉サービスは，**表2-12**のとおりである．これらのサービスを導入するために，各市区町村の高齢者福祉課，在宅介護支援センター，介護老人保健施設などと連携をとりながら，患者・家族が利用しやすいように，相談窓口の担当者と連絡調整を行ってきた．

　介護保険開始後，社会福祉協議会や福祉公社は，サービス提供事業者としての認定を受け，ホームヘルプサービスを始めとした在宅サービス事業を提供するようになっている．**表2-12**の福祉サービスも，大部分が介護保険で提供されるようになり，認定を受けることがまずは大切となった．しかし，要介護認定が「自立」判定になった場合や，「要支援」レベルでも給付額以上にホームヘルプなどのサービスを上乗せしたい場合などは，個人契約で利用することができる．また，介護保険以外の簡単な生活支援では，ボランティアやシルバー人材センターなどを紹介してくれる．

6) 日常生活用具などの紹介時のポイント

　日常生活用具や住宅改造を希望する患者・家族の多くは，東大病院リハビリテーション部で治療を行っており，リハビリの担当医もしくはPT，OTに患者・家族に適した実質的な福祉機器を選択できるよう指導してもらっている．

　例えば，車椅子などを取り寄せた場合，自宅廊下が通れるか，方向転換ができるかなどが重要なポイントとなる．さらに住宅改造では手すりの位置，段差の解消，浴室の改造内容を検討するために，必要に応じてPT，OTが外泊に同行したり，自宅の見取り図を取り寄せたりして指導をしてもらっている．

　住宅改造では取り扱い業者を紹介したり，助成金の申請など煩雑な手続きの支援が中心であったが，介護保険のサービスに盛り込まれたことにより，今後さらに利用者が増えていくと思われる．しかし，借家や賃貸マンションなどは住宅改造がしにくかったり，既存の介護補助具や機器で代替せざるを得ないこともあり，困っている患者・家族は多い．

　また，要介護認定が「自立」と判定された場合でも，介護予防的視点から転

倒・骨折予防のために住宅改造を希望することがある．現時点では介護保険の対象外となり，自己負担となることが問題視されている．

3．ケアプランの作成

　医療社会福祉部では，患者のアセスメントのあと，退院にむけてケアプランの大枠を作成している．介護保険下では，実際の具体的なケアプランの作成には必ずケアマネジャーが介在するため，その役割に踏みこんだ形のものは差し控えなくてはならない．そのため次のような視点を大切に支援している．

1）在宅の生活をイメージする

　在宅に戻る患者の場合は，要介護認定を申請中の段階で退院することが多い．そのため，ケアマネジャーの資格を持っている医療社会福祉部のスタッフが要介護度のランクを2パターン程度予測し，暫定的なケアプランの例を示しながら説明している．ひとつの要介護度に絞りきれないのは，微妙なADLなどをどう判定するかは認定調査員によって違ってくるためで，判定結果に幅を持たせている．

　例えば，要介護2か3と予測した場合は，使えるサービスはどういうものがあり，週何回くらいが適当であるか，どのようなサービスがあると，どんな生活が可能になるのか，自己負担額はどの程度になるのか，などを示しながら，一緒に在宅生活をイメージしてもらうようなプロセスを重視している．

2）患者・家族に対するケアプランのアドバイス

　患者・家族がケアプランを作る能力がある場合もあるが，多くはケアマネジャーにプランの作成を委ねていく．しかし，そのプランを選択するかどうかは患者・家族自身である．ケアマネジャーによっては医療的なケアに対する知識が少なく，福祉的な介護ケアを優先するプランを作成する場合もある．必要なケアが軽視されないように，押えるべきところを患者・家族にきちんと伝えることが必要であろう．

　例えば，「訪問診療や訪問看護は必ず入ったほうが，病状を見てもらえますよ」とか「看護師さんとヘルパーさんとはこんなふうに援助の内容が違ってくるので，ヘルパーさんにはこういうことを依頼してみたら…」というようなアドバイスをするようにしている．

3）患者に適したケアマネジャーとの出会いを支える

　患者・家族にとって，どんなケアマネジャーとどこで出会うかは，その後の療養生活に影響する大切な問題である．医療社会福祉部には，どこにどのようなタイプのケアマネジャーがいるかを把握して，患者とケアマネジャーとの出会いを

つくり，託していくような橋渡しをする機能が求められている．

例えば，医療依存度の高い患者の場合は，訪問看護ステーションに打診をした時に，そこの看護師がケアマネジャーの資格を持っているかどうかを把握しておく．そうすれば，「医療のことがわかるケアマネジャーがA訪問看護ステーションにいるので，相談されたらどうでしょう」と推薦することができる．

また，「要支援」レベルでは，必ずしも訪問看護サービスが入るとは限らない．また，医療よりも生活支援に重点をおく必要のあるケースの場合もある．患者・家族がどこに依頼したらよいか迷っているような場合は，区役所や在宅介護支援センターの保健師やケースワーカーなどに連絡し，いくつかの候補を挙げてもらい，情報提供するようにしている．

4）ケアマネジャーとの関係づくりと今後の課題
（1）介護保険とケアマネジャー

介護保険が開始されてからは，ケアマネジャーとどのように患者の情報を共有し，よりよい関係づくりをしていくのかが，大きな課題となっている．

介護保険開始後に，患者のケアプランやサービス内容に責任を持ち，支援全体のイニシアティブをとっていくのは，ケアマネジャーである．現在のところ医療社会福祉部では，退院した患者のケアマネジャーを把握する正式ルートは持っていない．患者・家族に紹介した訪問看護ステーションの看護師が担っている場合もあるし，その他のサービス提供事業者のヘルパーや在宅介護支援センターの保健師やケースワーカーなどの場合もある．

退院の際にはかかりつけ医への紹介状，訪問看護ステーションへの看護サマリーなど，さまざまな患者情報を関係機関へ発送するが，誰がケアマネジャーになり，どんなケアプランを立てたのかを把握する手立てはないのが現状である．つまり，ケアマネジャーが病院に情報をフィードバックするという，社会的なコンセンサスは得られていない．

現在は，ケアマネジャーが患者の処遇面で困ったことが生じた場合などに，病棟看護師長や医療社会福祉部に患者情報の確認や照会をしてきたり，患者を紹介した訪問看護ステーションのケアマネジャーが，好意的に退院後の状況を報告してくれる程度に留まっている．

（2）ケアプランの変更とケアマネジャー

しかし，医療社会福祉部で事例検討をしたり，外来受診日などを利用して相談に訪れる患者・家族からの情報を判断すると，この患者のケアプランは本当にこのままでよいのであろうか，医療的な視点が希薄で，健康管理が不十分ではないのか，ヘルパーの週2回の家事援助を1回にして，デイサービスなどの集団的な援助をいれたほうが，より自立的な生活がおくれるのではないか，などの疑問が

でてくるケースがある．

　また，再入院した患者の医療・看護にあたっては，在宅での生活状況を把握するためにケアマネジャーからの情報が必要になってくる場合もある．さらに入退院を繰り返しているような軽症な高齢者の場合，慢性疾患の悪化予防，安易な再入院の予防のためには，在宅での介護予防・生活支援の質の高さが求められ，今後，ケアマネジャーとの連携は不可欠になってくると思われる．

　今後，医療社会福祉部が退院後のケアプランの見直しやアドバイスなどにかかわるとすれば次の点が考えられよう．

- **患者・家族にアドバイスする**：ケアマネジャーと対等な関係を持っているのは患者・家族である．患者・家族が今のケアプランに満足しているのかを確認しながら，改善が必要な場合はプランの見直しや再検討をアドバイスする．
- **かかりつけ医への連絡調整**：かかりつけ医に連絡し，問題点を検討してもらいながら，かかりつけ医とケアマネジャーが話し合って，ケアプランを見直すか，かかりつけ医の意見書にケアプラン変更の指示を盛り込んでもらう．
- **ケアマネジャーを把握して，直接，連携を取り合う**：患者・家族に「退院後の状況把握カード（はがき）」を渡し，その後，認定された要介護度のランク，ケアプランの概要，ケアマネジャーの所属や氏名などを記入し返送してもらう．その際，必要に応じてケアマネジャーと連絡を取り合う旨の承諾を得る．

　特に，「退院後の状況把握カード」は，後述する「フォローアップ」の項との関連から，重要な検討課題のひとつに挙げており，ケアマネジャーとの接点を持つために有効であると思われる．

　さらに，医療職ではない職種のケアマネジャーも積極的に医療機関と連携をとることが必要だという意識を持ってもらうためには，どんな職種でも理解できるような退院サマリーや患者情報の提案の仕方，事例検討会への同席なども検討される必要がある．

2-6　転院または施設入所への支援プロセス

　退院に当たり患者・家族が「在宅」を選択できない場合，病棟の受持医は，転院か施設入所かの明確な判断基準を持っていないことが少なくない．このため，MSWとしての判断が求められる．

　2-2のニーズアセスメントの項目で，インテーク面接時に家族に対して，医療事情を説明するためのポイントを紹介したが，ここでは，MSWがどのように転院先を探し，患者・家族と転院先との連絡調整をしているのかを中心にまとめた．

　なお，ここでは，主に介護保険後の状況について述べる．

1. 介護保険導入後の施設紹介

　　介護保険以降，いわゆる老人病院は，介護保険が適応される「介護療養型医療施設」と医療保険が適応される「医療療養型病床群」との2つに大別されている（表2-13）．

　　いずれの医療施設や福祉施設でも，保険外負担としてお世話料（差額ベッド代・日用品費・教養娯楽費・衣類のリースや洗濯代など）や地域加算などが約10～30万円程度加算される．

1）介護老人福祉施設（特別養護老人ホーム）

　　特別養護老人ホームは，従来，市町村長による措置入所であったが，介護保険以降は，施設と個人との契約で入所できるようになった．

　　「要介護1」以上が入所対象で，費用徴収は要介護度と本人または扶養義務者の収入によって異なる．平均的な利用料は1割の自己負担と食事代（月平均4.7

表2-13　要介護高齢者のための施設

	介護老人福祉施設 （特別養護老人ホーム）	介護老人保健施設	介護療養型医療施設 （病院の療養型病床群の場合）	医療保険適用の療養型病床群（参考）
	介護保険	介護保険	介護保険	医療保険
対象者	常時介護が必要で在宅生活が困難な要介護者	病状安定期にあり，入院治療の必要はないが，リハビリテーションや看護・介護を必要とする要介護者	病状が安定している長期療養患者であって，カテーテルを装着しているなどの常時医学的管理が必要な要介護者（右に該当する者を除く）	病状が安定している長期療養患者のうち， ・密度の高い医学的管理や積極的なリハビリテーションを必要とする者 ・40歳未満の者および40～65歳未満の特定疾病以外の者
施設にかかわる指定基準	居室 （1人当たり10.65m²以上） 医務室 機能回復訓練室 食堂 浴室　など 廊下幅 　片廊下1.8m以上 　両廊下2.7m以上	療養室 （1人当たり8m²以上） 診療室 機能訓練室 談話室 食堂 浴室　など 廊下幅 　片廊下1.8m以上 　両廊下2.7m以上	病室 （1人当たり6.4m²以上） 機能訓練室 談話室 浴室 食堂　など 廊下幅 　片廊下1.8m以上 　両廊下2.7m以上	病室 （1人当たり6.4m²以上） 機能訓練室 談話室 浴室 食堂　など 廊下幅 　片廊下1.8m以上 　両廊下2.7m以上
※人員基準については100人当たり	医師（非常勤可）　1人 看護師　　　　　　3人 介護職員　　　　31人 介護支援専門員　1人 その他 　生活指導員　など	医師（常勤）　　　1人 看護師　　　　　　9人 介護職員　　　　25人 理学療法士 　または作業療法士 1人 介護支援専門員　1人 その他 　支援相談員　など	医師　　　　　　　3人 看護師　　　　　17人 介護職員　　　　17人 介護支援専門員　1人 その他 　薬剤師・栄養士　など	医師　　　　　　　3人 看護師　　　　　17人 介護職員　　　　17人 その他 　薬剤師・栄養士　など

～5.2万円）となっている．

2）介護老人保健施設（老人保健施設）

老人保健施設の入所条件は，「要介護1」以上で，介護保険以前と同様に入院治療の必要のない，病状の安定した高齢者が中心である．利用料は要介護度によって決められており，その1割の自己負担と食事代（月平均4.7～5.2万円程度）がかかる．

3）介護療養型医療施設

「介護療養型医療施設」は治療機能も持ってはいるが，どちらかというと比較的病状が安定した介護中心の患者が対象で，「要介護1」以上で利用できる．利用料は要介護度によって異なり，1割の自己負担と食事代（月平均5.4～5.9万円程度）がかかる．

4）医療療養型病床群

「医療療養型病床群」は長期にわたって治療・療養が必要な患者に対するもので，要介護度による制限はない．医療費の一部負担額は，医療保険（社会保険・国保など）によって異なる．70歳以上では老人医療費が適用され，自己負担額は定率制で1日1,200円（1カ月約36,000円）に食事代760円が加算され1日約2,000円（月約6万円）となる．70歳未満は受けた治療内容によって異なっている．

2．要介護度と病院・施設の受け入れ事情

介護保険導入後，患者が「要介護3」以上でなければ，老人保健施設や介護療養型医療施設は利用しにくくなっているのが実情である．もちろん介護保険法にそのような規制はなく，すべての患者が平等にサービスが受けられることが前提となっている．しかし，現実問題として転院先の経営的な事情もあって，「要介護3」以上が暗黙の条件となっていることが多い．

一方，多くの患者は入院前に要介護認定は受けておらず，入院中に申請することになる．判定結果がでるのは，早くても1カ月後で，その間に患者は退院してしまう．このタイムラグがあるために，要介護度が確定されていない患者については，医療社会福祉部が要介護度を予測して，転院の交渉を始める．

「要支援」「要介護1・2」が予想される場合，また，「自立」という判定結果が予想される対象者は介護保険を申請しない場合も多く，医療を継続する患者とみなして医療保険が適応される医療療養型病床群への転院を検討する．

「要介護3」が予想される患者では，介護老人保健施設や介護療養型医療施設に打診するが，認定が確定したわけではないために，入転院を拒否されたり転院

の延期を余儀なくされ，その待機期間中は医療療養型病床群に入院するような変則的事態も起こっている．

　一方，「要介護4・5」レベルでは確実に入院・入所できるかといえば，その保障はない．受け入れ先の施設では，利用者があまりにも重介護の患者ばかりに偏ると，職員が労働過重に陥いるため，要介護度別に定員数を決めてベッドコントロールしながら利用者を受け入れるという，自衛措置をとっているところもあるからである．

　介護保険施行以降，老人保健施設の「原則3カ月，条件によって6カ月」という利用期間の条件が撤廃されて個人契約となったことで，介護老人保健施設も介護療養型医療施設も特養ホームも，"終の棲家"となり得る可能性もでてきた．転院支援をするMSWにとっては選択肢が増えたように見えるが，要介護度，家族の希望，保険外負担，施設毎の実情などを考慮しつつ，転院先を探すという，より複雑な援助技術が求められているといえる．

3．転院を阻む条件

　転院先を打診している段階で，以下のような条件の患者は希望した施設への入院・入所が難しい場合があり，さまざまな配慮が必要とされる．

①**患者に感染症がある場合（MRSA・緑膿菌・疥癬・その他の感染症）**

　感染症が陰性になるまで転院を延期するか，再検査を実施して陰性になっているかを確認する必要がある．感染症を持ったまま転院する場合は個室管理が必要となり，差額ベッド代がかかる．

②**医療依存度の高い患者（中心静脈栄養・気管切開・胃瘻・経管栄養など）**

　介護老人福祉施設，介護老人保健施設，介護療養型医療施設への入所・入院は難しく，医療保険が適応される医療療養型病床群への転院となる．

③**痴呆による問題行動（夜間せん妄・徘徊・暴力・不潔行為など）**

　痴呆による問題行動がある場合は，精神病院の痴呆専用病棟を勧める．しかし家族に精神病院への抵抗感が強い場合には，医療保険の医療療養型病床群にある痴呆専用病棟になる．ただしこれは，ベッド数が少ないのが現状である．

④**人格障害，他の入院患者への迷惑行為（要求度が高く，頻繁なナースコール，暴力的な言動など）が顕著な場合**

⑤**家族が長期入院を希望している場合**

　明らかに社会的入院と判断された場合には，医療保険の医療療養型病床群の入院を断られる場合がある．

⑥**積極的なリハビリを希望している場合**

　医療療養型病床群，介護療養型医療施設や老人保健施設は，どちらかというと現状維持，残存機能の保持が目的の場合が多く，積極的なリハビリが必要な患者

はリハビリ専門病院へ転院を勧める．

4．具体的な転院支援のポイント

病棟で転院依頼を受理した段階から，転院するまでの支援には，**表2-14**のような9つのプロセスがある．

表2-14　医療社会福祉部・MSWによる転院支援のプロセス

1) 情報収集と転院方針の確認
2) 患者・家族の意思確認
3) インテーク面接
4) 転院先の病院施設探し
5) 家族の病院見学
6) 転院先決定の報告と病棟関係者との最終打ち合わせ
7) 退院時の決定
8) 退院時の搬送
9) 転院後のフォローアップ

1）情報収集と転院方針の確認

受持医に，この患者は退院後に何が必要なのか（治療内容など）を確認し，転院か施設入所かを明確にする．

転院が決定してからも，患者の病状が不安定になり支援を中断するケースが非常に多い．具体的に病院探しを始めてから中断すると，患者家族との信頼関係や交渉先の病院・施設との関係が悪くなることもある．病状が悪化しそうな患者の場合は，受持医と相談しながら，すぐに動き出さずに，数日間～1週間程度，状況を見極めることもある．

2）患者・家族の意志確認（転院の同意確認）

受持医によっては「この家族はきっと自宅では看られないだろう」と思いこんでいたり，必要な説明をせずに依頼してくることがある．患者・家族に対して，医師の説明に納得しているのか，本当に転院を希望しているのかを確認することが重要である．その場合，微妙な迷いや不安も把握することが必要で「面接での確認」が原則である．患者・家族が同意していることを確認した後，転院支援をスタートさせる．

3）インテーク面接

初回面接では，現在の医療事情，転院先の病院の種類，利用条件，費用負担などの概略を説明し，具体的な転院先を検討する．本人・家族が最も求めている転院先を敏感に察知し，的確な情報を提供することがポイントである．

4）転院先の病院・施設探し

　　患者・家族の了解を得られたら，希望に添った病院を探し，2～3カ所を候補に挙げる．この時異なった条件の病院を選ぶことがポイントである．

　　次に，家族に紹介状を持たせ，候補の病院に見学に行ってもらうのが原則であるが，最近は，病院・施設側の求めに応じて事前に氏名を伏せた患者情報（病状紹介状）を送付することが多い．病院側としては，あらかじめ患者の病状・介護度などを把握したうえで，転院を阻害する条件がないかどうか，受け入れの可能性があるか否かを検討するためである．

5）家族の病院見学

　　病院から家族見学に応じる旨の電話連絡がMSWに入ったら，家族に連絡をとり，見学する病院の窓口になっているMSWあるいは事務局長，看護部長，担当医師の氏名を告げ，見学日程を調整する．

　　家族見学では，見学した病院が希望に添っていなかったり，気が進まないと感じた場合には，家族が直接その病院に返事をするようにはせず，必ず東大病院のMSWに連絡してもらうようにしている．MSWは家族の意向を図りながら次の候補病院の打診と家族見学の日程調整を同時に進行させていくが，いくつかの病院を見学しているうちに，家族の気持ちが変化して，最初の病院にしたいということも少なくない．最終的な転院先の決定には慎重な配慮が必要となる．

6）転院先の決定と報告

　　家族が転院先を決定した時点で，その旨をMSWから病棟の受持医と看護師長に報告するが，必ず家族自身からも病棟の受持医と看護師長に「〇〇病院に決めました」と報告してもらうようにしている．この家族からの報告は，家族自身が「自分たちでよりよい選択をした．自分たちで決定して退院することを納得している」という自己決定したということを自覚する大切なプロセスである．

　　MSWの役割は，病院を探し，紹介し，一緒に考えながら，患者・家族の自己決定を支援するのであって，決して患者・家族の代行者にはなれない（ならない）という姿勢でかかわっていく必要がある．その姿勢をあいまいにしたまま，支援を進めていくと「MSWに退院させられた」ような受身的なマイナス感情が残ってしまい，満足感のある選択にはなり得ない．

7）退院日の決定報告と病棟関係者との最終確認

　　転院先が決定すると，転院先から転院可能な日時を打診する連絡が入る．おおむね「来週の月曜日から水曜日の間ではどうか」というように，幅を持たせた照会がある．その連絡を病棟に伝え，具体的にいつ退院するかは，患者・家族，病

棟の受持医，看護師長の3者で決めていく．

患者が複数の診療科を掛け持ちしていて，複数の受持医がいる場合には，最終的な医療情報（処方箋・紹介状・看護サマリーなど）を病棟関係者と最終確認する．MSWは退院決定日を転院先と患者・家族に再度確認し，連絡する．その間，患者の病状に変化がないか，その他のトラブルはないかを退院日まで見守っていく．

8）転院時の搬送について

転院時の搬送手段，必要物品の確認と手配については，病棟看護師長が準備することになっており，原則としてMSWはかかわらない．

9）転院後のフォローアップ

転院した1週間くらい後に，転院先のMSW・事務長・看護部長などのいずれかに連絡し，患者がうまく適応しているか，トラブルはないかどうかなど，転院後の状況を確認する．

5．病院探しは，MSWの専門職ネットワークで

転院支援の中で最も苦慮するのは，患者・家族の希望に添った病院や施設を的確に探し当てることである．病院・施設リストやパンフレットなどからの情報には限りがあり，もっと込み入った内情までを把握していないと，よりよい支援につながらないことが多い．

MSWが的確な病院を短時間で紹介できる大きな要因のひとつは，MSWの職種間で強力な横のつながりを持っていることにある．必ずしもすべての病院のMSWと親しい関係にあるわけではないが，同じ専門職であることで，対等に情報や意見交換をし合う素地や気風がある．

6．ホスピスへの転院支援

1）ホスピス転院への条件

ホスピスへの転院にあたっては，他の病院とは違った特殊事情や固有の問題があり，転院支援が難しい．このため，慎重できめ細かな配慮が必要である．

ホスピス転院への確認事項は，
- ・患者本人が悪性腫瘍であることを自覚していること，
- ・余命が3～6カ月以内であり，そのことが紹介状に明記してあること，
- ・本人・家族ともに，ホスピスへの転院を強く望んでいることが確認されていること，

などが，必要最低限の条件となる．

これらの条件がすべてクリアされた段階でMSWが病院探しを始める．

しかし，ホスピスいわゆる緩和ケアを標榜している病院は，東京都内では数が限られている上に，1カ所の病院が持っている病床数も26～28床と少ない．多くの場合は個室料金（差額ベッド代・1日当たり1～1.5万円程度）が自己負担となる．

また，MSWがホスピスに患者を照会し見学を申し出ても，見学が困難な場合もある．ホスピスは入院している患者のプライバシーや療養生活を重視しているために，外部からの見学者をあまり好まない傾向があり，見学時間も短時間に制限している．さらに患者・家族が見学後に入院を希望したとしても，入院までの待機期間が1.5～2カ月以上かかることが多く，余命2カ月と告知を受けた患者では間に合わないのが現実である．

2）増えてきた在宅ホスピスの希望

一方，最近，ホスピスに転院するよりも，在宅ホスピスを希望する患者・家族の数が増える傾向にある．ホスピスへの転院条件が厳しいために仕方なくというよりは，積極的に在宅ホスピスを望む声が多い．ホスピスに入院することが，家族や社会から離れて特殊な環境下で暮らすことになってしまうことへの不安や恐怖心がある人もいる．「それならば，住みなれたわが家で，家族や友人たちに囲まれて普通の生活をしながら最後を迎えたい…」と思う患者も多い．

どんな最後を迎えたいかは人によってそれぞれであるが，最近は在宅ケア体制がかなり充実してきたために，かかりつけ医や訪問看護師に看取られながら在宅死を迎えることができるようになったことも大きな要因であろう．

7．アルコール依存症者の転院支援

退院支援の方法論が明確に提示できない対象者に，アルコール依存症の患者がある．医療社会福祉部では過去3例携わったが，いわゆる一般患者の退院支援とは異なり，非常に困難で満足のいく支援にはなり得なかった．

アルコール依存症の専門病棟を持たない東大病院の患者は，アルコール毒性による肝機能障害やその他の合併症（脱水など）で，内科などに入院している．主な治療はアルコールからの離脱ではなく，肝機能の治療や栄養状態の改善である．

入院態度も不良で医療スタッフも対応に困り，家族も「自宅に帰ってきてもまた飲んで暴れるだけだから，どこか転院先を見つけてほしい」と依頼される．しかし，たとえ病院を探して転院先が見つかったとしても，それは，専門病棟を持っている精神科領域の病院や社会復帰施設ということになる．このような病院での治療も，本人の「断酒したい」という固い決心がなければ，失敗してしまう．かといって，精神病院に入院させるほど家族の理解もないことがほとんどで

ある.

　結局，退院時には地域での相談窓口である保健所や精神保健福祉センターを紹介し，患者・家族自らが行動を起こさなければ何も変わらないことを伝えるだけとなってしまう．本人は「酒をやめるくらいなら死んだほうがましだ」と，退院したその足で居酒屋に直行した例もあった．

　特定機能病院におけるアルコール依存患者への医療のあり方に矛盾を感じながら退院支援する無力さも痛感しているが，疾病の特性を考えると，現在の医療社会福祉部の力量では解決できない問題であり，院内の精神科医療や地域のケア資源との連携も含めて今後の課題としたい．

8．転院支援の中断者について

　1章で述べたように，退院支援の中断者，すなわち，転院依頼の書類を受理してから，患者の病状が急変したり不安定になり，転院支援を中断せざるを得ないケースが少なからずある．そのほとんどは転院の中断者である．

　なぜ，転院の中断が多いのであろうか．

　その詳細な分析は今後の課題であるが，現場で支援している実感としては，病棟の受持医による退院支援の依頼時期の判断が適切であったのかどうかという疑問が残る．

　本来ならばもう少し入院を継続して経過をみたり，リハビリ治療を重視してADLのレベルを上げてから転院させたほうがよいと思われるような場合でも，入院待ち・手術待ちの患者を多く抱えている特定機能病院という病院特性から，前倒し傾向の転院を余儀なくされる事例があるのも現実である．

　医療社会福祉部の信念は「患者が満足のいく選択をするための支援，その人らしい生活を実現するための支援」であり，病院・病棟のベッドコントロールの都合による転院ではないはずである．医療社会福祉部の存在が，病院全体の在院日数を短縮させているという結果が強調されがちであるが，それはよりよい退院支援の結果のひとつとしての「効果」として捉えるべきであろう．どのように効果を考えるべきか，また，退院支援のレディネスをどのように考えるべきかについて大きな矛盾やジレンマを抱えている．

　今後は退院支援中断者の原因や退院患者の満足度の分析をすすめながら，よりよい退院支援の方策を探っていきたいと考えている．

2-7　フォローアップ

　フォローアップでは，主に退院した患者がその後どのような療養生活を行っているかについて確認することになるが，時間的にもマンパワーの面からも，退院

した患者全数を把握することは難しい．そこで，医療社会福祉部では個別事例の中から，特に再入院や緊急入院などのリスクが高いと思われる患者・家族を中心にフォローアップしている．

1．フォローが必要なハイリスク患者

①医療依存度が高く，高度な在宅看護や身体介護が必要な場合
②がんの末期などで退院後に病状が不安定になることが予測できる場合
③家族介護力に不安があったり，家族内の人間関係に問題があった場合
④転院先でトラブル（人間関係が困難だったり，治療や看護の要求度が高い）を起こしそうな患者・家族

これらのケースでは退院後約1週間前後に，フォローアップして状況を把握するようにしている．

1）在宅の場合のフォローアップ

多くの場合は，医療社会福祉部から直接，自宅や訪問看護ステーション・かかりつけ医に電話で確認する．

訪問看護計画書の書類から状況を把握することもある．東大病院の医師がかかりつけ医の場合には，医師が指示した「訪問看護指示書」に従って，訪問看護が開始された場合は，1カ月以内に訪問看護ステーションから医療社会福祉部を窓口として各月の「訪問看護報告書」と翌月の「訪問看護計画書」が「訪問看護指示書」の依頼と一緒に送付されてくる．それによって患者の状況や在宅でどのようなケアを受けているかなどを把握することができる．また，関係機関から，電話で報告を受けることもある．

患者・家族によっては退院後，最初の外来受診日（約2週間後）に医療社会福祉部に立ち寄ってくださることがあり，その際に様子を聞く．

死亡した場合には，その時点で，かかりつけ医・訪問看護ステーション，家族から報告が入ることが通例となっているため，どのような原因で，どのような状態で最期を迎えたのかを把握することができる．

2）転院の場合

1週間以内に転院先のMSWに連絡し，患者がうまく適応しているか，トラブルはないかどうかを確認するように努めている．また転院した患者・家族から連絡が入ることで，状況を把握できることもある．

転院した患者・家族から，何らかの事情で他の病院を紹介してほしいと依頼される場合もある．転院先の病院にMSWが配置されている場合は，MSWに連絡して調整するように努めているが，MSWがいない場合は患者・家族と相談のう

え，転院先の医師に紹介状を書いてもらい，再度転院先を探すこともある．

このようなフォローアップの結果を総合的に判断し，患者・家族の満足度や，退院支援が適切であったかの評価に役立てている．

2．退院後のかかわり

　自宅に戻ったとしても，また転院したとしても，その後に発生する問題へのサポートも，医療社会福祉部としての役割があると考えている．患者・家族は新たな療養環境に身をおく中で，気持ちは大きく揺れ動いていく．「家に帰ってはみたが，こんなはずではなかった．病院に帰りたい」という患者・家族もあれば，「転院してみたが，こういう状態であれば，家で家族や看護師に見守られながら最後を迎えたい」と在宅ホスピスを希望する場合もある．退院の時点では，どのような最後を迎えるかについての最終的なゴールは設定するものの，常に流動的であり，そのニーズに柔軟に対応することが必要となる．

　訪問看護ステーションからは，ターミナルの対応についての問いかけの電話がよく入る．例えば，「患者の容態がかなり悪化しています．家族と患者とかかりつけ医と看護師との4者で，これから話し合うことになっていますが，もし，これ以上在宅では無理という結論が出たら，どうしたらよいでしょうか」と聞かれる．

　医療社会福祉部としては東大病院の受持医に連絡し，「もし，再入院となったら東大病院でベッドが準備できるか」を確認し，了解が得られれば，ステーションからの返事待ちの「待機」に入る．遠方の場合は地域の病院に連絡し，ベッドを確保してもらっている．「やはり，このまま在宅で頑張ることになった」と報告があれば「待機解除」になるが，そのまま再入院することもある．

　また，在宅に戻ってからも「本人がどう考えているか．本音を聞いてほしい」と訪問看護ステーションから依頼される場合がある．ステーションの看護師が話し合いを避けているのではなく，ケアを提供する時に，本人のそばに家族がいるために，本人がどう考えているかを聞き出す場が持ちにくかったりするためである．患者に電話をしたり，外来受診日に医療社会福祉部に立ち寄ってもらい，じっくりと話し合ったこともあった．

　あるターミナルの患者が，在宅に戻ってから状態が安定し，余命が予想以上に延長したために，家族の介護疲れが顕著になり，訪問看護ステーションから「どうしたらいいか」という相談があった．医療社会福祉部の看護師長が直接本人と電話で話し合い，一時検査入院の名目で再入院する方法をとり，介護者の休養を優先したこともあった．

　このように"こころ"に関する問題は，退院したからといって訪問看護ステー

ションに「すべてお任せ」するという線引きはせずに，状況に応じて，ふさわしいと求められた人が役割を担うべきであり，常に柔軟に対応したいと考えている．

文　献

1) 宮森　正，岡島重孝：在宅介護スコアの開発．日本プライマリ・ケア学会誌，**15**：58-64，1992．

3 情報ネットワークの構築

若林　浩司・柳澤　愛子

　患者へ退院支援をする際に，情報は不可欠である．
　一概に情報といっても，さまざまな種類や入手の仕方があり，在宅，転院（施設入所）によって必要な情報やその入手方法が異なってくる．ここでは，転院と在宅療養の各々の場合について述べたい．なお，ここでは，すでにある程度の方針が決定された場合に限って述べることにする．対象事例が，在宅の適用なのか，転院の適用なのかの判断については，2章2-4で述べているので参照願いたい．

3-1　転院または施設入所事例の場合

　転院援助するのに必要な情報は，施設の種類，場所，機能などである．

1．施設（医療機関，福祉施設）の種類

　東大病院から転院する施設には，医療機関と福祉系の施設とがある．このうち，後者は未だ入るのが難しいので，ここでは医療機関について主に述べる．
　医療機関には，東大病院のような特定機能病院（主に大学病院など）や地域の拠点となって急性期医療を担当している総合病院，精神科医療を専門にしている精神病院，身体の機能回復ばかりでなく社会的な回復を担っているリハビリテーション病院，高齢者の治療および療養を担っている療養型病床群，有床型診療所などがある．
　このような医療機関の種別も，刊行物や出版物，インターネットなどで知ることができる．

2．医療機関の所在

　医療社会福祉部が担当するような患者は慢性期が多く，住居近くか，もしくは通いやすい機関を希望する患者・家族が多い．このため，医療機関の所在をも勘案する必要がある．医療機関の所在に関する情報は，都道府県が発行する刊行物（例えば東京都では，医療機関名簿や社会福祉の手引など）を購入したり，またはインターネットを利用して医療機関などの所在を確認している．

3．チェックすべき内容

　　　　医療機関の内容のうちチェックすべきことは，①入院可能条件の詳細，②入院期間，③経費などの付属的な事柄の3つに大別されよう．

1）入院可能条件の詳細

　　　　当該医療機関の診療科は，公になっている出版物やインターネットなどで窺い知ることができる．しかし，診療内容の具体的なことを知ることはできない．転院援助に必要なことは，実はこの具体的な事柄である．例えば，気管切開をしている患者やMRSAに感染している患者が入院できるのかどうか，入院できた場合でも個室対応なのか専用の大部屋対応なのか，痴呆がある患者はどうか．大声を発したり徘徊がなければ入院が可能なのか，大声を発したり徘徊があっても個室なら可能なのかなどである．その他にも，発症から3カ月以内ならリハビリのための入院が可能など，個々の医療機関特有の条件がある．

2）入院期間

　　　　同様に他の面でも，それぞれに特性がある．例えば入院期間である．通常，医療の場は治癒が目的であることから，入院期間は治癒するまで，というのが原則である．しかし，慢性期の高齢者の場合，そうもいってはいられなくなる．慢性期の高齢者では，在宅療養ができないがために生活の場を医療機関に求めてくることがあるためである．いわゆる社会的入院となってしまうので，無期限とはいかなくなってくる．大体6カ月～1年と施設側からいわれることが多い．介護保険施行前は，長期ゴールを特別養護老人ホームとし，その待機期間を療養型病床群や老人保健施設で過ごすという患者が多かった．現在，介護保険が施行されて，制度上は無期限に入所できるはずの介護保険関連の施設でも，期限を区切っているのが実状である．そのため，一般的に知られている期間ではなく，個々の施設特有の入院（所）期間を知っておくことは，退院支援を行っていく上で重要な事柄となってくる．

3）経　費

　　　　同様に重要なのが，経費である．急性期医療を行っている医療機関では，通常は保険の自己負担内で（医療機関によっては，寝間着代などの保険負担外はあるが）経費が納まる．しかし，慢性期医療を行っている療養型病床群では，保険の自己負担の範囲内で納まることはまずありえない．個々の医療機関によって取り決められた保険外負担（洗濯代，オムツ代，おこづかいなど）の経費があるため，大部屋の入院であっても，月20万円前後の経費を要することはあまり知ら

れてはいない．医療社会福祉部にも，「自宅では引き取れないので，うちのおじいちゃんを○○病院へ入院させたいのだが，どうだろうか？」，「ご近所のおばあちゃんが入院して，よくしてもらったらしい．それに長く入院させてもらえたので」と言ってくる患者の家族がいるが，経費の話をすると考えこんでしまう場面が見受けられる．このように，立地条件や診療内容，入院期間等の条件が一致しても，経費のことで断念せざるを得ない患者・家族も少なくない．

この他にも最低，週に1回のお見舞いを条件にしたり，入院費を来院して窓口で支払うことを条件にしている医療機関もある．このように，医療費関係の条件も細部に渡って知っておく必要がある．

4．情報収集の方法

1）情報の蓄積方法

このような公表されていない情報を知るためには，当該医療機関の職員に聞くしかない．それも，ただやみくもに聞くのではなく，入院相談の窓口となっている職員へ症例を通して聞くことが有用である．入院窓口になっている職員は，主にMSW，医師，事務部長，看護部長などがあたっており，入院相談は，担当者の本来的な業務の一部になっている．このような事情から，症例が存在しないのにアンケート的に聞くことは，当然避けるべきで，機関同士のマナーの問題になる．

上記のようなことを留意しながら症例を重ねることによって，各々の施設の対象となってくる患者像が具体的に浮かび上がってくる．このようにして得た情報を蓄積することによって，公にされていないことも含めた独自の情報源となってくるのである．

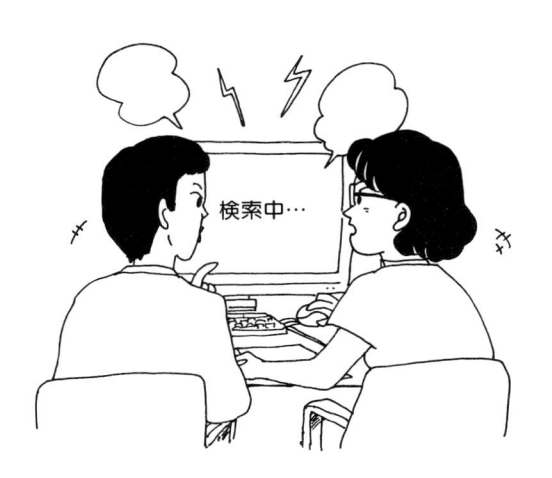

2）専門職同士のネットワークの重要性

ここで特記しなければならないこととして，MSWという同業者間の繋がりの強さが挙げられる．例えば，該当する機関へ入院（所）について問合わせ，何らかの理由で断られた場合，そこで他の機関をゼロから探すことが普通であると考えられるが，MSW同士間の場合には，「うちの機関は，満床ですぐには入院できないが，近隣の○○病院や××病院は空いているらしいので，すぐに入院できるかもしれない」，「その状態ではうちの病院では厳しいが，近くの○○病院だった

ら，最近経営方針が変わって入院が可能になった」などと教えてくれることが多い．このように，MSW同士が有用な情報源になってくるのである．医師や看護師からは不思議がられるが，MSW同士の結びつきの強さは，医療という専門職の多い場で働くマイノリティ職種としての独特の関係といえるのかも知れない．一職種を通した情報ネットワークの構築と活用である．

3-2 在宅療養事例の場合

在宅療養していくための援助に必要な情報は，地域に存在する資源の種類と機能，各々の資源の質と提供可能な技術，時間帯，そして資源同士の交流の強さなどである．

1．押さえておくべき在宅サービス機関の種類

在宅療養を選択し，医療・看護・介護が必要となれば，さまざまな関連機関に交渉し，調整を図るが，地域の中で情報が必要な在宅サービスの機関は以下のとおりである．
・訪問看護ステーション，かかりつけ医，地域の中核病院
・保健所，保健センター
・町役場，区役所，福祉事務所
・介護支援センター，ホームヘルプサービス
・ケア用品業者，医療機器会社の在宅医療部など

2．地域の情報の収集方法

情報収集の手段としては，以下のようなものがあげられる．
・各機関に電話をして交渉する
・インターネットの活用
・刊行物（各市町村が発行している広報誌，社会福祉の手引き，介護・看護関係の専門誌，施設一覧（病院，施設），訪問看護ステーション一覧）
・インフォーマルな情報（看護師やMSWの仕事上の人脈，研修会や関連会議で知り合った友人・知人，地域のボランティア情報，患者・家族の自主的な活動の集い）

3．適切な訪問看護ステーションの種類と探し方

1）訪問看護ステーションの設置主体と特徴

訪問看護ステーションは，設置主体によりいくつかのタイプに分けられる．看護協会立のステーションは，数は少ないが，看護の技術レベルが保証されてお

り，さまざまな条件の患者を支援することができる．また，医療法人立のステーションでは，同一法人の他の医療機関と強力な連携体制が確立していることが多い．医師会立のステーションは，地域に密着したケアを重視しており，当番医制にみられるように地域の患者を地域で見守る気持ちが貫かれている．

このような設置主体は，ステーションの一覧表，インターネット情報などで知ることができる．

2）訪問看護ステーションの探し方

退院支援する患者に適したステーションを探し出す場合には，まず，患者の住んでいる地域の中で最も近いステーションを3つ選んで交渉する．交渉は電話で行うが，電話口での応対の他，必要な看護技術について，日頃どの位扱っているか，また，忙しさの程度などについて会話の中で推し測るように心がけている．

ステーションの選定をする際には，手持ちの「訪問看護ステーション一覧表（日本訪問看護振興財団発行）」を用いるが，住所だけではわからないことも多く，インターネットで検索したり，地図を見ながら隣接区域を探すことも多い．

4．地域のかかりつけ医との連携

かかりつけ医を探して依頼するには，人的ネットワーク，アプローチの方法などの点で工夫が必要である．かかりつけ医（往診医）の探し方として，①患者・家族の家庭医，②依頼した訪問看護ステーションや地域の訪問看護ステーションが推薦する往診医，③地域で評判のよい往診医，④インターネットによる検索，⑤医師会の連携するセンターに問い合わせるなどの方法をとることが多い．候補の医師が決まったら直接交渉するが，電話は診療の終了時近くにする，こちらの身分を名乗る，依頼したい内容を整理して明確に伝えるなどの配慮をして連携を図っている．

5．介護支援専門員との協力体制の構築

介護保険導入に伴い，退院支援を行う場合には介護支援専門員と協力してケアプランをたてる必要が出てきた．介護支援専門員は，看護師，保健師，医師などの医療職の他，社会福祉士，介護福祉士，またヘルパーなどの他職種が試験を受けてなっている．連携をとる際には，相手の職種による特徴があり，その特徴を上手に生かしていく必要性を感じている．

一方，連携をとる時期によっても連携のしやすさが少しずつ異なるように感じている．一般的に，入院後に認定を受けた患者のほうが，介護支援専門員の選定やケアプランの立案に対して積極的にアドバイスできるため，援助しやすいように思う．逆に，入院前から介護認定を受けていたケースでは，病状が変化したに

もかかわらず，医療社会福祉部と介護支援専門員とのかかわりが薄いと感じることが多い．積極的に連絡を取り合おうとした時に，プライバシーの保護という建て前のために，困難なことが多いのが現状である．このような難しさはあるが，必要な情報を共有し，よりよいケアプランを立案していくためには，介護支援専門員との協力が不可欠である．その協力体制の取り方については，今後検討を進めていく必要があろう．

6．医療依存度が高く，医療を提供する必要がある場合の連携のポイント

医療依存度の高いケースの場合，地域にそのケースをサポートしていける物的・人的資源があるか否かが，在宅療養の可能性を左右する．依頼する訪問看護ステーションの選択に際しては，輸液ポンプの取り扱い，在宅酸素のフォロー，看護者同士の信頼関係が築けているかなどを目安にしている．また，患者とかかりつけ医との信頼関係が円滑に保てるよう配慮する．医療機器会社から機材を提供してもらうことが必要になるが，医療社会福祉部と医療機器会社の在宅医療部との連絡を密にして，24時間のサポート体制を整えてもらっている．これは，在宅療養者とその家族ばかりでなく，地域で医療を提供する医師，訪問看護ステーションにとっても大きな安心につながる．

7．退院後の緊急時対応と支援体制を確立するためのポイント

医療依存度の高い場合やターミナル期，難病患者の場合には，疾患の性質上，重度の合併症の発生，病状の急変が起こることが避けられない．このような場合には，訪問看護ステーションやかかりつけ医との連絡を密にして，医療社会福祉部は東大病院の窓口としての役割を担う．すなわち，必要があれば再入院できるように手配したり，専門医からのアドバイスが得られるようにするのである．

患者が遠方に住む場合には，かかりつけ医（開業医，診療所）とは別に，入院施設を持った地域の病院をあらかじめ探しておき，1度はそこの外来を受診して緊急時に救急受診できるように手配を整えておくことも必要な支援である．

以上，一人一人の事例に必要な情報を入手し，その人に必要な医療やケアを整えていくことによって，ネットワークができていく．その広がりを通して，安心して在宅療養を続けていくことができるような支援が可能になっていくのだと考えている．

退院困難タイプ別の援助ポイント

3章

- 小児
- 感染症
- 医療依存度
- 痴呆
- 介護・生活調整
- ターミナルケア
- 難病

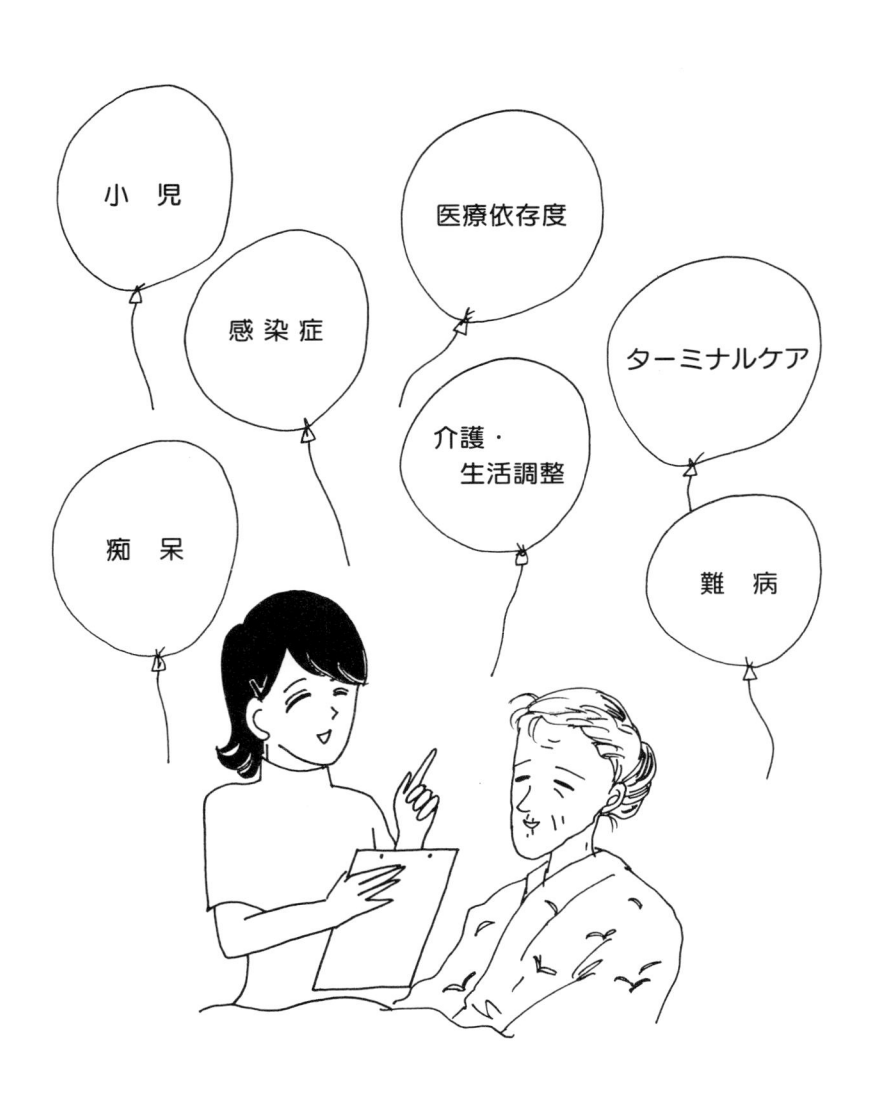

1 医療依存度の高い患者の退院支援

柳澤　愛子

　医療社会福祉部では，医師の管理下で高度な医療的処置を必要とするような医療依存度の高い患者であっても，治療が一段落したりターミナル期を迎えて「自宅に帰りたい」と希望する患者・家族に対しては，そのニーズに応えるために病棟や関係機関と連携をとりながら，さまざまな方法で退院を支援してきた．

　このような医療依存度の高い患者の在宅療養が可能になった背景には，以下の点があげられる．

①かかりつけ医による訪問診療や訪問看護ステーションによる訪問看護が制度化されるとともに，民間業者による在宅療養のためのシステムが促進されたことなどによって，在宅で継続的な医療が受けられるようになったこと

②医療法の改正により，さまざまな医療処置や看護ケア，患者・家族への教育などが「在宅療養指導管理料（表3-1）」として医療保険で認められるようになったこと

③病棟で患者・家族教育のマニュアルやチェックリストなどが独自に開発され，質の高い患者教育・家族指導が提供できるようになったこと

④医療社会福祉部が，病診連携，社会資源のコーディネートなどを担って，患者・家族の不安の軽減に努めながら，スムーズな在宅療養への移行を支援したこと

表3-1　在宅療養指導管理料[注1]一覧（2002年4月時点）

①退院前在宅療養指導管理料	⑨在宅人工呼吸指導管理料
※②在宅自己注射指導管理料	⑩在宅持続陽圧呼吸療法指導管理料
③在宅自己腹膜灌流指導管理料	⑪在宅悪性腫瘍患者指導管理料
④在宅血液透析指導管理料	⑫在宅寝たきり患者処置指導管理料
※⑤在宅酸素療法指導管理料	⑬在宅自己疼痛管理指導管理料
※⑥在宅中心静脈指導管理料	⑭在宅肺高血圧症患者指導管理料
※⑦在宅成分栄養経管栄養法指導管理料	⑮在宅気管切開患者指導管理料
※⑧在宅自己導尿指導管理料	

※印には，東大病院内での指導マニュアルがある

[注1] 在宅療養指導管理料：医師が必要であると認めたケースに対し，医師または看護師が，患者または家族などに対して在宅療養に伴うさまざまな指導を行い，十分な量の衛生材料および医療材料を支給した場合に，主に外来で算定している．

この項では，在宅で高度な医療処置を伴う患者のケアのなかでも，特に医療社会福祉部がかかわることの多い代表的なケアについて，そのポイントを解説する．

解説の枠組みは以下のとおりであるが，具体的技術については成書も多く，省略した．

1) 病棟における患者・家族への教育内容
2) 医療社会福祉部の支援の実際
   (1) 医療社会福祉部による退院支援を必要とする患者
   (2) ケアを導入するための支援体制
   (3) 支援の状況と方法（訪問看護依頼時のポイントやトラブルの対応を含む）
   (4) その他の情報提供（福祉制度やセルフヘルプグループなど）

支援方法のうち「訪問看護を依頼するポイント」は，訪問看護ステーションに患者を紹介するための看護サマリーの内容になるが，実際にはすべての項目の看護内容を依頼するのではない．その時に退院支援する患者・家族への教育の中で不十分であったり，患者・家族の理解や手技の習得に問題がある場合などに，問題点を絞って依頼している．また，在宅における具体的な看護計画や看護内容については，訪問看護ステーションの看護職の専門性に委ねている．

「起こりうるトラブルや困難について」は，退院前に病棟看護師が患者・家族に教育している内容を含めて記す．医療社会福祉部では，患者・家族への最終面接の時に，トラブルが解決できないときには，どこに連絡するのかについて話し，不安や疑問がないかを再度確認している．

1-1　経口摂取ができない人への退院支援

1. 在宅中心静脈栄養法（HPN：Home Parenteral Nutrition，以下HPNと略す）

HPNは，在宅療養の中で経口的にも経腸的にも栄養補給が不可能か困難な患者に対して，中心静脈を介して栄養を注入する方法である．

主に悪性腫瘍，クローン病，潰瘍性大腸炎などで腸管機能不全に陥っている患者や，上腸管膜動脈血栓症，腸軸捻転，壊死性腸炎などで腸管を大量に切除した患者が適応となる．

1) 病棟における患者・家族への教育内容

HPNの支援では，本人がHPNをつけて退院することを十分受容できているか，家族の協力が十分得られるかが重要である．さらに介護者の判断力，理解力や手技の習得の程度がかなり高くないと自宅へは帰せない．その見極めが大切である．

患者・家族への輸液注入ポンプに関する教育トレーニングは主に病棟看護師が実施しており，**表3-2**のようなチェックリストで手技の習得状況を確認している．

表3-2　病棟でのHPNの教育内容

①HPNの原理や意義，留意点
②清潔操作
③輸液バック・ボトルの準備と交換
④点滴ラインの作成・準備・接続
⑤カテーテル接続部位・挿入部位の観察と消毒方法
⑥滴下速度の調整および輸液の管理
⑦ヘパリン生理食塩水の注入方法（確実なヘパリンロックの方法）
⑧入浴前後の準備や処置
⑨薬液の管理・保存方法など
⑩自己管理記録表の作成など

　また，退院までにトレーニングが不十分だった項目については，看護サマリーで訪問看護ステーションに連絡し，継続的な指導や管理が必要なことを申し送っている．

2）医療社会福祉部の支援の実際
　（1）医療社会福祉部による退院支援を必要とする患者
　　HPNでは，輸液セットや輸液ポンプなどの管理，メンテナンスが非常に重要となる．このため，初めてHPNを用いて退院する患者は，医療社会福祉部で支援するのが原則である．

　（2）医療機器メーカーとの契約による支援と導入時の体制
　　東大病院では従来，東大病院のME機器センターや病棟から貸し出したり，患者が器材を買い上げたりしていたが，1996年から医療機器メーカーと契約することにより，輸液セットや輸液ポンプをリースするシステム（医療保険適用）を利用して，2001年までに24例の患者の在宅療養を支援してきた．

　　医療機器メーカーと契約するメリットとして，下記の点が挙げられる．

　　①**輸液注入ポンプのレンタルと24時間体制のメンテナンス**：コンパクトで安全性の高い移動式の輸液注入ポンプが保険でレンタルできる．機器のメンテナンスや故障・アラームがなった場合の緊急時などについては，24時間体制で医療機器メーカーの専任スタッフが対応してくれるため，患者・家族の不安が軽減できる．

　　②**薬剤・医療用器具・器材が安全に提供される**：かかりつけ医の処方箋にしたがって，輸液剤の無菌調剤や注射器，注射針などが，週1回宅配され，衛生的である．

　　また，**導入時の体制**としては

　　①病棟の受持医が，在宅でHPNを行いたいという本人の同意を得てから，医療社会福祉部に連絡し，退院援助依頼票を提出する．同時にHPNの依頼書（輸液注入ポンプレンタル指示書）を病院内の用度課に提出する．

②医療社会福祉部の看護師長が医療機器メーカーに電話連絡し，病棟でのトレーニングの日程を調整する（患者の退院が差し迫っている場合が多く，退院援助依頼票受理後は速やかに日程を決定している）．
③輸液注入ポンプの説明会：医療機器メーカーからトレーニング用の輸液注入ポンプが届いた時点で，メーカーの担当者，受持医，担当看護師，医療社会福祉部の看護師長などの立会いのもと，患者・家族に取り扱いなどの説明を実施する．
④病棟で輸液ポンプのトレーニング：医療社会福祉部の看護師長が病棟に出向き，患者・家族と一緒に，実際に輸液ポンプの操作の仕方，輸液バックの取り替え方，消毒方法，針の穿刺方法などを練習する．患者の体調のよい時をみはからって，タイミングよく行い，患者・家族の理解力に合わせて何回でも実施している．
⑤外泊トレーニング：退院までに時間がある場合は，土日を利用して輸液ポンプをつけたまま外泊してみる．
⑥退院前に，医療機器メーカーの担当者には，必ずかかりつけ医と訪問看護ステーションとに出向いてもらい，輸液注入ポンプの器材・使用方法などについてオリエンテーションをするなど，具体的な連携体制を作る．
⑦患者・家族へのトレーニングが終了した時点で，医療社会福祉部の看護師長が患者・家族と最終面接し，不安や疑問がないかを確認して退院となる．
⑧退院後，輸液ポンプの必要がなくなった時点で，家族から医療社会福祉部に連絡してもらい，医療機器メーカーとのリース解約の手続きをする．

(3) 支援の現状

いままでHPNの支援をした24例は，ほとんどが悪性腫瘍のターミナル患者であった．医療社会福祉部では，退院援助依頼票が提出されて1週間から10日以内に退院できるよう，医療機器メーカーや関係機関とのコーディネートを行っている．しかし患者の差し迫ったターミナル状態と比較して病棟からの依頼票の提出が遅い場合は，十分なトレーニング期間が確保できず，患者・家族の希望で3日で退院させたこともあった．HPNの場合は，特にトレーニングに時間がかかることから，早期に退院援助依頼票が提出されることが望まれる．

訪問看護を依頼する場合，原則として訪問看護師には，週2回は訪問してもらうように依頼している．

依頼する目的は，患者・家族がHPNを安全に無理なく実施できるような技術的・精神的支援，および原疾患を含めた異常の早期発見・早期対応・悪化予防である．

また，トラブルが起こった時の対応については，退院前に病棟内で患者・家族に**表3-3**のように指導しており，医療社会福祉部では最終面接で不安や疑問がな

表3-3 HPNトラブルとその対処法

考えられるトラブル	対応の仕方
・点滴ラインの異常や電圧の低下などによる誤作動（機器の異常に関すること）	アラームが異常を知らせた場合には，医療機器メーカーに連絡し，対応についてアドバイスをもらう．
・輸液が落ちない（カテーテル部位の凝血など）	ヘパリン生食液を側管部や接続部からフラッシュして，それでもだめな時は訪問看護師か，かかりつけ医に連絡する．
・輸液が空になっているのに放置した	カテーテルの閉塞状態を確認し，ヘパリン生食液を流し，訪問看護ステーションかかかりつけ医に連絡する．
・発　熱	発熱が続く場合は，カテーテル感染，菌血症，敗血症などの合併症が考えられるため，訪問看護師，かかりつけ医，または病院に連絡する．
・血糖コントロール不良	輸液内容が不適切だったり体調の悪化に伴って，代謝障害が起こる場合がある．定期的に訪問看護師が尿糖チェックや血糖チェックを行っているが，体調が変化したときは，かかりつけ医か病院に連絡する．

いかどうかを再確認している．

24例を振りかえってみると，HPNでの在宅療養は予想以上に安全でトラブルが少なかった．また，到底帰れないとあきらめていた患者・家族にとっては非常に満足度が高く，最近は在宅でターミナルを迎える患者が増える傾向にある．

2．経管栄養法

経管栄養法は，開口，咀嚼，嚥下運動に障害および通過障害があり，経口摂取ができない患者に対して，胃・十二指腸・空腸にチューブを挿入し，そのチューブを介して栄養を補給する方法で，鼻腔栄養法と瘻口栄養法（胃瘻・空腸瘻など）がある．

1）病棟における患者・家族への教育内容（表3-4）

入院中に経管栄養法を実施していた患者がその状態で在宅に戻る場合，必要な器材（注入ポンプ）は，東大病院のME機器センターにプールしてあるものを貸し出すシステムを取っている．胃チューブ・ディスポの経管栄養セット・注射器・注入栄養剤などや衛生材料は一部保険が適応される．

患者・家族への経管栄養法の教育については，主に病棟の看護師が実施しており，ADLの良好な難病患者などは自己管理できるようにトレーニングする．患者によっては1日3回のチューブの挿入・抜管を行いながら，学校や職場に復帰する人もいる．

表3-4 病棟での経管栄養法の教育内容

> **＜鼻腔栄養法＞**
> ①チューブの交換方法や消毒・固定など：交換方法は家族の理解力や技術力が高い場合に指導
> ②注入栄養物の作り方（内容・温度・濃度・保存方法など）
> ③セットの仕方・注入方法の留意点（量・回数・時間・チューブの連結方法・チューブの長さの確認・注入体位・注入時間・チューブ詰まりの予防法・食後の注意点）
> ④後片付け，器機やチューブの洗浄・手入れ・管理方法
> ⑤入浴方法
> ⑥トラブルや体調不良時の見分け方と対処方法
>
> **＜瘻口栄養法＞**
> 鼻腔栄養法のポイントに準じる．それに加えて下記の点に留意する．
> ①瘻孔部の観察・消毒と固定方法
> ②チューブが抜去した場合の対応方法など

2）医療社会福祉部の支援の実際

（1）医療社会福祉部による退院支援を必要とする患者

高齢者で寝たきりの場合は，重介護状態にある場合が多く，家族に器機の扱い方や経管栄養食の作り方などを習得してもらう必要がある．さらに，全身状態・栄養状態の管理やトラブル予防のために，かかりつけ医や訪問看護ステーションとの連携が不可欠である．このようなケースが医療社会福祉部に依頼されてくる．

（2）支援の現状

高齢で寝たきりの場合に，老年病科・脳神経外科・消化器内科からの退院依頼が多い．ほとんど，かかりつけ医や訪問看護ステーションの導入が必要となるので，これらの機関を探し，連絡・調整にあたる．気管カニューレを併用して装着している患者が少なくないため，吸引器のレンタルサービスを紹介することが多い．

訪問看護の依頼目的は，経管栄養法が適切に実施されているかどうかの確認，原疾患に伴う全身的な管理と異常の早期発見・早期対応，患者・家族への精神的支援である．

下痢しやすい，ガスが出やすいなどのトラブルが起こった時の対応は，退院前に病棟内で患者・家族に指導されており，医療社会福祉部では最終面接で不安や疑問がないかを再確認している．

1日2～3回の経管栄養は，介護者にとってかなりの介護負担になり，その他に，排泄，保清，入浴など重介護が予想されるケースが多い．ホームヘルパーやショートステイなど，在宅サービスを上手に利用できるようなアドバイスを行い，介護疲れを予防できるように考慮して支援している．

1-2 呼吸ケアを必要とする人への退院支援

1．在宅酸素療法

在宅酸素療法は，種々の原因により慢性呼吸不全に陥った患者に対して，高濃度の酸素を吸入できるようにして呼吸を助けるもので，在宅で行われる継続的長期的な酸素療法である．小型の酸素濃縮機が開発され，また，在宅酸素が保険適用になって以来，対象患者が増加している．

適応疾患は，慢性閉塞性肺疾患（肺気腫・慢性気管支炎・びまん性汎細気管支炎・気管支喘息など），肺結核後遺症，間質性肺炎，気管支拡張症，塵肺，肺がん，肺血栓塞栓症，原発性肺高血圧症，心臓疾患，膠原病肺，神経筋疾患などがある．

1）病棟における患者・家族への教育内容

東大病院では，呼吸器内科の看護師が中心になって指導用のパンフレットを開発し，必要な指導を実施している（**表3-5**）．また各病棟におかれたチェックリストを用いて，指導内容の理解や手技の習得状況を病棟看護師が把握し，看護サマリーに添付している．不十分な項目があれば，酸素業者の訪問看護師や訪問看護ステーションから再指導してもらう必要がある．このように，訪問看護につなげたり，かかりつけ医と連携をとる必要のあるケースが，医療社会福祉部に依頼されてくることになる．

表3-5 病棟における在宅酸素療法の教育内容

①在宅酸素療法の目的と必要性
②使用機器（酸素濃縮器・ボンベ・携帯用など）の取り扱い説明（酸素業者と連携），必要物品や保険・費用など
③酸素処方（酸素流量・吸入時間）の確認
④在宅酸素日誌の配布と記入説明（患者・家族が身体を観察し自覚症状などを記録することで，身体の異常に気付きやすくなり早期治療につながって，悪化防止に役立つ．外来受診時には持参するように指導）
⑤必要に応じて，排痰法（タッピングや体位ドレナージなど）腹式呼吸法・吸入器（ネブライザー）などの指導
⑥日常生活の注意（食事・禁煙・入浴・運動・感染予防など）
⑦急性憎悪時の症状の判別，対処方法，緊急連絡先の確認

2）医療社会福祉部の支援の実際

（1）医療社会福祉部による退院支援を必要とする患者

病棟看護師が，かかりつけ医や訪問看護ステーションとの連携が必要と判断した場合には，受持医から医療社会福祉部に退院支援依頼票が提出され，医療社会

福祉部が酸素業者へ依頼し，他関係機関との調整・コーディネートを並行して進める．

(2) ケアを導入するための支援体制

在宅酸素療法を継続的に行うためには，定期的な酸素供給や装置・機器のメンテナンスが重要である．東大病院では従来から酸素業者と契約を結び，酸素濃縮器のリースやメンテナンスを実施している．

①在宅酸素療法が必要な患者が退院する場合，病棟の受持医が「在宅酸素療法指示書」を用度課に提出する．
②病棟の看護師長が酸素業者の担当者に電話連絡する．
③酸素業者の担当者は連絡を受けた当日あるいは翌日のうちに，病棟に在宅酸素機器を搬入し，患者，受持医，病棟看護師に使用方法，管理方法について説明する．
④患者は病棟で，在宅酸素機器を用いてトレーニングを開始する．
⑤酸素業者は，退院日までに患者宅へ在宅酸素機器を搬入し，家族に使用方法・管理方法について説明する．
⑥酸素業者は必要に応じて，かかりつけ医と訪問看護ステーションに出向き，在宅酸素機器の説明を実施する．
⑦患者の退院後は，酸素業者が定期的に患者宅を訪問し，酸素の供給・機器のメンテナンスの他，機器の使用方法や管理状況を確認する．
⑧トラブルが起きやすい事例（病識が乏しい，吸入量を間違えやすい，喫煙がやめられない，使用方法が不適切，酸素吸入を中断しがちな患者で，訪問看護ステーションがかかわらない事例）に対しては，医療社会福祉部が酸素業者の専任訪問看護師にフォローアップを依頼する．業者の看護師が訪問指導した結果は医療社会福祉部に報告書として提出される．なかなか問題が解決されない場合は，外来の主治医に報告し，患者の外来受診日に再度指導を行い，強化していく．

(3) 支援の現状

東大病院では年間でほぼ90例の患者が在宅酸素療法を実施しているが，そのうち医療社会福祉部がかかわったのは，かかりつけ医や訪問看護ステーションと連携をとる必要のあったのが30例であった．

訪問看護の依頼目的は，在宅酸素療法を十分に理解して自己管理でき，安全で安定した療養生活を送れるような技術的・精神的援助，全身的な健康状態の管理，異常の早期発見とその対応である．特に，①一般状態のチェック以外に，②酸素処方を確認し，指示された酸素流量・吸入時間が守られているかをチェック，③週2回程度の酸素飽和度の測定（安静時・室内・トイレ歩行時など），必要に応じて血液検査などの実施，④酸素供給装置の管理・確認（主に酸素業者の

訪問看護師が担当），⑤その他の使用機器（吸引器・ネブライザー・呼吸器など）の消毒・管理状況のチェック，⑥生活指導（特に禁煙や室内の火気について，喀痰方法，腹式呼吸訓練，食事，入浴，運動，感染防止など）である．トラブルが起こった時の対応については，退院前に病棟内で患者・家族に**表3-6**のように指導しており，医療社会福祉部では最終面接で不安や疑問がないかを再確認している．

表3-6 在宅酸素療法のトラブルや困難とその対処法

考えられるトラブル・困難	対応の仕方
・酸素供給装置の不具合	酸素業者が24時間対応してくれるため，業者に連絡しアドバイスをもらう．
・低酸素に伴う体調の不良など	患者が酸素処方を間違えて酸素吸入量が少なかったり，吸入時間の不足，フィルターの汚染，装置の不適切な操作などによって起こることがある．患者自身で酸素飽和度測定まで実施していることは少ないため，訪問看護時にチェックしてもらうようにする 自分で発見できる低酸素の症状（呼吸困難・肩呼吸・息切れ・動悸）がないかどうかを確認し，改善されない場合，緊急の場合は病院を受診する．
・不適切な酸素療法	患者の病識が低く自己判断で酸素流量を調整してしまう，トイレ・入浴時・外出時に面倒臭さや外見的な問題のために吸入しない，症状が安定しているために自己中断するなどの患者がいる．特に，24時間持続的な吸入の指示がある患者は，活動時こそ酸素が必要であるなど，繰り返し家族や訪問看護師に指導してもらう．

　在宅酸素療法によって日常生活が狭まることは少ない．患者の自己管理と適切な酸素供給体制があれば，外出もでき，仕事もしながら，余暇を楽しみ，旅行もできる．そのためには酸素業者との連携が不可欠で，生活環境に応じての工夫も必要である．

　ある事例では，温泉に入りたいという患者のニーズに対応するためにチューブを延長したり，家事がしやすいようにと1階と2階に2台の酸素濃縮器を設置した．また全室で酸素が使えるように配管工事をした事例もある．

　また，低出生体重児や重度障害児で，低肺機能のために出生時から在宅酸素が必要な場合など，特殊な患者では，酸素供給装置に加えて酸素飽和度測定器の購入が必要であったり，吸入器，吸引器，人工呼吸器などが必要になる場合もある．業者によるリースシステムなども紹介し，より精度の高い，メンテナンスも合わせた管理ができるように配慮している．

　酸素業者に対しては，高齢者にもわかりやすい，読みやすい機器の説明書やパンフレットの作成などを積極的に提案したり，地震や災害による停電，機器の誤作動などに対しての安全管理や対応なども常に確認している．

(4) その他の情報提供

①身体障害者福祉制度や公害認定制度

　在宅酸素療法を行っている患者の中には，呼吸器機能の内部障害者として認定され，身体障害者手帳の交付が受けられる場合がある．認定基準は換気機能の指数（予測肺活量，1秒率）もしくは動脈血酸素分圧によって決められており，障害の程度によって，1級・3級・4級と等級が決定し，各種の福祉サービスが受けられる．

　また，自治体によって呼吸機能障害者の居住地が公害地域に指定されている場合には，公害患者の認定を受けることができる．認定基準は，症状の程度（息切れ・喘息発作・喀痰）・検査所見（心肺機能）によって，特級・1級・2級・3級に分かれ，等級によって決められた「公害療養手当て」が支給される．このような情報提供も行っている．

②低肺機能の患者会など[注]

　慢性呼吸不全の患者は，地域や保健所，病院ごとに患者会や家族会を個々に組織しており学習会，講演会，食事会，旅行などの活動をしている．また，全国的には「全国低肺機能者団体連絡協議会（全低肺）」が患者会活動を支援している．

　医療社会福祉部では，患者・家族の求めに応じて，これらの組織の紹介なども行っている．

2．気管切開（気管カニューレの管理）

　気管切開は，長期に安定的に気道を確保する場合に，小手術によって気管部を切開し，気管カニューレを挿入して呼吸を促す方法である．これは，同時に頻回の気管内吸引を必要とする．

　主な適応状態としては，

①意識障害患者の誤嚥，舌根沈下による窒息が考えられる場合，

②喉頭癌などで喉頭を切除したために，永久気管孔による長期の呼吸管理が必要な場合，

③気道分泌物の自力喀出が困難な場合，

などがある．入院中に患者の状態に合わせたカニューレの種類とサイズが選択される．

[注] 日本呼吸器障害者情報センター
　　東京都新宿区下落合3-2-16-401　　TEL 03-5982-1181，1180　　FAX 03-5982-0294
　　全国低肺機能者団体連絡協議会
　　東京都大田区東矢口1-11-7　　　　TEL 03-5711-5132　　　　　FAX 03-5711-5138
　　全国低肺機能者グループ・東北白鳥会
　　宮城県仙台市若林区木の下1-7-1　TEL 022-291-1330　　　　　FAX 022-291-1330

1）病棟における患者・家族への教育内容

　　永久気管孔を造った患者は，その他のADLにはほとんど問題がない場合が多く，病棟の看護師が本人にカニューレの交換方法，吸引方法，発声方法（声帯を除去した患者は発声できないため，空気振動で発声する）をマニュアルに従って指導している．

　一方，重篤な状態の患者が自宅に戻る場合には，家族がカニューレの管理や吸引方法（ディープサクションなど）を習得する必要があり，主に病棟看護師が指導にあたる（**表3-7**）．カニューレやガーゼなど，必要な衛生材料には保険が適応される．

表3-7　気管切開患者（主に寝たきり）の家族への教育内容

①必要物品とベッド周りのセッティングの方法
②気管吸引法の手技：
　清潔操作・吸引する時間帯，吸引器の圧力の確認・1回の吸引時間，吸引方法
③吸引時の観察ポイントと異常の兆候：
　痰の性状，気管切開孔の状態など
④呼吸回路の消毒：
　吸引器，吸引チューブ，加湿器，吸入器の交換・消毒方法
⑤気管カニューレの交換：
　かかりつけ医や訪問看護師が実施するが，抜去した場合など緊急時対応のために，患者・家族の理解力や能力に応じて，交換方法を指導することもある．
⑥カフ脱気の方法：
　気管粘膜に対する長時間の圧迫・循環障害の予防のために，1日1回はカフのエアーを入れなおすことが必要となる．
⑦体位ドレナージなどによる排痰法やネブライザーによる吸入法の指導
⑧入浴方法について：
　自発呼吸ができる患者は，入浴時にカニューレから入水しないように，十分留意する．
⑨その他の日常生活指導（水分補給・加湿方法・体位交換など）

2）医療社会福祉部の支援の実際

（1）医療社会福祉部による退院支援を必要とする患者

　　気管切開により気管カニューレを装着した患者では，重篤な寝たきり患者も多い．気管カニューレの管理や吸入の他，重介護が予測されるのでチームで支える必要があり，在宅ケアコーディネートが必要なケースが依頼されてくる．

　　訪問看護の依頼目的は，気管カニューレの管理が適切に実施されているかの確認と合併症の早期発見・早期対応，原疾患に伴う全身管理，患者・家族への精神的な援助などである．①気管切開部の観察，②気管カニューレの交換だけでなく，③定期的な細菌検査，④入浴時の安全管理と指導，⑤患者の精神状態の観察，⑥介護者の負担のアセスメントなどを依頼している．トラブルが起こった時の対応については，退院前に病棟内で患者・家族に**表3-8**のように指導しており，医療社会福祉部では最終面接で不安や疑問がないかを再確認している．

表3-8 気管カニューレのトラブルとその対処法

考えられるトラブル	対応の仕方
・カニューレが抜けやすい	原因として，カニューレのひも固定がゆるい，くしゃみなどの刺激で抜ける場合には，カニューレのサイズが小さい場合がある．カニューレが抜けた場合には，かかりつけ医か訪問看護師に連絡するが，時間がかかったり夜間の場合に備えて，あらかじめカニューレの挿入方法を習得しておく．
・気管切開部の皮膚のトラブル	消毒・ガーゼ交換の回数を増やし，軟膏塗布などの方法を訪問看護師からアドバイスしてもらう．気管壁が穿孔した場合は，カフによる圧迫壊死の危険があり，緊急に病院を受診する．
・痰の性状の変化（黄色・血痰・高粘稠，量が増えた）	水分補給や加湿が不十分な場合が考えられ，十分に注意する．発熱などを伴う場合は感染の危険があり，かかりつけ医に連絡し病院を受診する．
・痰が少ない・吸引されない	ディープサクションを試みる．また体位交換，体位ドレナージ，タッピングなどで排痰したあと，再度吸引してみる．
・呼吸困難・チアノーゼ	カニューレの内腔が分泌物や食物残渣などが詰まって閉鎖していることが考えられる．吸引しても改善されない場合には，カニューレを一時的に抜去してかかりつけ医に連絡する．
・カフが膨らまない	カフの破損が考えられる．かかりつけ医か訪問看護師に連絡し，カニューレの交換をしてもらう．
・カニューレから食べ物が引ける	カフの空気量不足が考えられる．かかりつけ医か訪問看護師に連絡し，カニューレの交換をしてもらう．

(2) 支援の現状

　気管カニューレを装着して自宅に戻る患者には，喉頭癌などで永久気管孔を造る耳鼻科の患者の他に，神経内科における神経難病の患者，脳神経外科からの脳血管障害患者などについての退院依頼が多い．

　ADLの低い重篤な患者は，在宅酸素療法・人工呼吸器療法・在宅中心静脈栄養法など，複数の医療的処置を併用している場合があり，それぞれの医療機器のリースや衛生材料などの購入方法を，漏れなく準備できるように支援する必要がある．

　さらに，これらの医療処置を安全に実施し，全身管理していくために，かかりつけ医や訪問看護ステーションとの連携は不可欠である．

　また，医療処置に対する家族の不安や患者のストレスなどが高くなるため，退院前に十分な面接を行い，納得して退院できるよう支援している．

　毎日欠かすことのできない吸引やネブライザーの介助は，介護者にとってかなりの介護負担になる．その他に，排泄，保清，入浴など重介護が予想されるケースが多い．ホームヘルパーやショートステイなど，在宅サービスを上手に利用で

きるようにアドバイスして，介護疲れを予防することを考慮して支援している．

(3) その他の情報提供

永久気管孔を造設した患者の場合は，内部障害（呼吸機能障害）あるいは音声機能障害として認定され，身体障害者手帳の交付を受けられる場合がある．医療社会福祉部では，MSWが障害程度などに応じて申請手続きや福祉サービスの情報提供を行っている．

1-3 排泄ケアが必要な人への退院支援

1．ストーマケア

ストーマは腸管に造る消化管ストーマ（いわゆる人工肛門）と，尿路に造るストーマ（人工膀胱）とに大別される．

消化管ストーマ造設の原因疾患は，直腸癌，大腸癌，子宮癌，炎症性腸疾患（潰瘍性大腸炎，クローン病）などであり，造設する消化管の部位によってコロストミー（結腸ストーマ），イレオストミー（回腸ストーマ）と呼び方が異なる．

尿路ストーマの原因疾患は，膀胱癌，前立腺癌，二分脊椎による神経因性膀胱などでウロストミーと呼ばれる．さらに，骨盤内臓器癌の治療のために，消化管ストーマと尿路ストーマの両方を同時に造設することもある．

1）病棟における患者・家族への教育内容

ストーマを持ちながら在宅で生活する患者（オストメイト）は増加しており，ストーマケアは病棟では最もポピュラーなケアのひとつとなっている．退院支援の中では，ストーマを自分の身体のひとつとして受容し，快適で自立した日常生活を送れるように，セルフケアの方法を指導している（表3-9）．

比較的年齢が若く，術後ストーマの経過も良好で理解力のある患者の場合は，ストーマ造設後，病棟の看護師がマニュアルにしたがってスキンケアの方法などを指導していく．セルフケアの手技が習得できた時点で退院許可が下り，その後は外来通院で経過観察となる．

表3-9　一般的なストーマ患者の教育内容—セルフケアの方法—

①ストーマ装着具や皮膚保護剤の選定や購入の方法
②ストーマ周囲の皮膚観察やスキンケアのポイント
③パウチの装着方法
④バック内排泄物の除去方法など
⑤日常生活の指導（入浴方法・外出・食事内容・便臭予防など）

2) 医療社会福祉部の支援の実際
　(1) 医療社会福祉部による退院支援を必要とする患者
　　　「ストーマやその周囲にトラブルのある患者」，「特殊なストーマ・複数のストーマを造設し管理が難しい患者」，「高齢者・原疾患の進行・その他の障害や後遺症を持つ患者」の場合は，セルフケアが難しく，継続的にストーマケアを指導していくことが必要である．
　(2) ケアを導入するための支援体制
　　　東大病院ではストーマのスキントラブルや変形・陥没などがある患者の場合には，ストーマ外来と連携を持って，より専門的な支援ができるETナース（ストーマ療法士：ET：Enterostomal Therapist）が患者教育にあたっている．
　　　セルフケアが難しい患者の場合は，在宅での定期的な健康管理が必要であり，医療社会福祉部に退院支援が依頼されることが多い．特に全身状態の管理が必要な場合や，高齢で局所のケアが困難な場合などは，訪問看護ステーションとの連携が不可欠である．
　　　訪問看護を依頼する際には，患者（家族）が適切なストーマケアを実施できるような技術的・精神的支援を行うこと，さらに，原疾患に伴う健康管理にポイントをおく．すなわち，①ストーマ周囲の観察や手技の確認，②スキントラブルに対するケアとアドバイス，③食事内容・水分摂取などのチェックと指導，④快適な日常生活の勧めや社会資源の活用などへのアドバイスである．
　　　トラブルや困難への対処については，退院前に病棟内で患者・家族に指導しており，医療社会福祉部では最終面接で不安や疑問がないかどうかを再確認している．
　(3) 支援の現状
　　　医療社会福祉部に支援依頼のあったストーマケアの患者は，4年間で12例と少ない．8例のほとんどは高齢者で訪問看護ステーションと連携しており，ストーマ局所のケアだけでなく全身的な管理が必要であった．特に特殊なストーマは体調の変化や加齢とともにストーマの状態が変化し，退院時にセルフケアが習得できたとしても，その後もトラブルが一生続く．
　　　訪問看護ステーションからの連絡や相談を受けながら，外来の主治医やストーマ外来と連携することが求められる．
　(4) その他の情報提供
　　①身体障害者としての福祉制度の情報提供
　　　ストーマを造設した患者は内部障害者として認定され，身体障害者手帳の交付が受けられる．認定の対象となるストーマは永久的造設のもの（パーマネントストーマ）に限られており，ストーマの種類や状態（ひどい陥没や変形・皮膚のびらんなど），日常生活の制限の程度によって，1級・3級・4級と障害等級が決定

される．また，障害認定の時期は，ストーマ造設の日（以降）に4級を認定し，6カ月を経過した後に1級または3級に該当するものは再認定する．入院中に障害認定の手続きをとり，再認定の方法や各自治体の相談窓口などの情報も提供している．

身体障害者手帳の交付を受けることで各種福祉サービスが受けられるようになり，ストーマ用装具の現物給付制度や一部負担金の免除が受けられる．

②患者会：オストメイトの会の紹介など

オストメイトは互助的な患者会の組織化が進んでおり[注]，地域ごと，病院ごとの患者組織もある．また，ストーマ装具製品を開発・販売している民間会社が患者会を支援したり，講演会を開催していることもあり，患者の求めに応じて，組織の紹介なども行っている．

2．間欠自己導尿

間欠自己導尿は，何らかの原因によって神経障害をきたし排尿反射が得られず自然排尿できない患者の場合に，自己導尿キットを利用して，カテーテルを膀胱内まで挿入し，一定時間ごとに間欠的に自分の手で排尿を行う方法である．

原因疾患は，脊髄疾患（脊髄損傷・二分脊椎症など），神経系の疾患（脳腫瘍・パーキンソン病・脳血管障害など），骨盤内手術の術後合併症などで神経因性膀胱による排尿障害（尿閉や残尿）を起こしている患者や，尿失禁や残尿が多く慢性的に尿路感染を繰り返している患者などである．

1）病棟における患者・家族への教育内容

退院後自己導尿が必要になると思われる患者は，入院中に泌尿器科の外来で診察を受け，必要と判断された場合には，自己導尿キットを用いて泌尿器科外来の熟練した看護師が間欠自己導尿を指導している（**表3-10**）．

また外科・女性外科・神経内科の患者の場合では，各病棟の看護師が指導することもあるため，東大病院では看護部実践ワーキンググループにより男女別の「間欠的自己導尿パンフレット」を作成し，どの病棟でも統一した手技を指導できるようにしている．またチェックリストに従って習得レベルを評価し，看護サマリーに添付して訪問看護師に引き継いでいる．

[注] （社）日本オストミー協会（東京都）
東京都葛飾区東新小岩1-1-1　トラスト新小岩901
TEL　03-5670-7681　FAX　03-5670-7682　Eメール　abv45094@biglobe.ne.jp

表3-10 入院中の間欠自己導尿の教育内容

①自己導尿キットの取り扱い方・携帯方法
②清潔操作
③尿道口の消毒・カテーテルの挿入方法・排尿方法
④カテーテルの洗浄方法や後始末・保管方法など
⑤異常の観察ポイントや排尿状態の記録方法
⑥1日1,200cc以上の水分摂取(感染予防への理解)
⑦脊椎損傷患者などの場合は,手圧や体位によって排尿が促進される場合があり,手圧部位や体位の違いによる排尿感覚を習得する.

2) 医療社会福祉部の支援の実際

(1) 医療社会福祉部による退院支援を必要とする患者

　基本的なセルフケアができて退院する患者の場合は,問題が少ない.医療社会福祉部が,かかりつけ医や訪問看護ステーションと連携をとる患者の多くは,高齢者や障害者,家族の協力が得られにくい患者,原疾患の悪化が予測される患者などである.訪問看護では,高齢で自己導尿のセルフケアの手技に問題がある患者に対する技術的援助,排尿に伴うトラブルの発見と対応,原疾患の悪化の早期発見・早期対応のための全身管理である.依頼する主な看護内容には,①IN／OUTバランスのチェック,②定期的な尿検査,③自己導尿の手技の確認,④尿道口周囲の観察・排尿状態(排尿感覚・排尿回数・1回の尿量・尿の性状・尿漏れ・残尿感など)のチェックの他に,⑤食事内容や日常生活上のトラブル,悩みへの対応,⑥トイレ環境(自己導尿がしやすい状態か・洋式か和式か,キットの保管方法は適切か)の確認を含んでいる.

　尿路感染,尿閉,乏尿,尿が漏れやすいなどのトラブルが起こった時の対応については,退院前に病棟内で患者・家族に指導しており,医療社会福祉部では最終面接で不安や疑問がないかどうか再確認している.

(2) その他の情報提供

　交通事故や仕事中の事故などによって障害が残り,自己導尿を行うようになった場合は,身体障害者福祉法や労働災害補償保険に該当する場合があり,申請手続きなどの相談には,医療社会福祉部のMSWが応じている.

3. 膀胱留置カテーテル

　膀胱留置カテーテル法は,尿道から膀胱内にカテーテルを挿入し,持続的に膀胱内の尿を体外に排泄させる方法である.適応される患者は,脳血管障害,末梢神経障害などによる神経因性膀胱や,前立腺肥大,腫瘍などに伴う尿路狭窄,また,心不全や意識障害などにより全身管理が必要な場合である.他の治療(間欠導尿・薬物療法など)では対応できない尿失禁などの場合もある.

1）病棟における患者・家族への教育内容

　　　　手術後の全身管理や尿意のない患者などの場合には，病棟内ですでにカテーテルを留置しており，その状態で退院する場合には病棟看護師が，主に介護者である家族にケアの方法を指導している．カテーテルの交換や膀胱洗浄はかかりつけ医や訪問看護ステーションに依頼するため，家族に教育するのはその他の基本的なケアが中心となる（表3-11）．

表3-11　膀胱留置カテーテルについての病棟での教育内容

①カテーテルの取り扱い方法（無理に引っ張らない，連結チューブの圧迫・屈曲を避ける）
②尿がカテーテルの中を流れているか，バッグにたまっているかの確認
③尿が流れやすく，逆流しないようなバッグの位置やミルキングの方法
④尿の性状・尿量の観察のポイント・尿の捨て方など
⑤男性患者の場合，陰茎の固定方法（尿道瘻の予防の固定方法が必要）
⑥外尿道口のケア・陰部洗浄の方法
⑦入浴時のカテーテルプラグの使用方法
⑧十分な水分摂取の必要性（1日1,200cc以上）

2）医療社会福祉部の支援の実際

（1）医療社会福祉部による退院支援を必要とする患者

　　　　膀胱留置カテーテルを入れたまま，自宅に帰る患者の多くは，高齢の寝たきり者が多く，医療社会福祉部に依頼される留置カテーテル患者の多くも高齢の寝たきり者である．原疾患の治療や全身管理が必要で，かかりつけ医と訪問看護ステーションとの連携は必須である．

　　　訪問看護の依頼目的は，定期的なカテーテル交換や膀胱洗浄などによる尿路感染の予防，原疾患を含めた悪化の早期発見・早期対応のための全身管理である．①定期的なカテーテル交換以外に，②尿道口周囲・陰茎部の観察・排尿状態（尿意の有無，尿の性状・尿量・尿漏れなど）のチェック，③カテーテルの折れ，固定，バッグの位置の確認，④保清方法・陰部洗浄の指導を行うように依頼する．できれば，⑤カテーテルを抜去できるようにアプローチする．トラブルが起こった時の対応については，退院前に病棟内で患者・家族に指導しており，医療社会福祉部では最終面接で不安や疑問がないかを再確認している．

　　　患者に痴呆症状がある場合は，カテーテルを自己抜去することも少なくない．本人の目にふれないようにする，容量を小さくする，などの工夫が必要である．また，介護者が高齢の場合には，カテーテルに触ったり集尿袋の取り替えなどのケアに対する不安が強く，訪問看護や訪問介護の頻度を増やすような配慮が必要となる．

2 ターミナルケアが必要な患者への退院支援

永田　智子・柳澤　愛子

　特定機能病院である東大病院には，悪性疾患患者の入院が多い（全国統計では平均約15％であるのに対し，東大病院では約30％）．患者の死亡場所に関する日本全体の統計を見ると，悪性新生物患者の死亡場所は，1965年までは半数以上が自宅であったが，1970年から病院死が半数以上を占めるようになり，1999年には在宅死はわずか6.5％であった[1]．

　しかし一方で，延命治療の行き過ぎを懸念し，人生の終わりを自らの納得のいく形で迎えたいと考える人も増えている．そのひとつの答として，自宅で死を迎えようとする，いわゆる在宅ホスピスがある．また，最期までではなくても，限られた時間を住み慣れた自宅で過ごしたいと考え，一時退院されるケースも多い．このようなケースが増加してきた背景には医療処置や症状コントロールが自宅で行えるようになったことがある．

　平成9年4月から平成12年3月までに医療社会福祉部からの退院支援として訪問看護の紹介を行った患者134件のうち，いわゆるターミナルケアの必要なケースは51件（37.9％）であった．この中で在宅で死を迎えられた方と，最期は病院に入院した方はおよそ半々の割合であった．

　この項では，こうしたターミナルケアが必要なケースに対する退院支援の特徴について述べる．

2-1　病棟からの依頼

　「ターミナルケース」，すなわち，治癒の見込みがなく，予後が限られている（一般には6カ月以内）と見られる患者の中には，入院した時点ですでに病状が進行しており積極的治療が行えないケースや，以前より療養生活をおくっていたが，徐々に病状が進行してきたケースなどがある．このような事態を迎え，病棟の医師・看護師と患者・家族は（患者には告知が行われているとは限らないが）今後の方向性について話し合う．

　積極的な治療をやめて，症状コントロールを行いながら残された生を全うするという方針になった場合，次に行うのは療養の場の選択である．自宅かホスピス

かを選択することになった時，現在までのところ，東大病院では自宅での療養を選択する患者のほうが多い．これは，費用や場所などの希望に合致したホスピスを見つけることが難しいうえ，ホスピスには「覚悟を決めて入る」というイメージがあり，「住み慣れた自宅に戻る」という選択肢のほうが選びやすいためと考えられる．

医療社会福祉部に依頼がくるのは，以上のような話し合いの後である．ターミナルケースの場合，治療方針とのかかわりが大きいので，ほとんどが医師からの依頼である．

2-2　面接・情報収集

1．病状把握と意思確認

1）予期される余命により対応のテンポが左右される

依頼を受け，病棟スタッフからの情報収集と，患者・家族との面接を行う．退院支援においては「その人に今何が必要か」を考えることで，優先順位が見えてくる．ターミナルケースの場合，病状の把握と，患者・家族の意思の確認が最優先である．それによって，その後の支援の進め方のスピードが決まってくるからである．

病状については，自宅療養が可能な状態かどうかを確認するとともに，余命がどの程度と予測されているのかを把握する．余命を正確に予測することは不可能であるが，月単位なのか，週単位なのかによってどのようなテンポで対応していけばよいかが違ってくる．

ある女性の場合，入院して初めて末期がん，それも余命数週間であることが判明した．夫の「自宅で自分の腕の中で看取りたい」という強い気持ちに応え，医療社会福祉部はすぐに地域の訪問看護ステーション・往診医を探し出し，このケースは数日後には退院できた．8日後，患者は自宅で夫に看取られて旅立った．医療社会福祉部の迅速な対応により在宅死を実現できたケースである．

2）在宅療養に対する気持ちの把握

一方，同じターミナルでも患者・家族の在宅療養に対する気持ちをじっくり把握することからはじめるべきケースもある．在宅療養の方向が打ち出されているとはいえ，患者・家族の気持ちが固まっているとは限らない．

ある男性のケースでは，患者本人の希望をふまえ，病棟の受持医が「家に帰らせてあげたい」と考えて依頼してきた．しかし，面接してみると，妻は在宅療養に対する強い不安を訴えてきた．それは，「本当は連れて帰ってあげたいが，最後はどうなってしまうのだろうか」という恐れや，夫の親が動揺しないかという

ことについての危惧によるものであった．時間をかけ，何度も面接を繰り返す中で，妻の恐れは徐々に軽減していき，24時間確実に連絡の取れる体制をもった訪問看護ステーションへ依頼することにより，安心感を得ることができた．そして患者は希望通り自宅に帰り，妻と子どもたちに見守られて最期を迎えることができた．

3）患者・家族が納得できるような選択を支える

このように，患者・家族は「最期を家で迎えたい，迎えさせてあげたい」という気持ちを持ちながら，同時に不安や恐怖，命を預ける（預かる）重圧を感じている．いったん「自宅に帰る」と決めても，心が揺れ動くのは当然のことであり，患者・家族の気持ちに寄り添いながら，必要に応じて何度でも面接を繰り返していくことが必要である．その中で，「患者は何を大切に生きてきたか」を家族とともに考えていくことが「どのように死を迎えるか」という選択につながる．患者・家族は，自らその道を「選んだ」のだという実感を持つことにより療養生活を悔いなく送ることができ，死別後の家族の満足感にもつながると考えられる．患者・家族が自ら納得できる選択を行うためには，時間をかけたやりとりが必要なのである．

2．告知について

東大病院では必ずしも悪性疾患患者全員に告知を行っているわけではない．病棟の方針にもよるが，予後などの病状の詳細については家族だけにしか知らされていないことも多い．どこまで告知するかは，本人の理解力や種々の状況をふまえ，家族と相談して決めている．

医療社会福祉部に在宅ターミナルとして依頼されるケースについては，少なくとも家族には病状を含めた告知がなされている．しかし，その理解は決して十分ではないこともある．特に，自宅に帰ろうとしているケースの多くは，苦痛を伴う積極的治療をやめ，疼痛緩和や副腎皮質ホルモン投与などの症状コントロールが主に行われているため，かえって以前よりも元気になっていることが多い．このような場合，頭では納得して在宅療養に入るものの，本人も家族も末期という意識がなく過ごしていて，訪問看護師が戸惑ったり，いざ病状が悪化してきた時に計画通りの対応ができなかったり，ということもある．

自己決定権が重視され，医学に関する知識が広く普及しつつある流れの中で，今後は告知が増えていくと考えられる．しかし，一縷の希望に望みを託す心理は告知されていても変わらないものであり，「告知されているからすべて理解し，覚悟しているはず」と考えてはいけない．

2-3　関係機関との連絡・調整

1．往診医の選択・依頼

1）在宅ターミナルについての医師の考えを知る

　ターミナルケアで最も気を使うことのひとつは，在宅ケアを担う医師の選択である．訪問看護ステーションの選択は，基本的に医療依存度の高いケースの場合と同様の方法で選ぶことができる（2章50頁参照）．しかし，医師については，よりきめ細やかな配慮の下に選択することが必要となる．

　医師の選択に際しては，訪問看護師から情報を得ることが多く，その情報の信頼性は高い．選択の基準は，その医師の在宅ターミナルについての考えと，訪問看護師がチームとして一緒にやっていけるかどうかである．実際に依頼する際には「ターミナルケアに関してどういう考えを持っているか」について改めてその医師自身から情報を得るようにしている．場合によっては在宅で看取ることもありえるので，率直に状況を説明し，受けてもらえるかどうかを尋ねる．

2）往診の可能性を尋ねる

　もともと患者が馴染みのかかりつけ医を持っていて，その医師が好ましいと思っている場合もある．その場合，ターミナルまでつきあってもらえるかどうかについて，医療社会福祉部から問い合わせる．もちろん「時間的に無理，駆けつけられない」という医師もいる．重要なのは，その医師が責任を持って対応することができない場合に率直に断ることができるような尋ね方をすることである．医師が引き受けざるを得なくなり，実際在宅療養に入ってから急な往診や夜間の相談ができないことがわかっても遅いのである．患者・家族が選んだ医師に断られた場合には別の医師を捜し，次の選択肢を準備しておく．そして，患者・家族に「訪問診療というのはまだ限られたところでしか行われていないから，○○先生のところでは無理みたいね」と話し，「この先生は大丈夫だそうですよ」と新たな選択肢を提示する．この方法で，患者・家族の了解が得られることが多い．

2．医療処置や薬剤管理について

　最近は在宅でも酸素療法や中心静脈栄養などの医療処置が行えるようになっており，前項で述べたように医療依存度の高いケースの退院も多く経験してきた．もちろん，「在宅ターミナル」を選択する段階で多くは一時的にせよ症状が落ち着いており，急性期の治療は一段落している．そうでなければ自宅には帰れないし，往診医もひきうけられないであろう．

　しかし，安定した状態を保つためにさまざまな処置が必要となる場合も多い．

酸素や中心静脈栄養に加え，経腸栄養や腎瘻など，数本の管が入った状態で退院する患者や，腹水・胸水の穿刺など状況に応じて処置を要する患者もいる．このような場合は，往診医・訪問看護師，場合によっては業者との密接な連携が必要であり，医師・看護師ともそのような患者のケアに精通していることが望まれる．

また，在宅でターミナル期を過ごす患者のほとんどは，麻薬による疼痛管理を必要としている．舌下錠や坐薬などで対応できる患者が多いが，中には持続点滴の必要な患者もいる．麻薬の処方には所定の手続きが必要となるので，このような患者を依頼する際には情報をきちんと伝えておくことが大切である．

3．在宅ケアスタッフとの信頼関係

東大病院は訪問診療や訪問看護の部門を持っていないため，上述のように退院後は外部の医師や訪問看護ステーションに患者のケアを託すことになる．ターミナルケアの場合もそれは同様であり，ほとんどのケースは初めて出会う在宅ケア提供者とともに療養生活を送り，場合によっては最期を迎えることになる．したがって，在宅ケアを担う専門職との信頼関係は非常に重要な意味を持つ．

医療社会福祉部のスタッフは，在宅ケアを担う専門職，特に訪問看護師と親しい間柄になり，信頼し合いたいと考えている．それは，自分たちの親しさが，患者にフィードバックされていくということを感じるからである．患者を託す側の熱心さ，こだわり，その人のために何をしてあげるのが一番よいかという真剣さは，託される側に必ず通じる．そうすると，当初期待した以上に訪問看護師も患者を大切にしてくれたという経験がある．それは，同じ医療者，看護者としての結びつきであろう．

4．地域病院の確保

1）なぜ地域病院を確保するのか

ターミナル期に自宅で過ごすことを選択する人の中で，最期を自宅で迎えると決めて戻るケースと，症状が落ち着いている間は家で過ごして最期は東大病院に帰ってくることを望むケースとはおよそ半々である．在宅死を望むケースについても，在宅では対応の難しい症状（胸水・腹水の貯留，けいれん発作など）が予測される場合には，その時に入院できる病院を選んでおくことによって患者・家族の安心感が高まる．

多くのケースは，東大病院への再入院を希望し，診療科によってはこうしたケースを積極的に受け入れているが，この希望は外科系の病棟などではかなえられないことが多い．また，居住地が東京23区外など遠方の場合には，東大病院では急変に対応できないこともある．その場合，地域の病院を支援病院として探すことになる．

2）退院前に調整する必要性

在宅ターミナルケアにおいては，何か困ったことがあった時に相談できる病院，また最期が近づき，いよいよという時に入院することのできる病院が必要となる．退院してから病院を探すことは難しいので，入院中に十分なコーディネートをしておかなければならない．

あるケースは脊髄腫瘍で，背部に深い褥瘡ができていた．患者・家族は以前入院していた公立の三次救急病院をいざという時の入院先として希望したので，それでよしとして退院した．しかし，退院後に訪問看護師から「褥瘡が悪化して在宅では手に負えなくなったので，家族が希望した病院に紹介状を持っていったが，このようなケースは対象外であるとして断られてしまった」と電話がかかってきた．東大病院の元の病棟にも入院できず，途方にくれてしまった．幸運にも，患者の自宅近くに以前から関係のついていた病院があったので，依頼して入院し，褥瘡を軽快させることができた．このケースは最期は入院することを希望していたので「ターミナルの時もお願いしたい」と依頼し，承諾を得ることができて一安心したが，退院前に家族の希望した病院に対して確認を取り，再入院先として適当であるかどうかを見極めることができていればよかったと反省が残った．

3）病院確保の実際

地域病院は，緊急時に備えて患者の自宅から近いことが望ましい．また，患者・家族の安心感のためには，彼らが納得できるまで病院探しに付き合うということも必要である．ときには5, 6件も病院を回ってようやく納得できる病院を探し当てた家族もいる．他の病院に患者を依頼する場合，患者本人が受診することが望ましいが，ターミナルケースの場合は困難であるので，家族に紹介状を持って行ってもらい，診療カルテを作成しておいてもらう．医療社会福祉部からも重ねて，「大変困難なケースですが，どうぞよろしくお願いします」と依頼する．患者の扱いは当然平等であるべきだが，ターミナルケースに関しては，よりいっそう心のこもった対応をしたいし，してあげてほしいというのが担当者としての本音である．

5．調整がうまくいき成功した例

ある脳腫瘍のケースは，意識障害，麻痺，痛みなどの症状が強く，余命はわずかと見られていた．家族の強い希望をいれ，医療社会福祉部のスタッフは彼女を自宅に帰すために，医療依存度の高い患者をケアできる，適切な訪問看護ステーションと往診医を見つけた．病棟のスタッフは単なる情報提供だけではなく，よい在宅ケア提供者に出会えた喜びと患者を託す気持ちを込めた依頼状を書い

た．在宅ケアのスタッフは患者のQOLと家族の満足度を最優先に考えたケアを提供し，家族も協力しあって愛情のこもったケアを行えた．

退院時には余命数週間と考えられていたが，病状は予想を超えた改善を示し，退院後数カ月たった現在も，リクライニングの車椅子で自宅周辺を散歩したり，時にはわがままを言って家族を困らせたりしながら幸せな療養生活を送っている．急な場合に備えて地域の病院も確保されているため安心感も高い．医療社会福祉部，病棟の医師・看護師，訪問看護ステーション，往診医，地域の病院，家族と，患者をとりまくすべての人々が連携の輪を作ったことにより，この患者の在宅ケアが成功したといえよう．

2-4 退院後のフォロー

1．退院後もさまざまな相談が持ち込まれる

医療社会福祉部では，すべてのケースについて退院後の動向を把握したいと考えてはいるが，現状では時間的制約やフォローのシステムが未整備なために完全なフォローはできていない．

しかし，ターミナルケースについては，医療社会福祉部が退院後も大きな役割を果たしている．その理由としては，ターミナルケースの場合，患者・家族の悩みが深く，在宅を選択してから退院するまでの経緯をよく理解している人に相談したいという希望が強いこと，退院後も東大病院が後方支援病院として在宅ケアスタッフや患者・家族とかかわりを持ち続けていることが多いことなどがある．在宅ケアのスタッフも，心身ともに濃厚なケアを求められるため，病院の看護職や医師に相談してくることが多い．

退院前に患者・家族には在宅ケアを担う医療機関や地域病院など，連絡先の一覧表（2章34頁；関係機関の一覧表参照）を渡すが，その中に東大病院の医療社会福祉部も組み込み，「いつでも相談を受けますから」と話している．そして，実際に退院後もさまざまな相談が持ち込まれている．

2．療養生活についての相談

1）退院後に直面する患者・家族の動揺

退院するにあたり，患者・家族は病状や今後の推移についてそれなりの理解をしている．しかし，病院では小康状態を保たせ，「今なら帰れる」という時に退院するので，本人も家族も「もしかするとこのままよくなるのではないか」，「こんなに元気なのだから，家に帰っていろいろ好きなことができる」と期待している場合も多い．したがって，退院前に医師から病状は必ず悪化していくことやさまざまな事態が起こりうることなどをきちんと説明され，それを頭では理解し，

対処方法についても納得していたとしても，実際に病状悪化やさまざまなアクシデントが起こると動揺してしまうのは無理のないことであり，受け止めなければならない．

2）医療社会福祉部によせられるさまざまな相談

医療社会福祉部には患者本人，家族，ときには訪問看護師や往診医からも相談の電話がかかってくる．

本人からは今後の推移に対する不安について相談されることが多い．例えば，「余命3カ月」と告知されて覚悟を決めて退院したのに，3カ月を過ぎても症状は安定している，どうなっているのか知りたい，という相談があった．この患者の場合，家族の介護疲れも見られていたので，一時的に東大病院に入院して検査を行い，「病巣は相変わらず存在しており，治ってしまったわけではない」ことを確認した．本人へ詳しく病状を告知するケースが増えれば，このように患者自らが自分の病状について質問してくるケースも増えるであろう．

患者の家族からもさまざまな相談がある．「症状がこの後どうなっていくのか」，「家にこのままいていいのか」という不安や，本人の苦痛を代弁し，「自分は何をしてあげられるのか」という問いかけ，また中には介護疲れの悲鳴もある．家族にはたいてい余命について告知されているが，予想以上に介護が長引く場合，また退院前の想像以上に介護が大変だと認識された場合は，家族の疲労を軽減するための対処が必要となってくる．訪問看護師も，家族や本人の苦痛を代弁し，対処方法について相談してくることが多い．医療社会福祉部の看護師長は，経験や知識から対処できる問いには答え，必要があれば病棟の看護師や医師との橋渡し役をする．

3．再入院についての相談

1）退院の経過を把握している部署の役割は大きい

サービスの再調整や再入院については，医療社会福祉部が実質的に行っている．

こうした相談は患者・家族だけでなく訪問看護師や往診医からも持ち込まれる．退院前から在宅に至るまでの経過を把握し，病院・在宅の双方の医療者と患者・家族をすべて知っている窓口の意味は大きい．相談者は事情を本音で話すことができ，医療社会福祉部も事情をわかった上で対応できる．外来の担当医や病棟医師が直接相談を受けるよりも効率的な対応ができ，患者・家族の「どこに連絡すればよいか」という不安も減る．

例えば，「病状が悪化したので東大病院に戻ることができないだろうか」という往診医からの相談があったことがある．医療社会福祉部は入院時の担当医に連絡し，「退院前には患者と『積極的な治療はせず，在宅死の方向で』と話し合っ

ていたので，家で看る方針で見守ってあげていただきたい」という返事を得た．その旨を往診医に伝えたところ，結局，このケースは自宅で安らかに亡くなることができた．

また，「病状が悪化して地域の病院に入院したが，よくならないので，東大病院に転院できないか」と家族から連絡が来た場合は，病状の程度や東大病院の状況を見極め，「今の状態で無理に転院するよりも，その病院でじっくり見てもらったほうがよいと思う」と説得することもある．こうした場合，お互いの事情を理解している医療社会福祉部が間に入ることで，話し合いがうまく行くことが多い．ここに患者の病状や治療についてよく理解している看護職がいることにより，必要な情報をもれなくやりとりすることが可能になっている．

2) 再入院の際の橋渡し役をつとめる

病棟の医師と患者・家族の間で，病状悪化時は東大病院に再入院することを合意しているケースについても，まず医療社会福祉部が連絡を受けるようにし，病棟には折に触れて現状報告をしておく．そしていよいよという時に医療社会福祉部から病棟医長や看護師長に入院を依頼する．このような手順により，患者・家族の負担軽減，病棟側の適切な判断や対応ができると考えられる．

しかし，医療社会福祉部から患者の自宅に積極的に病状や再入院の意向などを問い合わせることは避けている．在宅死を迎えようとしている患者・家族の気持ちを大切に思うからである．情報のアンテナを張りつつ，待ちの姿勢を保つことは，とても重要なことである．

4．役割の明確化の必要性

1) どこに一番に相談するかはっきりさせておく

以上のように，医療社会福祉部は退院後も大きな役割を果たしているが，それは他職種の領域に踏み込むということではない．在宅療養に入る患者・家族に対しては，まず第一に往診医や訪問看護師に相談するようにと念を押す．相談先について優先順位をつけておくことは，患者・家族の戸惑いを減らすことにつながる．

患者・家族の中には「東大病院」とのつながりが切れるように思って不安になる人もいるが，「必要があれば，訪問看護師から医療社会福祉部に連絡が来るし，往診の医師と東大病院の医師ともちゃんと連絡はとれているから，大丈夫です」と話す．横の連携を取り合って患者・家族をとりまく切れ目のない輪を作り，その中で一番に相談するのはどこかということをはっきりさせておくことにより，患者・家族の安心感は高まると考えられる．

2）橋渡し役に徹する

　また，患者・家族にかかわる人々は，特にターミナルケースの場合，皆それぞれにそのケースへの思い入れがある．すべてのことを医療社会福祉部が握っているように感じさせてしまうことは，そうした思い入れを阻害し，やる気をなくしてしまうことにもなる．訪問看護師も病棟の看護師も「自分たちの患者さん」に対する強い気持ちを持っている．橋渡し役である医療社会福祉部は，あくまで橋渡しの役割にとどまり，仕事をバトンタッチしていかなければならない．感情移入したいという誘惑に負けず，それぞれの場の人々を信頼して託すことは，非常に難しいことではあるが，極めて重要なことであると考えている．

文　献

1）厚生労働省大臣官房統計情報部：平成11年人口動態統計．2001．

3 介護・生活調整が必要な患者への援助

鷲見　尚己・村嶋　幸代・柳澤　愛子

　介護および生活調整が必要な患者とは，退院後も身体機能の低下に伴う身辺ケアが必要な人々である．この人々は同時に，同居家族も含めて日常生活の中で家事などを行うのに支障があることも多い．特に高齢患者は，退院後の医療ニーズが低くても，疾患や加齢に伴う身体機能の低下が生じやすいので，支援する際には生活を営む上で生じてくるさまざまなニーズを検討し，無理なく解決されるように調整していくための技術が必要となる．

1. 入院患者における高齢者の増加

　社会の高齢化が深刻化するとともに，特定機能病院である東大病院でも高齢者の入院が増加している．医療社会福祉部がかかわった全支援者のうち，70歳以上の患者が47.1％（平成12年度）にものぼる．東大病院が特定機能病院であるために悪性疾患による医療ニーズが高い傾向があるが，同時に，脳血管障害や痴呆など，高齢者が罹患しやすい疾患も全体の約12％を占める．介護が必要になる患者への退院支援も増加する傾向にある．実際に，在宅介護支援センターとの連携などを含めた在宅支援（平成12年度27.0％）や訪問看護ステーションの利用（同35.8％），福祉用具の貸与や住宅改修などを含めた社会資源の紹介などの活動が増えてきている．

2. 介護ニーズへの対応

　「要介護状態」とは，介護保険法の定義によると「身体上又は精神上の障害があるために，入浴，排せつ，食事等の日常生活における基本的な動作又は一部について（厚生省令で定める期間にわたり）継続して常時介護を要すると見込まれる状態」である（介護保険法第7条）．このような状態にある患者は，自宅に帰った時に，さまざまな介護ニーズがあり，患者・家族が十分対応できるように療養環境を整える必要がある．

　そのために，医療社会福祉部では患者の医療・看護ニーズと同時に，介護ニーズを適切に把握するように努めている．そして，生活調整や退院先の確保も含めて退院を支援している．

3．介護保険への対応

　　2000年4月に介護保険法が施行された．この制度は，社会保険により社会全体で介護を支えようとするものであり，利用者が保健・医療・福祉にわたるサービスを利用できるようにしたものである．高齢患者が病院から退院し，自分たちの生活に戻る時にこの介護保険を積極的に利用し，より自分らしい生活が継続できるよう援助することが重要である．

　　しかし，介護保険制度では要介護認定がされていなければ，自宅に戻った際に介護保険の在宅サービスが受けられないことがある．つまり，要介護認定を受ける時期が遅れると，在宅での療養生活を開始することが困難になる可能性もあり，高齢患者への退院支援を行う際には，介護保険制度を十分に考慮し，積極的に活用していく必要がある．

3-1　情報収集とアセスメントのポイント

1．インテーク面接

　　退院支援の依頼を受けたのち，依頼書，看護記録・診療記録の記載内容を把握し，受持医や担当看護師との面接，そして患者・家族との面接を通して情報収集を行う．面接時に大切なことは，患者・家族の退院についての希望や意志を尊重し，かつ必要な情報を提供しながら，患者・家族との信頼関係を築くことである．それが，満足できる退院へつながるため，医療社会福祉部で退院支援を実施する上で面接は重要であると考えている．

2．介護・生活調整を行うために必要な情報

　　介護・生活調整が必要な患者の退院では，身体状態や介護内容，家族の介護力が低いこと，在宅療養に対する不安，家族の介護負担感，地域での社会資源に関する情報不足などが問題になってくることが多い．そのために退院の決断がつかず，入院の長期化につながることも少なくない．退院支援の依頼があった時，これらの要因に関する情報収集を十分行う必要がある．

　　以下，介護・生活支援のために必要な情報収集のポイントについて示す．

1）患者・家族のニーズとアセスメント

　　退院時には，退院後も医療処置が継続する患者が少なくない．また，介護・生活調整が必要な患者では，患者と家族のニーズが複雑に絡み合っていることが多い．したがって，下記に示した項目に関する顕在的，潜在的ニーズについて情報収集し，総合的にアセスメントを行う．

① **医療・身体的側面**：疾患による身体的機能の低下，加齢による機能低下，治療内容，継続する医療処置，疾患に伴う症状と継続的な観察の必要性など
② **心理的側面**：精神的変化（抑うつ状態，意欲低下），認知障害の有無など
③ **生活上の問題**：介護の内容，日常生活上での困難状況，住居環境など
④ **家族の問題**：介護者の有無，介護者の介護意志や就労の有無，介護者の健康問題，介護者の介護負担感・不安，すでに利用している各サービス内容，家族のライフステージなど

2）介護保険に関する情報収集と具体的な活動

先にも述べたが，高齢者への退院支援では，介護保険を活用しながら自立した生活をおくれるように療養環境を整えることが前提となってくる．

まず，大切なことは，入院当初に，患者の介護保険申請の有無および認定の状況について確認することである．次に，患者が退院後に介護保険を利用することが必要と予測される場合には，入院後早期に申請に関する情報を家族に提供し，申請してもらえるように準備する．そして，すでに認定をうけている患者で再認定が必要と予測される場合には，担当のケアマネジャー（介護支援専門員）との連携を取ったり，家族に調整してもらうように働きかけを行うことである．今後さらにこのような活動が増えるであろう．

認定結果が得られるまでには時間を要する．認定がなされていれば，ケアプラン作成をケアマネジャーに依頼することも可能であるが，現時点では，要介護認定がなされる前に退院となる場合も多く，医療社会福祉部でサービスの調整や家族への働きかけまでも行う必要がある．

3-2 対象者の特徴によるタイプ分け

医療社会福祉部ではさまざまな身体状況・介護状況の患者の退院支援を実施してきた．特に，在宅療養移行時に必要なことは，患者本人・家族の気持ちを確認することと支援体制を強化することであると実感している．その際には，必要となる介護の内容や家族介護力などの条件が，在宅療養可能かどうかを評価するポイントとなることが多い．

1.「ADL」,「家族介護力」,「認知障害」について

そこで，介護・生活調整を必要とする患者の退院支援を実施するにあたって，「ADL」,「認知障害」,「家族介護力」の特徴からタイプ別にし，必要な援助を検討する．タイプ分けすることで，患者・家族の問題と，必要な支援を具体的に把握できると考えられる．

1）ADL

　　患者のADLは，必要となる介護内容に直接影響を及ぼす要因である．

2）家族介護力

　　家族介護力は，介護に対してどれだけ家族が対応できるかを検討する上で重要な概念である．今まで家族介護力といえば，主に，介護者の理解力，判断力，介護知識・技術，体力（健康状態），介護できる時間，介護者の介護意欲，患者との人間関係，また他の家族員の協力などが検討されてきた[1,2]．これらの項目は，家族構成や家族内での協力体制と密接に関連する項目である．したがって，独居・夫婦世帯の場合には家族介護力が小さくなりやすい．一方，三世代世帯では同一世帯内に介護協力者がいることが比較的多く，家族介護力は大きいことが多い．ただし，同居家族がいても家族の介護への協力体制がない場合には，家族介護力は小さくなると考えられる．

3）認知障害

　　認知障害があっても，本人のADLが低い場合には，身体面のケアを必要とする場合が多く，認知障害によって引き起こされる問題行動のみが介護上大きく問題になることは少ない．しかし，ADLが比較的保たれている場合には，特に問題行動が顕著となりやすく，介護上でも対応が必要な場合が多い．ADLが保たれている時にこの認知障害を考慮する必要があると考えて，この「認知障害」の項目を追加し，5つのタイプに分類した（図3-1）．

2.「ADL」，「家族介護力」，「認知障害」を考慮した5つのタイプ

　　図3-1は，ADLの自立度を横軸にして高低をとり，家族介護力を縦軸にしてその大小によって区分した4つのタイプに，「認知障害あり」を中央の円として，「ADLが自立した認知障害（図3-1網かけ部分）」を追加して示している．

　　前述したように，認知障害はADLが自立している場合に問題行動が生じやす

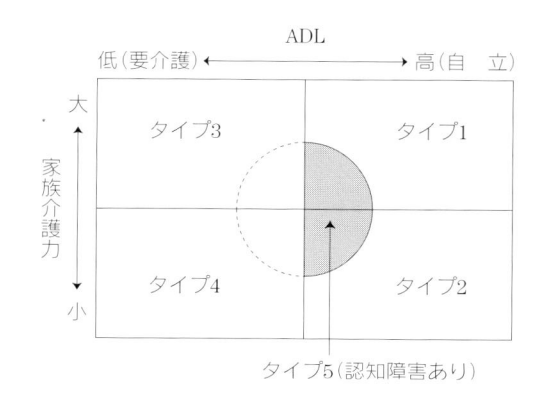

図3-1　ADL，家族介護力，認知障害による「介護・生活援助が必要な患者」のタイプ分け

く対応に苦労することが多いために，家族介護力に関係なく網かけ部分を「タイプ5」としている．医療ニーズがあり支援を必要としている場合には，5つのタイプごとに患者の状況に合わせて，必要な援助を検討することができよう．

なお，ここでいうADLの自立度の高低は，何らかの介助を要するか否かを意味しており，「ADLが自立」と「ADLが低い」という言葉で表現している．「ADLが自立」とは，身の回りのことを含めて患者が自分でできる状態であり，「ADLが低い」は，生活する上で他人による何らかの介助を必要とする状態を指す．一方，「家族介護力が大きい」とは，前述したように主介護者以外に介護に協力できる家族メンバーが存在しており，「家族介護力が小さい」とは，介護者不在，または主介護者以外に介護の代行が可能な家族がいない状態と考える．

3-3 タイプ別の患者・家族の特徴と退院支援の実際

1．タイプ1：ADLは自立，家族介護力が大きい

1）対象者の特徴

患者のADLが自立しており，家族内に介護者と介護協力者がいて理解力，判断力，行動力がある場合である．家事援助が中心となる．日常生活上で介助することは多くはない．

2）退院先の可能性

多くの場合，そのまま自宅退院となる．

3）退院後に予測される問題点

退院時にはそれほど問題はないが，将来的には患者の身体・精神状態，認知機能の変化に伴って，介護が必要になる可能性がある．そのような場合，家族がどう対処してよいのかがわからなければ問題となる．

4）必要な退院援助と社会資源

将来，心身の状態が変化して介護が必要になる場合，家族が適切な対応ができるように情報を提供しておくことが必要である．身体状態が変化した時にはどうするのか，相談窓口はどこか，介護が必要になった場合にどうするのかなどについて，情報を提供しながら相談・対応を行う．

将来起こりうる問題について，専門職と話し合っておくことは，患者や家族にとって不安や負担感の軽減につながることが多い．

5）このタイプの事例

　　Aさん　女性　83歳　娘夫婦との同居世帯

　　疾患・身体状況など：慢性心不全．食事やトイレ，更衣なども自分でできており，ADLは問題なかった．症状も安定しているが，外出することを嫌がったりして家にこもりがちであった．「今のところ（介護の）手はかからないが家にこもることが多いので，ボケないか心配」という家族の不安があった．

　　このケースでは，在宅介護支援センターを紹介し，デイサービス利用に関する情報を提供した．家族は，地域で活用できる介護サービスに関して情報を持っておらず，事前に利用可能な機関について知ることができて安心できたということであった．

2．タイプ2：ADLは自立，家族介護力が小さい

1）対象者の特徴

　　患者自身が身の回りのことはできるが，介護者がいない，介護の協力者がいないようなケースである．独居や高齢夫婦世帯などが多く，病状に関する不安だけでなく今後の生活への不安が強い．

　　もともと家族介護力が小さいために，入院前から在宅サービスをすでに利用していることも多い．例えば，高齢夫婦世帯の場合，患者のADLは自立していても，家事などが十分できないために，ホームヘルパーを週に何回か利用していた場合がある．退院に際して，これらのサービスの再調整が必要となる．

2）退院先の可能性

　　このタイプでは，患者が，身の回りのことは自分でできるので，多くは自宅退院となる．自宅で暮らすことが不安な場合や，家族の希望によっては，介護老人保健施設・介護老人福祉施設（特別養護老人ホーム）などの施設入所となることがある．

3）退院後に予測される問題点

　　独居や高齢夫婦世帯は家族介護力が小さいために，今後，介護が必要になった場合，在宅療養が困難になる可能性が大きい．独居では，急変時にどのように対応するかということが問題となりやすい．また，これらの世帯の場合，買い物や掃除などの家事が不十分で援助を必要とする場合もある．

4）必要な退院援助と社会資源

　　ADLが自立していても，高齢者は生活支援を必要とする場合がある．患者と家族の生活状態をふまえて，訪問介護によって家事援助サービスを導入したりす

る．患者の医療ニーズが大きい場合には，継続的に健康状態を観察して予防的に対処するために訪問看護が必要なこともある．また，入院した病院への通院も困難になり，近くにかかりつけ医を持つ必要も多い．かかりつけ医など居住地域の医療機関と連携を図ることは，医療ニーズに適切に対応し，急変時に対応するためにも重要である．

5）このタイプの事例

Bさん　男性　82歳　1人暮らし

疾患・身体状況など：慢性心不全で入退院を繰り返し，5回目の入院である．今までは自宅で生活していた．今回は息切れなどの症状が出現し，不安になって入院した．このため，退院時にも自宅で急変した時の対応についての不安が強かった．

このケースでは，訪問看護とかかりつけ医を確保して，週に1回は継続的に観察できるようにし，同時に急変時にも対応できるように調整した．さらに，ホームヘルパーによる家事援助（買い物や掃除）を受けられるように手配し，身体への負担軽減を図るようにした．

3．タイプ3：ADLが低く，家族介護力が大きい

1）対象者の特徴

ADLに何らかの問題があり，介護が必要な状態であるが，家庭内に主介護者以外にも介護協力者がいるなど，家族でかなり対応できる場合である．主に二世代，三世代世帯の患者が該当する．ただし，同居家族がいても介護する意志がない場合には，家族介護力は小さいと考えられるので，退院支援に際しては，必ず家庭内で介護の協力体制があるか否かを観察する必要がある．

今回の入院で，初めて介護が必要な状態になったという場合には，介護をすることに大きな不安を抱え，どのように介護していけばよいのかわからず，困難を感じていることが多い．

2）退院先の可能性

このタイプのように家族介護力がある場合は，ADLが低くてもある程度は自宅退院が可能で，患者本人も自宅退院を望むことが多い．一方で，入院前の生活で経験した介護の困難や今後の生活への不安があったり，患者と家族の在宅療養に対する思いにギャップがあれば調整が必要である．家族と患者との関係に問題がある場合には，施設入所を希望する家族も少なくない．

3）退院後に予測される問題点

　　高齢者の場合，ケアが不十分であれば容易に身体状態が悪化しやすい．そして，さらなる機能低下を引き起こし介護負担の増大を招くという悪循環になることも少なくない．特に，家族がぎりぎりの状態で介護にあたっている場合には，些細なきっかけによって在宅療養の継続が不可能になることもある．また家族によっては，日中のケアは可能であるが夜間の介護は難しいなど，時間帯によって介護が困難というケースもあることを考慮すべきである．

4）必要な退院援助と社会資源

　　家族に介護力がある場合は，患者はともすれば全面的に家族に依存しがちである．また，家族の側にも，「他人を家に入れたくない」，「自分達だけで介護したい」という気持ちが強い．このような家族の気持ちを大切にしながらも，在宅ケアが破綻をきたさないように，必要なサービスを上手に導入する必要がある．そのためにはどのようなケアがいつ必要か，家族で無理なくできる範囲と無理が生じやすい範囲とを明確化することである．その上で必要に応じて，介護体制の強化を図るようにする．今までの介護で何か問題点はなかったかどうか，家族の介護体制や介護者の気持ちを把握した上で，専門的なサービスの利用を勧めることが必要である．

　　訪問介護・訪問看護の訪問サービスだけでなく，デイケア・デイサービスなどの通所サービスの利用も検討すべきである．医療ニーズに対応するためには，訪問診療を実施しているかかりつけ医や訪問看護の導入も有効である．また，介護者の介護負担軽減やリフレッシュのために，短期入院・入所も検討すべきである．さらに患者の身体状態に応じて，住宅改修などの準備が必要となることもあり，その場合には，在宅介護支援センターや地区の福祉課との連携を図る．入院早期から準備を始めることによって，退院までにある程度の住宅改修の目処がたつようにしておくことが望ましい．

5）このタイプの事例

　　Cさん　男性　80歳　息子家族と同居

　　疾患・身体状況など：脳血管障害．入院前から日中は車椅子とベッド上で過ごすことが多く，移動は家族が全介助していた．排泄は，日中は家族がトイレに連れて行き，夜間はオムツを使用していた．主介護者は配偶者で，専業主婦の嫁が協力していたが，両者とも夜間のオムツ交換と今後のリハビリについての不安を訴えている．

　　このケースでは，巡回訪問介護を深夜と早朝に，また訪問看護とデイケアを受けられるように訪問看護ステーションと在宅介護支援センターへ調整を図った．

これにより家族も安心して退院を迎えることができた.

4. タイプ4：ADLが低く家族介護力も小さい

1) 対象者の特徴

ADLが低く，かつ，介護者がいない，もしくは介護協力者がいないような場合である．独居や高齢夫婦世帯が該当することが多い．高齢夫婦世帯では，配偶者が介護者であることが多く，高齢の介護者自身が健康問題を抱え，また体力的な限界もあり，介護体制が弱いことがしばしばある．

2) 退院先の可能性

独居の場合，介護を要する程度や病状によっては，介護老人保健施設や介護老人福祉施設に入所せざるを得ない場合もある．その場合，高齢夫婦世帯では，福祉施設でできるだけ一緒に暮らせるように配慮することも必要であろう．必要な介護の内容と介護者の健康状態，また，介護継続の意志を含めた介護力を考慮し，最大限サービスを利用しながら在宅療養が継続できるように支援する．

3) 退院後に予測される問題点

もともと家族の介護力が小さいため，患者の病状や身体機能が低下すれば，たちまち家族が対応できなくなる恐れがある．退院時に介護サービスの投入量が少なく，最低限の体制で介護を行っていると，結果的に患者の身体状態の悪化や介護者の健康状態の悪化を招く恐れもある．また，相談相手が身近にいないことは，介護者にとって非常に不安が大きく，負担感も増大しやすいために介護の継続が困難になることもある．

4) 必要な退院援助と社会資源

このタイプは，最も多くサービスを必要とするタイプである．介護支援体制を強化するため，介護者を含めた生活支援や地域サービスとの連携が非常に重要になってくる．利用するサービスも家事，身辺ケア，医療にわたるため調整に時間がかかること，患者の身体状態が不安定で家族の不安も大きいことなどから，退院先について悩むことも多い．患者・家族への相談対応も含め，医療社会福祉部としても一番援助時間を要するタイプであり，できるだけ早期に支援を開始し，退院への準備をする必要がある．介護保険の認定がされていない場合には，ただちに家族に申請をしてもらえるように説明する．すでに認定されていても，再認定が必要と予測される場合には，ケアマネジャーと連絡を取ったり，家族に連絡してもらうようにする．

医療的ニーズや健康管理のニーズには，かかりつけ医の訪問診療や訪問看護を

利用する．これによって，継続的な医療処置や病状観察，必要な看護ケアが提供できる．介護支援体制を強化するためには，巡回介護も有効である．例えば，オムツを利用している患者の場合，24時間介護者1人で対応することは困難であり，夜間と早朝にオムツ交換や体位変換を専門的なケアとして導入することで，介護者の負担軽減にもつながる．また，主介護者が介護に追われ，介護以外のことに手が回らず，日常生活の質が低下する場合も多いので，ホームヘルパーによる家事援助などを入れることも大切である．さらに，行政との連携も重要となる．住宅改修，配食サービス，通院のためのタクシーチケットなどのサービスが申請することによって利用できる．

5) このタイプの事例

Dさん　男性　85歳　83歳の妻との2人暮らし

疾患・身体状況など：慢性心不全と痴呆がある．介助により立位保持，車椅子への移動ができる程度で，ほぼベッド上の生活．妻は退院後の生活に対する不安と介護負担感がかなり強かったが，患者自身は自宅退院を強く望んでいた．

このケースでは，介護保険認定の手続きを家族に行ってもらったが，退院までに認定結果がでなかった．そこで，継続的な観察と看護ケア提供のために訪問看護ステーションへ連絡した．さらに，居住区の高齢福祉課へ連絡し，身体的ケアと家事援助のための訪問介護の利用，住宅改造と電動ベッドやポータブルトイレなどの福祉用具の貸与を手配した．さらに，在宅介護支援センターへ連絡し，介護保険の認定結果を含めた今後の対応を依頼し，家族へも同センターについての情報を提供した．その結果，患者は退院後も同センターの担当者の訪問を受け，さらに必要なサービスを受けられるようになった．患者と妻はとても安心し満足して退院し，退院後も安心してサービスを受けているという電話を受けている．

5．タイプ5：ADLは自立しているが，認知障害があり問題行動が多い

1) 対象者の特徴

痴呆症状の評価については次項を参照されたい．ここでは，認知障害のある患者の日常生活上で問題になりやすい点について述べる．このタイプの患者は，日常生活動作が自立していても，行動の見守りや問題行動への対応などが必要なことが多い．そのため，家族は症状に対する精神的負担や拘束感が大きかったり，「どう対応していいのかわからない」，「行動を見ていると自分までもおかしくなる」，「心配で出かけられない」などというようになる．このように，家族にとっては症状への戸惑いと負担感が強いことが多い．

2) 退院先の可能性

多くの場合，自宅退院が可能である．患者にとっては，生活環境の変化が症状の悪化を招くことが多いので自宅退院が望ましいが，家族に介護する意志がなく，介護することが不可能な場合には，転院や施設入所になることもある．

3) 退院後に予測される問題点

認知障害の進行に伴う生活能力の低下，加齢に伴う身体機能の低下なども考えられる．症状の進行により，排徊や問題行動が増え，家族は目が離せなくなり，家族の精神的・身体的負担はさらに大きくなる．

4) 必要な退院援助と社会資源

患者の状態について家族の知識と理解を深め，デイサービスの利用や家族会の紹介も含めた対応方法に関する情報を提供する．在宅介護支援センターなどを紹介し，何かあったときの相談窓口として，家族が理解しておくことも必要である．

介護が長期化するため，必要なサービスを利用しながら介護に取り組んでいけるように，家族の悩みを受容しながら相談・対応を行うことも重要である．

5) このタイプの事例

Eさん　女性　68歳　主介護者である夫と娘家族と同居

疾患・身体状況など：アルツハイマー病．家族は介護する意志も強く，自宅退院を希望していたが，患者の症状に対する夫の戸惑いや不安がかなり大きかった．しかし，家族は自宅で介護することへの強い意志があり，痴呆に関する知識を積極的に得ようとしていた．

このケースでは，面接時に痴呆ケアについてのパンフレットや介護本の紹介，痴呆の家族会などの情報を提供した．家族がどのような場合に困難感があるのかなどを含め，家族の思いを支持しながら退院まで繰り返し面接した．また，利用できるサービスについても説明し，デイサービスや在宅介護支援センターについて紹介し，家族も前向きな気持ちを持って自宅退院となった．

3-4　退院後のフォローアップ

1. 退院後の対応（電話相談と情報交換）

医療社会福祉部では，支援した患者や家族から退院後に電話で相談を受けることも少なくない．その場合，できる範囲で相談対応しつつ，同時に各サービス機関と連絡・調整をする．入院中の状況や，医療処置および退院後の生活上の問題点，家族の悩みや不安などについて，訪問看護ステーションの担当看護師，在宅

表3-12 入院時リスク・スクリーニング票

記入日： 月 日 記入者：

氏 名		入院日： 月 日 退院日： 月 日
ID番号	1. 老年病科　　2. 神経内科　　3. (　　　　　　　)	
年 齢	1. 75歳以上（　　　歳）	2. 75歳以下（　　　歳）
入院時の主疾患名	1. 脳血管障害 2. パーキンソン病を含む難病 3. 心不全 4. 肺炎・脱水・低栄養 5. 骨折 6. 痴呆（精査目的も含む） 7. 悪性疾患 8. 他の長期療養を必要とする疾患	9. その他 ・糖尿病 ・ ・ ・
家族構成	1. 独居 2. 配偶者のみ	3. 同居者あり
入院形態	1. 緊急入院 2. 再入院（1カ月以内）	3. 予定入院
入院前の住居	1. 自宅以外（病院，施設）	2. 自宅
希望退院先	1. 自宅以外（病院，施設）	2. 自宅
経済的問題	1. あり	2. なし
定期的医療処置の有無 （今後の可能性含む）*1	1. あり 　（内容：　　　　　　　　　　　）	2. なし 3. 今のところ不明
排尿・排便の自立度	1. 要介助	2. 自立
身体移動の自立度	1. 要介助	2. 自立
痴呆の有無	1. あり	2. なし
コミュニケーションの障害*2	1. あり	2. なし
家族関係・介護力	1. 介護する者がいない、もしくは介護する意思がない（介護者不在、介護拒否） 2. 介護者はいるが高齢、介護の協力者がいないなどの問題がある（介護力が小さい） 3. 主介護者が現在仕事をしている 4. 本人（患者）が家族による介護を拒否している（本人の意欲が低い） 5. 本人または家族が不安や問題を表出している	6. 日常的な介護協力者あり 7. 介護者に介護または療養の世話をする意思がある
介護保険認定状況	1. 要支援 2. 要介護（1, 2, 3, 4, 5） 3. 必要な状態だが未申請 4. 申請したが却下された	5. 自立
判定基準	1. （退院先，医療処置，介護保険）に1つでもあればリスクあり 2. それ以外に上記欄にチェックが3つ以上あればリスクあり 3. 「75歳以上」「独居」は2つでリスクあり	
スクリーニング結果	1. リスクあり	2. リスクなし

*1：通常，医療者が行う処置（気管吸引，経管栄養，褥創処置，人工呼吸器管理，在宅酸素療法，在宅IVH）など
*2：失語，構音障害などによる障害

（東大大学院地域看護　鷲見　試案　2000.4）

介護支援センターの担当者と情報交換することも大切である．

2．再入院への対応とターミナルケア

　介護が必要な患者は，身体的予備能力が低いために容易に身体状態が変化しやすく，再入院となることが多い．また，高齢者介護の課題でもある「終の棲家」についても考慮し，医療社会福祉部として継続的に対応することも求められる．かかりつけ医や訪問看護ステーションとの連携は，退院後も欠かせない．

3-5　まとめに代えて

　退院時に，退院することへの不安を患者・家族の双方から聞くことが多いが，退院前の不安を軽減するようなサービスの調整，精神的サポート，看護介入は，在宅への移行をスムーズにするといわれている[3]．このように，患者や家族が不安や介護問題を抱えながらも，スムーズな在宅移行や退院を進めるためには，患者・家族と，今までの生活や今後の問題点について入院早期から話し合うこと，患者・家族の意思を尊重しながら必要な援助や選択肢を提示し，援助を進めることが非常に重要である．それによって，「退院させられる」といった患者や家族の不満や不安も回避できること[4]，退院後の不安が軽減することが報告されている[5]．

　さらに退院調整が必要となる患者をできるだけ早く，もれなく把握するために，入院当初に退院困難患者をスクリーニングするなどのシステムも検討する必要があろう．東大病院でも老年病科で研究の一環として試用している（**表3-12**）．

　2000年4月から介護保険がスタートした．高齢者にとっては，介護保険を有効に活用しながら，自らが望む生活を継続していくことが大切である．入院時に介護保険の活用状況を把握し，積極的に申請や再認定の申請を家族に働きかけていくことが非常に重要になるであろう．医療社会福祉部は，一例一例の支援を通じて病院全体のこの動きを促進していく活動をしているといえよう．

文　献

1）島内　節：在宅ケアにおけるアセスメントと評価．島内　節，川村佐和子編，在宅ケア，259-272，文光堂，1986．
2）宮森　正，岡島重孝：在宅介護スコアの開発．日本プライマリ・ケア学会誌，**15**：58-64，1992．
3）Weaver M, Perloff L, Waters T : Patients' and caregivers' transition from hospital to home needs and recommendations. Home Health Care Services Quarterly, **17** : 27-48, 1998.
4）森山美知子：急性期疾患治療病院に退院調整専門看護師を設置する効果の研究（その2）．病院管理，**33**：23-31，1996．

5) 鷲見尚己,村嶋幸代,鳥羽研二他：退院困難が予測された高齢入院患者に対する早期退院支援の効果に関する研究—特定機能病院老年病科における準実験研究—．病院管理，**38**：29-40, 2001．

4 痴　呆

鳥羽　研二・永田　智子

　痴呆患者の退院困難の要素は，日常生活機能の低下，問題行動，家族の介護負担，自宅の構造など多岐にわたる．すべての要素をカバーしても家族の同意が得られる保証はないが，少なくとも要素をすべて評価し，可能な社会的資源の情報を提供することが第一歩となる．

　在宅復帰が困難な場合も，より快適に過ごせる施設を紹介する努力が求められる．

　この意味で，痴呆の重症度にあった要介護度を得るように，主治医の意見書に資するデータを揃えるための体制を整備することが重要である．特定機能病院の医療社会福祉部はリーダーシップを発揮し，チーム医療を促進することが求められる．

　この項では最初に痴呆患者の退院困難の要素の評価について述べ，次に，大学病院における痴呆患者の特徴，さらに支援の実際について詳述する．

4-1　退院困難要素の評価

1．評価すべき要素

1）BADL（Basic Activities of Daily Living）：基本的日常生活動作能力

　BADLとは，自立した生活を営む上での，身体面における基本的機能のことである．

　BADLに含まれる要素は以下のように分類できる．

　＜上肢機能と巧緻性（動作の巧みさ・器用さ）に依存する項目＞　食事，整容，着替え

　＜下肢機能に依存する項目＞　起立，室内歩行，屋外歩行，階段昇降

　＜上下肢体幹機能の協調運動能力に関する項目＞　入浴，排泄動作

　＜膀胱直腸機能，上下肢機能，認知能に関連する項目＞　排尿，排便機能

　ただし，この分類はあくまで「主として依存する要素」によるものであって，その他にバランス，協調運動などの要素がからんでいることはいうまでもない．

　痴呆患者では，多くの要素に依存する機能は低下しやすい．これは，痴呆介護

の現場でもっとも需要の多いのが，入浴介助や排泄介護であることから裏付けられる．痴呆患者は日中傾眠傾向のことも多く，ADLの変動がADLの低下と誤解されやすいことに注意する．

2）IADL（Instrumental Activities of Daily Living）：手段的日常生活動作能力

IADLとは，BADLよりも複雑な，社会生活を営むための日常生活動作を指し，食事の用意や片づけ，買い物，電話，金銭管理などが含まれる．

軽症痴呆では，BADLより早期に低下するため，外来でのリスクスクリーニングに適している．特に，服薬管理能力や炊事能力は，独居や高齢夫妻世帯の場合必ずチェックしないと，在宅療養の可能性を判定できない．

2．知的機能の評価

知的機能の評価には以下のような種類があり，各々痴呆の判定基準が示されている．

・長谷川式簡易知能スケール改訂版（HDS-R）：簡便な知能評価方法としてよく知られている．20点以下が痴呆の疑い，10点未満は高度の痴呆と判定される．

表3-13　柄澤式老人知能の臨床的判定基準

	判　定	日常的生活能力	日常会話・意志疎通	具体的表示
正常	（－）	社会的・家庭的に自立	普通	活発な知的活動持続（優秀老人）
	（±）	同上	同上	通常の社会活動と家庭内活動可能
異常衰退	軽度（+1）	・通常の家庭内行動ほぼ自立 ・日常生活上助言や介助は必要ないか，あっても軽度	・ほぼ普通	・社会的な出来事への興味や関心が乏しい ・話題が乏しく，限られている ・同じことを繰り返し話し，尋ねる ・今までできた作業（事務，買い物，家事など）にミスまたは能力低下が目立つ
	中等度（+2）	・知能低下のため日常生活が1人ではちょっとおぼつかない ・助言や介助が必要	・簡単な日常会話はどうやら可能 ・意志疎通は可能だが不十分，時間がかかる	・なれない状況で場所を間違えたり道に迷う ・同じ物を何回も買い込む ・金銭管理や適正な服装に他人の援助が必要
	高度（+3）	・日常生活が1人ではとても無理 ・日常生活の多くに助言や介助が必要，あるいは逸脱行為が多く目が離せない	・簡単な日常生活すらおぼつかない ・意志疎通が乏しく困難	・なれた状況でも場所を間違えたり道に迷う ・さっき食事したこと，さっき言ったことすら忘れる
	最高度（+4）	同上	同上	・自分の名前や出生地すら忘れる ・身近な家族と他人の区別もつかない

原則としては重い方を重視する
（柄澤昭秀：老年期痴呆 3：82，1989）

・観察法（行動評価法）：行動評価方法の特徴は，質問紙法に記入できない患者や質問の意味を理解できない患者などにも適用できることである．「柄澤式老人知能の臨床的判定基準（**表3-13**）」は，行動評価方法としては最も広く認知されている．高度（+3）以上では在宅復帰はかなり困難といってよく，施設介護を考慮する対象となるであろう．

・痴呆の異常行動に関する指標（**表3-14**）：問題行動が10項目以上になると，介護保険の審査委員会の判定でも1ランク上がることが多い．項目をしっかりチェックすべきである．

3．Quality of Life（QOL）の評価

痴呆患者については，行動観察によるQOL評価が行われる．

意欲の指標（Vitality Index）を**表3-15**に示す．痴呆症例でやる気がない場合，

表3-14 Dementia Behaviour Disturbance Scale（DBD scale）

次の1から28の項目について，次の0から4までの評価に従って記入してください．

0:全くない	1:ほとんどない	2:ときどきある
3:よくある	4:常にある	

記入欄		
	1	同じことを何度も何度も聞く
	2	よく物をなくしたり，置き場所を間違えたり，隠したりしている
	3	日常的な物事に関心を示さない
	4	特別な理由がないのに夜中起き出す
	5	特別な根拠もないのに人に言いがかりをつける
	6	昼間寝てばかりいる
	7	やたら歩き回る
	8	同じ動作をいつまでも繰り返す
	9	口汚くののしる
	10	場違いあるいは季節に合わない不適切な服装をする
	11	不適切に泣いたり笑ったりする
	12	世話をされるのを拒否する
	13	明らかな理由なしに物を貯め込む
	14	落ちつきなくあるいは興奮してやたら手足を動かす
	15	引き出しやタンスの中身を全部出してしまう
	16	夜中に家の中を歩き回る
	17	家の外に出ていってしまう
	18	食事を拒否する
	19	食べ過ぎる
	20	尿失禁する
	21	日中，目的なく屋外や屋内をうろつきまわる
	22	暴力を振るう（殴る，かみつく，ひっかく，蹴る，唾をはきかける）
	23	理由もなく金切り声をあげる
	24	不適切な性的関係を持とうとする
	25	陰部を露出する
	26	衣服や器物を破ったり壊したりする
	27	大便を失禁する
	28	食物を投げる

表3-15 意欲の指標（Vitality Index）

1) 起床（Wake up）	
いつも定時に起床している	2
起こさないと起床しないことがある	1
自分から起床することがない	0
2) 意志疎通（communication）	
自分から挨拶する，話しかける	2
挨拶，呼びかけに対し応答や笑顔がみられる	1
反応がない	0
3) 食事（feeding）	
自分で進んで食べようとする	2
促されると食べようとする	1
食事に関心がない，全く食べようとしない	0
4) 排泄（On and Off Toilet）	
いつも自ら便意尿意を伝える，あるいは自分で排便，排尿を行う	2
時々尿意，便意を伝える	1
排泄に全く関心がない	0
5) リハビリ，活動（Rehabilitation, Activity）	
自らリハビリに向かう，活動を求める	2
促されて向かう	1
拒否，無関心	0

除外規定：意識障害，高度の臓器障害，急性疾患（肺炎などの発熱）

判定上の注意
1) 薬剤の影響（睡眠薬など）を除外．起座できない場合，開眼し覚醒していれば2点．
2) 失語の合併がある場合，言語以外の表現でよい．
3) 器質的消化器疾患を除外．麻痺で食事介護が必要な場合，介助により摂食意欲があれば2点（口まで運んであげた場合も積極的に食べようとすれば2点）．
4) 失禁の有無は問わない．尿意不明の場合，失禁後にいつも不快を伝えれば2点．
5) リハビリでなくとも散歩やレクリエーション，テレビでもいい．寝たきりの場合，受動的理学運動に対する反応で判定する．

能力以上に介護の手がかかると家族は訴える．この指標では，起床，挨拶，食事，排泄，リハビリ／活動の5項目の意欲を測定することによって，どのような治療，刺激が介護負担を減らすかを検討できる．

4. 環境要因

痴呆患者の状態は，個人の肉体的精神的機能だけでなく，さまざまな環境要因によって決定される．

患者を取り巻く人的環境としては，家族構成とキーパーソン，介護者の振る舞いや介護能力などが重要である．

また，痴呆患者に多い転倒や事故に関連する項目としては，以下の5つが挙げられる．

①室内：滑りやすい床，つまずきやすいもの，照明，整理清掃状況，家事動作が距離を置かずに実行可能か
②電気・ガス：暖房，温水，コード，プラグ，スイッチ，オーブン
③浴槽：湯温，排水，浴室の床，照明，電源との位置関係
④玄関への道路：階段，小道，障害物，ペット，照明，玄関までの距離
⑤駐車場：利用の有無，防犯上の安全性，照明，家からの距離

これらは，介護者への教育や，痴呆患者の家庭復帰にあたってのチェック項目として重要である．

5. 評価の使用方法

痴呆患者の評価においては，これまでに述べてきたBADL，IADL，知的機能や問題行動，環境要因の他，情緒や疾患の症状などを同時に測定する必要があるが，一度に多くの指標を測定した場合，これら全体の解釈が問題となる．

これらはレーダーチャート（**図3-2**）で表現するとわかりやすい．

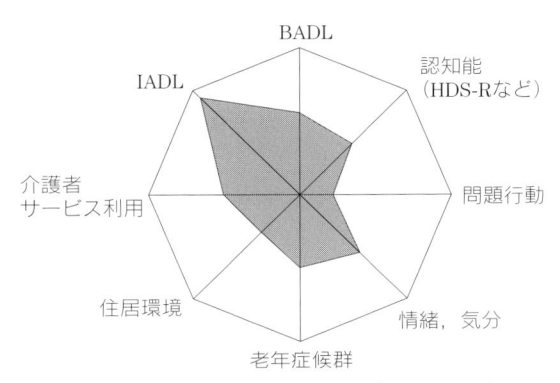

図3-2 痴呆の機能評価（レーダーチャート）

4-2 大学病院における痴呆患者の特徴

特定機能病院である東大病院には，痴呆のみを有する患者はごく少数であり，大方は心不全，糖尿病，パーキンソン病など，何らかの合併症を有している．このようなケースの場合，退院後も服薬管理，自己注射，食事療法などが必要となる．痴呆症状を有するために，こうした医療面でのセルフケアが十分に行えないというケースも多い．したがって，東大病院における痴呆患者への退院支援は，痴呆による生活上の障害のみならず，医療の側面へも目を向けて行わなければならない．

痴呆症状そのものの多様性に加え，必要な医療的支援も人によって異なるため，痴呆を有する患者への支援は多様である．むしろ，患者一人一人をまるごと全体として見ていく中で，痴呆を有するケースがある，という認識で対応するのが適切であろう．「痴呆患者への対応」とひとくくりにしてしまうと，よいサポートはできないというのが実感である．

4-3 在宅療養に向けての支援

1. 患者と家族のアセスメント

まず，4-1に挙げた項目を参考に，多面的なアセスメントを実施する．

患者本人については，特に生活上の困難を具体的にアセスメントすることが不可欠である．しかし，これは痴呆患者に限ったことではない．先に述べたとおり，患者を丸ごととらえようとする過程の中で，自ずと痴呆による障害が明らかになるというのが自然な流れであろう．

　家族についてのアセスメント，および家族関係の調整は重要である．それは，ひとつには介護力が十分であるかを判断し，必要な社会資源を紹介する必要があるからである．また，痴呆患者において家族が特に問題となるもうひとつの理由は，患者の状態についての家族の理解や受け入れによって，支援が異なるからである．中には，「こんな母であるはずがない」，「何かの間違いだ」，「治療や薬のせいでこうなっているだけだ」など，患者の状況を理解しようとしない家族や，現実を受け止められない家族もいる．一方で，「痴呆という病気のためにこうなった」ということを理解し，受け入れて，「ではどうすればよいか」と具体的な対応方法を探っていける家族もいる．医療社会福祉部としては，痴呆への理解を深めてもらうために努力するが，受け入れられない場合には，そのような家族の状況も踏まえた支援を行っていくしかない．

2．社会資源の活用

　痴呆患者の在宅療養においては，社会資源の積極的な活用が必要である．

　先に述べたように，東大病院では医療面と生活面の両方について支援が必要なケースが多い．医療面については，かかりつけ医や訪問看護ステーションを活用する．生活面の支援が必要で，家族介護力にも問題がある場合には，ヘルパーの導入を検討する．また，高齢夫婦世帯の場合，食事がおろそかになるケースが多く，配食サービスは有効である．

　痴呆を有するケースにとって社会性の保持は非常に重要であり，デイケアなどの通所施設の活用は効果的である．家族の中には，患者が人目に触れることを気にしたり，「この人は，人が大勢集まるところは好きではないから」といって，通所をためらう場合も多いが，外出や人との交流の重要性について繰り返し説明し，説得するようにしている．また，痴呆患者を介護する家族の身体的・精神的負担は大きい．医療者は，家族の介護疲れを予測する必要がある．介護負担を軽減し，患者と離れて過ごせる時間を確保するために，通所サービス，さらにはショートステイの活用も効果的であり，積極的に勧めている．この他，痴呆の状況によっては，痴呆性老人徘徊感知機器や，排泄に関するケア用品などを，適宜紹介することも必要である．

　家族が患者の状態を受け入れていない場合には，ケアマネジャーの選択が重要となってくる．介護保険制度においては，患者の自己決定が最も重視されるが，患者に痴呆があり，かつ家族の理解も不十分である場合，専門職がある程度踏み

込んだ支援をしなければならない場合もある．そのような場合には，相応の能力があるケアマネジャーに，在宅での生活を継続的に支え，組み立てていく役割を担ってもらいたいと考え，過去の支援実績の蓄積を参考にしながら選択を行っている．

　以上の支援は介護保険制度の活用を前提としている．介護保険は，65歳以上の高齢者のみならず，40歳以上の特定疾病患者に対しても適応されるが，特定疾病には「初老期における痴呆」も含まれている．痴呆患者の要介護度は低く認定されやすいといわれているが，医療社会福祉部でこれまでに接したケースにおいては，特にそのような事例はなかった．入院中に認定調査を受ける場合は，病棟スタッフが適切な助言を行うなど，実態に合致した要介護度に認定されるための配慮も必要となろう．

3．事　例

1）事例1：病状を理解できない夫との2人暮らしを多様なサービスで支えている事例

　Aさん　女性　77歳　アルツハイマー型痴呆　同居家族：夫（軽度痴呆）

　数カ月前より姿勢障害が出現し，精査目的で入院となった．姿勢障害の原因は非常に偏った食生活（3食ともコンビニエンスストアの弁当）による栄養失調と判明した．ADLはほぼ自立できているが，新しいところに行くと帰ってこられないなどの痴呆症状が見られた．本人には物忘れの自覚があり，覚えていられないことを嘆いていた．

　夫は軽度痴呆，怒りっぽい性格で，Aさんが病気であることを理解できず，「何故こんな失敗をするのか」などとAさんを怒鳴りつけていた．Aさんは夫の前では萎縮し，落ち着いた生活が送れない．夫は自分のことで精一杯であり，Aさんが家にいないことを望んでいた．また，ヘルパーなどの他人が家に入ることを拒否していた．他の家族（息子3人）は別居しており，介護力を期待することはできない．

　退院支援の方針として，在宅での生活が可能であることから，Aさんが安心して在宅で療養できることをめざした．その際，経験豊かで実績のあるケアマネジャーを選択して依頼し，病状理解やサービス受け入れに問題のある夫を継続的に支えていけるよう配慮した．

　Aさんの要介護度は2であった．まず，栄養の極端な偏りがあったことから，配食サービスを利用し，夫婦ともども安定した食生活を送れるようにした．次に，訪問看護を導入することによってプライマリケアの充実を図った．他人の干渉を拒否する夫も，医療者である訪問看護師は受け入れることができた．また，週2回のデイサービスと送迎のためのヘルパーを導入した．退院後はショートステイも活用している．

これらの支援により，Aさんは夫と離れて過ごす時間も持つことができ，メリハリのある生活を楽しんでいるということである．

2）事例2：問題行動の標的である夫と顔を合わせないことで安定している事例

Bさん　女性　85歳　心不全・痴呆　同居家族：夫，娘

入院理由は心不全のコントロール．しかし，痴呆症状が著明で，退院に当たってのネックとなった．一見しとやかな奥様だが，夫に対しては，「出て行け」などの暴言，花瓶を投げつけるなどの暴力行為が見られた．若い頃夫から受けていた暴力に対する恨みが積み重なってのことと考えられた．また徘徊も見られた．娘は「こんな母親であるはずがない」といい，病院の治療を疑うなど，痴呆を受け入れられない様子であった．

自宅退院に当たり，痴呆患者の扱いに慣れており，精神症状のサポートができる医師を探し，訪問診療を依頼．訪問看護も週2回導入し，心不全症状と合わせて痴呆症状をも見守ることで，服薬コントロールが成功し，徘徊は収まった．夫への敵意は簡単には消えないと考えられたので，夫婦別室を娘に助言し，刺激しないようにしたところ，暴力行為も見られなくなった．娘も，医療者の介入を徐々に受け入れ，母親の病気についても理解できるようになり，安定した生活を送ることができている．

4-4 転院に向けての支援

先に述べたとおり，東大病院には医療依存度の高い患者が多いため，痴呆だけを有する患者や，徘徊が問題となるケースは少ない．ここでは，まず，痴呆症状を有する患者が転院する場合，病院の選定に当たって参考となる一般的な基準について述べる．

痴呆症状の中で，徘徊と問題行動の有無が，病院選定に際して重要となる．痴呆があっても徘徊や問題行動がなければ，一般的な療養型病床群や老人保健施設で対応可能である．徘徊があるケースについては，一般的な療養型病床群では受け入れにくいので，痴呆専門病棟や老人保健施設の老人専門棟への入院を検討する．

暴力行為・不潔行為などの問題行動が著明で，対処が困難な場合は，老人性痴呆疾患を専門に扱う精神科病棟である「老人性痴呆疾患治療病棟」において，より積極的な治療・ケアを受けることが適切と考えられる．ただし，この病棟は「治療」を目的としており，入院期間にも制約があるので（90日を越えると診療点数が安くなる），その点を家族によく理解してもらう必要がある．

以上，病状に即した病院選択の基準を示したが，これは明確なものではなく，

受け入れる患者の範囲には重なりがある．例えば，精神科病棟については，家族が「うちの母を精神病院に入院させたくない」などと抵抗を示す場合がある．そういう場合には，病状の程度にもよるが，過去の蓄積から見て，対応可能な療養型病床群や老人保健施設を当たる．

なお，介護保険制度の居宅サービスの中に，痴呆対応型共同生活介護（いわゆるグループホーム）があるが，東大病院の患者の特徴上，医療が不可欠であるため，これまでに紹介した実績はない．同じ理由で，介護療養型医療施設も利用していない．先に挙げた療養型病床群は，医療保険適用のものである．

患者・家族の納得できる転院のためには，複数の選択肢を呈示する，家族に実際に病院を見に行ってもらうなどの配慮が必要であるが，これらは2章で述べたとおりである．

4-5 在宅か転院か

近年，高齢者のための社会資源の整備や，高齢者介護についての知識の普及に伴い，在宅療養への敷居が徐々に低くなったという実感がある．このような中で，痴呆患者を抱える家族が転院にするか在宅にするか迷う場合，決め手のひとつは経済的な問題である．

療養型病床群は一般に東大病院のような国立大学病院に比して，お世話料などの費用が多くかかる．中でも，痴呆専門病棟では，さらに費用が高く設定されていることが多い．「家で看られない，転院を」と依頼してきた家族も，経費を知って二の足を踏み，結局在宅療養を選ぶという場合もある．

また，転院・入所の場合，長丁場になることを覚悟して決断することになる．そして，家から離れている期間が長くなればなるほど，患者がいない生活に家族が慣れ，気持ちの上でも患者の居場所がなくなり，ますます退院は難しくなる．中には，悩んだ末，そのようになりたくないという思いで，在宅を選ぶ家族もいる．

特に若いケースでは，痴呆の著明な改善が見込めないとしても，施設入所により社会生活をあきらめてしまうことに抵抗をもち，困難であっても在宅を選ぶこともある．若年者の場合，介護者が経済的にも生活を支えて行かなくてはならないなど，高齢者とは異なる困難がある．しかし，64歳以下でも利用できる介護保険を最大限活用することにより，在宅療養を順調に実施することができ，症状の改善までもが見られたケースもあった．

医療社会福祉部は，家族の迷いを受け止め，必要な情報を提供し，家族の自己決断を促すようにしている．迷った末に在宅療養を選んだケースも，社会資源を効果的に活用することで，たいていは家で何とか過ごせている．介護保険の施行により豊富になった資源を，いかに賢く選択し，活用していくか，すなわち退院

支援の成否が，痴呆患者の在宅療養の鍵となっているといえよう．

文　献

1) 岡本祐三監訳：高齢者機能ハンドブック．医学書院，1998．
2) 小澤利男他編：高齢者の生活機能ガイド．医歯薬出版，1999．
3) 鳥羽研二他編：高齢者介護のすべて：おとしよりとくらす．文光堂，1999．
4) 特集　総合的日常生活機能評価法Ⅰ．Geriatric Medicine，**32**：509-575，1994．
5) 特集　総合的日常生活機能評価法Ⅱ．Geriatric Medicine，**32**：661-706，1994．
6) 特集　老年期痴呆の診断基準．Geriatric Medicine，**30**：875-964，1992．
7) 荒木　厚他：高齢者QOLの考え方・評価．Medicina，**36**：731-733，1999．
8) 江藤文夫：高齢者の日常生活機能測定に関する研究．日老医誌，**29**：841-849，1992．
9) 老化に関する縦断的研究マニュアル．長寿科学総合研究（主任研究者　葛谷文男）．

5 感染症

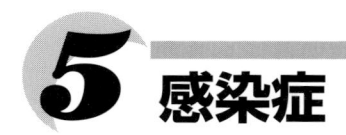

人見　重美

5-1　高齢者の感染症対策

　今までに感染対策について数多くの研究やガイドラインが発表されているが，ほとんどが急性期病院を対象としたものである．在宅療養者の感染対策についての研究は，欧米でもあまり進んでいない．急性期病院と同じ感染対策を在宅療養者に適用するには，いくつかの困難な点がある（表3-16）．その一方，在宅療養中に交差感染が起こる可能性は，病院や施設に比べかなり低い[1]．現状では，急性期病院での対策を参考にしながら，在宅療養の現場に適当な感染対策を立案することになる．

表3-16　在宅療養の感染対策で考慮すべき要因

- ○ 介護者（家族など）が通常医療手技の訓練を受けておらず，基本的な感染予防策を知らない．
- ○ 手洗い，器具の保管，再生利用品の消毒などのための適切な設備がない．
- ○ 適切な廃棄施設がない（特に汚染した鋭利な器具）．
- ○ 費用抑制のために，ディスポーザブルな器具を再利用してしまう．

1．疫　学

　在宅療養者の感染に対する抵抗力は，市中の健常人と比べて減弱しており（表3-17），さまざまな感染を起こしうる（表3-18）[2]．しかし，これらの感染の発

表3-17　在宅療養者の感染危険因子

基礎的な免疫力の低下（高齢など）
栄養失調（消化管疾患など）
慢性疾患（肝疾患，腎疾患，糖尿病など）
機能障害（咳嗽反射の低下，大小便の失禁，麻痺など）
侵襲的な医療器具の使用（静脈内・尿路カテーテル挿入，気管切開など）
薬物治療：制酸剤など
耐性菌の保菌
介護者の技術（医療経験のない家族など）

表3-18 在宅療養中に起こりうる感染

感染の種類	関連する状況
菌血症	静脈カテーテルなど静脈内留置器具の挿入
尿路感染	尿路カテーテルの挿入，排泄障害
肺　炎	経鼻胃管の使用，気管切開，嚥下障害
腹膜炎	腹膜透析カテーテルの使用
創部感染	褥創

生率や罹患率について，詳しいことはまだわかっていない．アメリカである特定の日に調査したところ，175人のうち9人（5.1％）が，在宅療養中に生じた感染症を患っていたという[3]．

2. 標準予防策

現在日本の病院で最も用いられている感染予防策は，1996年にアメリカ Centers for Disease Control and Prevention（CDC）が発表したガイドラインである[4]．「標準予防策」と「感染経路別予防策」の2本立てからなるこのガイドラインは，本

表3-19 主な標準予防策

○ 適　用
・感染症の診断あるいは推定の有無にかかわらず，全ての患者の：
　(1) 血液
　(2) 体液，分泌物（汗を除く），排泄物
　(3) 傷のある皮膚
　(4) 粘膜
に適用する．

○ 手洗い
・血液・体液・分泌物・排泄物・汚染物に触れた後は，手を洗う（手袋着用の有無にかかわらない）．
・通常の手洗いの際には，普通（非抗菌剤入り）の液体石けんを使用する．
・感染が流行している場合・伝染性の高い感染症の場合などでは，速乾式消毒薬などを使用する．

○ 手　袋
・血液・体液・分泌物・排泄物・汚染物に触るときは，手袋（非滅菌である必要はなく清潔なもの）を着用する．
・傷のある皮膚・粘膜に触る直前に，清潔な手袋を着用する．
・使用後直ちに手袋を外し，すぐに手を洗う．

○ その他の防護具
・血液・体液・分泌物・排泄物の飛沫が発生したり，衣服を汚染するような手技に際しては，マスク・ゴーグル・フェイスシールド・ガウンを着用する．

○ リネン
・血液・体液・分泌物・排泄物で汚染したリネンは，皮膚や衣類に付着しない方法で搬送・処理する．

○ 針刺・切創の防止
・鋭利な器具の使用・洗浄・廃棄する時には受傷しないように気をつける．
・使用済の針などはリキャップしない．どうしてもリキャップが必要なときは，両手でリキャップしない（針を机上においてすくい上げるなど）．
・使用済となったディスポーザブルな鋭利な器具は，それらが突き出てこない容器に入れる．再生利用する鋭利な器具を搬送するときも，それらが突き出てこない容器に入れる．

来急性期病院の患者のケアに適用することを目的にしており，デイケアや在宅介護の場で使用することは目的にしていない．しかし，このガイドラインで，すべての入院患者のケアに適用するべきとした「標準予防策」は，在宅療養の現場でも適用することが可能と考える（表3-19）．

標準予防策のうち，手洗いと手袋の着用は，患者および介護者両方を感染から守るために，極めて重要な手段である．手洗いは，石けんと流水で最低でも10秒間行う．手洗い設備のない場合には，速乾式エタノールなどで代用する[1]．また，針刺などにより血液媒介感染症が伝播する危険性[5]は，在宅でも急性期病院でも同じである（表3-20）．したがって，すべての介護者は，鋭利な器具を操作する時には手袋を着用する，使用済のものはリキャップせずに速やかに堅固な容器に廃棄する，などを遵守しなければならない．注射針などの鋭利な器具については，最終的な廃棄法を専門の医師や自治体に確認しておく必要がある．

在宅療養者が空気感染・飛沫感染・接触感染するような疾患に罹患した場合（表3-21），介護者は，感染予防策について速やかに専門の医師の指示を求める．

3．消　毒

正しい消毒は，在宅療養を安全に行う上で不可欠である．正しい方法で行わなければ消毒の効果は期待できず，消毒したと思い込むことでかえって危険ですらある．

器具を消毒する前に，界面活性剤と流水でよく洗浄し，器具に付着した有機物を除去する．多くの消毒薬は，有機物があると消毒効果が減弱する．また器具に

表3-20　主な血液媒介ウイルスによる感染の危険度

ウイルス	感染経路[*]			感染の可能性のあるもの		
	経皮事故	粘膜・損傷した皮膚	咬　傷	報告有	可能性有[†]	可能性少
HBV	2-40%	○	○	血液 血液製剤	精液 腟液 血性体液 唾液	尿 便
HCV	3-10%	△	―	血液	血液製剤 血性体液 精液 腟液	唾液 尿 便
HIV	0.2-0.5%	○ (0.1%)	○	血液 血液製剤 血性体液	精液 腟液 髄液 母乳 滲出液 羊水	唾液 尿 便

[*]○：報告がある，△：報告はないが可能性がある，―：報告がない
[†]今まで医療従事者が感染した報告はないが，他の感染例などから感染を起こす可能性がある．

表3-21 感染経路別対策が必要な疾患

空気感染
  麻疹
  水痘
  結核（肺・気管支）

飛沫感染
  侵襲性B型インフルエンザ菌感染症（髄膜炎，肺炎，喉頭炎敗血症など）
  侵襲性髄膜炎菌感染症（髄膜炎，肺炎，敗血症など）
  以下の細菌性・ウイルス性呼吸器感染症
    喉頭ジフテリア
    マイコプラズマ肺炎
    百日咳
    肺ペスト
    A群溶連菌感染症（咽頭炎，肺炎，猩紅熱）
    アデノウイルス感染症
    インフルエンザ
    流行性耳下腺炎
    パルボウイルスB19
    風疹

接触感染
  腸管感染症：
    クロストリジウム・ディフィシル感染症
    腸管出血性大腸菌・赤痢菌・A型肝炎ウイルス・ロタウイルス感染症により，失禁状態のある場合
    乳幼児のRSウイルス・パラインフルエンザウイルス・腸管ウイルス感染症
  皮膚感染症あるいは接触感染性の強いもの：
    皮膚ジフテリア
    単純ヘルペス
    膿痂疹
    大きな膿瘍・蜂窩織炎・褥瘡
    しらみ
    疥癬
    乳幼児のブドウ球菌性せつ
    ブドウ球菌性熱傷皮膚症候群
    帯状疱疹
    ウイルス性・出血性結膜炎
    ウイルス出血熱

付着している病原体の量を，洗浄することで物理的に減少させることができる．健常な皮膚にのみ接触する器具（松葉杖，血圧計のカフなど）は，洗浄のみで十分である．正常な粘膜に接触する器具（気管切開チューブなど）は消毒する必要がある．消毒して再利用する器具は，1人の患者に使用を限定し，他の患者と共用しない[6]．

  器具を消毒するには，消毒薬に浸漬するか煮沸する．消毒薬としては，50倍希釈次亜塩素酸・3％過酸化水素水・70％アルコールが適当である[1]．どれを選ぶかは，主に消毒する器具の材質による．これらの消毒薬は，器具に残留しないため安全性が高いが，逆に揮発しやすいため，原液は密栓して保存し，希釈液は

清潔な容器に必要時調整する．器具を浸漬する場合は，短くても10分間程度は必要である[1]．日本では，逆性石けんやクロルヘキシジンを使用することもあるが，消毒効果が比較的弱いので，頻回に交換するなどの注意が必要である．煮沸する場合は，器具が完全に水に浸るようにする[1]．器具を消毒したらよく乾燥させておくことが大切で，その後は埃がかぶらないようにして保存する．

滅菌を自宅で行うことは困難であり，必要な場合はシングルユースの器具を使用する[1]．

4．医療器具の取り扱い

病院で使用していた医療器具を退院後も引き続いて使用する場合には，その医療器具の医療衛生学的に正しい器具の取り扱い法を，介護者に熟知させる必要がある．そのためには，退院時だけでなく，退院後にも継続して教育することが大切である．

1）静脈カテーテル

静脈カテーテルは，患者の血管内に直接アクセスするものである．カテーテルが汚染すると，病原体が直接血液中に侵入し，重症感染症を起こしかねない．したがって，慎重な感染予防対策が必要である．表3-22に，CDCが急性期病院で使用することを想定したガイドライン[7]の一部を示す．在宅でもこのガイドラインに準じた対策が必要と考える．

静脈カテーテル感染の起因菌としては，コアグラーゼ陰性ブドウ球菌，黄色ブドウ球菌，クレブジエラ・緑膿菌などのグラム陰性桿菌，カンジダが多い．臨床症状は，敗血症あるいは局所症状のない発熱など非特異的である．挿入部や皮下トンネル部の発赤・疼痛・硬結・排膿が起こることもある．多くの場合カテーテルを抜去する必要がある[8]．

2）呼吸器系

気管切開を施された患者は，元来何らかの肺疾患を持っていること，上気道の防御システムを働かせることができないことなどから，呼吸器系の感染を起こしやすい．

気管切開孔をケアする時や気管吸引を行う時は，清潔な手袋を着用する．ある海外の文献では，必要な場合（最低でも1日2回）ガーゼや綿棒を3％過酸化水素水に浸し，気管切開孔を清拭することを推奨している[1]．切開部の被覆などは，汚れた時に交換する．ケア時には切開孔をよく観察し，出血・腫脹・排膿・肉芽形成が出現していたら，医師に報告する[9]．

本来シングルユースである気管吸引チューブの再利用については，研究データ

表3-22　静脈カテーテル関連感染症予防のためのおもなポイント

一般的事項
- 中心静脈カテーテルは無菌的に挿入する．内頸・大腿静脈より鎖骨下静脈から挿入するほうがよい．
- 30日以上使用することが予想される場合には，トンネルカテーテルあるいは末梢から挿入する中心静脈カテーテルを使用する．
- 治療上必要なければ，中心静脈カテーテルにはマルチチャンネルのものよりシングルルーメンを使用する．
- 毎日カテーテル挿入部に圧痛がないか触診する．圧痛がある場合には感染徴候がないか挿入部を視診する．
- カテーテル挿入部の被覆は，カテーテルの刺し替え時，被覆が汚れたり緩んだ時に交換する．汗をかきやすい患者では，より頻回に交換する．
- 全ての輸液は，薬局で無菌的に調合する．
- ピギーバックや三方合栓を含む点滴ラインセットは，72時間ごとの頻度以上で交換する必要はない．血液・血液製剤・脂肪乳剤に使用したラインは，点滴開始後24時間以内に交換する．
- 脂肪を含む経静脈栄養剤は24時間以内に，脂肪乳剤単剤では12時間以内に点滴を完了する．
- 点滴ラインのフィルターや抗菌薬のルーチンな使用は，感染予防に有効ではない．
- 点滴ラインに注入するときには，70％アルコールあるいはポピドンヨードで消毒する．

カテーテルの種類	カテーテルの刺し替え
末梢静脈カテーテル	静脈炎の予防のために，48～72時間ごとに別な場所へ刺し替える．ヘパリンロックは96時間ごとに交換する．小児については勧告はない．
中間カテーテル*	勧告なし．
中心静脈カテーテル	非トンネル中心静脈カテーテルは，定期的に交換すべきではない．トンネル中心静脈カテーテル・完全埋込み型の器具（ポートなど）・それらにアクセスするための針の交換頻度についての勧告はない．
末梢より挿入した中心静脈カテーテル	勧告なし．

＊：3～8インチの末梢カテーテルで，前肘窩から中枢側へ挿入されるが，中心静脈までは入らないもの．

がほとんどない．文献によっては，カテーテルを8時間毎に交換する[9]，3％過酸化水素水を吸引して粘液を除き，煮沸した石けん水で消毒する[10]，などを推奨している．使用後のカテーテルを保存する場合は，よく洗浄した後，清潔な場所で乾燥させておく[11]．カテーテルを消毒薬に浸けておく場合には，浸漬する消毒薬の管理に注意する必要がある．逆性石けんやクロルヘキシジン，あるいは開封して時間が経過した消毒薬の中でグラム陰性桿菌が増殖し，院内感染をおこした事例はたくさんある[12]．

　人工呼吸器の回路（蛇管・分岐部・加湿器）は定期的に観察し，回路内にたまった濃縮物を除去する．急性期病院での研究によると，感染予防のために回路を定期的に交換する必要はない[13]．外した回路は石けん水で洗浄し，消毒薬に浸した後（内腔に空気が入って十分に浸らないことがあるので注意する），完全に乾燥させてから保管する．

加湿器内の水は，さまざまな病原体で汚染していることが多い．特に免疫機能が低下している患者では，危険性が高い．加湿器あるいはネブライザーには，煮沸水あるいは滅菌水のみを使用し，24時間以内に廃棄する．消毒する場合には，十分な洗浄・乾燥後に行う[2]．酸素供給器の加湿部分も定期的に洗浄し，毎日水を交換したほうがよいが，実際に細菌で汚染されることはほとんどないようである[14]．

3）尿路カテーテル

　尿閉あるいは尿失禁のある在宅療養者では，尿路カテーテルを使用する場合がある．尿の排泄を補助する方法には，間欠的導尿，コンドーム型カテーテル，恥骨上カテーテル，留置カテーテルなどがある[15]．

　留置カテーテルを挿入するときは，無菌操作で行う[16]．しかし，カテーテルを無菌的に挿入しても，カテーテルの留置期間が長ければ長いほど細菌尿の発生率は高まり，4週間経つとほとんどすべての患者が細菌尿を起こす[17]．したがって，本当に留置が必要かどうかをよく考慮し，使用を必要最小限にする必要がある．また，一度カテーテルを留置したら，可能なかぎり閉鎖系を保つ[16]．チューブの連結部を外す場合や集尿バックの排液口を開ける場合には，それらの箇所をよく消毒してから開け，開口部を非滅菌の容器に接触させないようにする．留置カテーテルを定期的に交換する必要はなく，閉塞や感染の原因になっている場合に交換する．集尿バックは常に膀胱より低い位置に置き，尿がカテーテル内を自然に流れるようにする．カテーテル内を生理食塩水や消毒薬で灌流することは，通常行わない[16]．感染症状のない細菌尿に対し抗生剤を投与しても，通常その後の感染症の発症を予防せず，逆に耐性菌を誘導するだけである[18]．

　間欠的導尿に使用するカテーテルは滅菌のものである必要はなく，清潔なもので十分である[19]．

4）経管栄養チューブ

　経鼻胃管を挿入すると，誤嚥を起こしやすくなる．栄養液を投与中および投与後1時間は，座位あるいは半座位にして頭を高くする[2]．

　栄養液が細菌で汚染していることも考慮する．栄養液の用意および投与は清潔に行う．栄養液を室温に置いておける時間については，まだはっきりわかっていない．販売されている無菌製品は，他のものと混ぜないかぎり24時間は安全であるという．しかし，家庭で調理したり調合したものは，細菌の混入が避けられないため，もっと頻回に交換する必要がある．一般に8時間を越えないようしたほうがよいという[1]．投与が終了したら，毎回25〜100mLの微温湯でチューブの内腔をフラッシュする[2]．

5）多剤耐性菌

　　急性期病院にある程度の期間入院していると，MRSAや緑膿菌などの多剤耐性菌を保菌することがある．これらの菌は免疫力が低下した患者に重症感染症を起こす．しかし，在宅療養中に介護者が感染し，病気を引き起こす可能性は極めて低い．保菌者が使用した衣服・リネン・食器などは，普通に生活している人のものと一緒に洗濯・洗浄してかまわない．

　　医療器具やびらん面に一度付着した多剤耐性菌を除菌することは，医療器具を抜去するか，びらん面が痂皮化するまで極めて困難である．感染症を起こしておらず，単なる保菌状態ならば，あえて除菌する必要はない．

5-2　退院時の注意事項

　　現在行われている感染対策は，ほとんどが急性期病院で行われた研究をもとに考えられたものである．したがって在宅医療では，病院内と同様に遵守すべき対策と，柔軟に変更して行うべき対策を，よく考えて分けることが大切である．以下に，退院時に病院で押さえておくべきこと，準備すべきことを述べる[20]．

　　退院時には，在宅で起こりやすい感染症について教育し，感染の早期発見に努める．手洗いは最も簡単で効果的な感染対策であることを指導する．高齢者では，感染症に罹患しても発熱の程度が若年者よりも低く，臨床症状や理学所見・検査所見における反応性も低下していることがあり，食欲低下・なんとなく元気がない・失禁・意識障害など非特異的症状を示すことが多い．介護者が"何か違う"ことに早く気付き，早めに医師に相談することで，早期診断・早期治療を行いADLの低下を防ぐことができることを指導する．実際に発熱した時には，①正確な体温測定，②食欲の程度，③衣類や環境温度の調整，④排尿状態・飲水量，⑤活気低下の度合い，などをチェックするよう指導する．

　　内因性感染症に対しては，基礎疾患に対する適切な処置を指導することで，感染症の発症・重篤化を予防する．具体的には，①嚥下障害がある場合，口腔ケアを徹底し，誤嚥を防止すること，②残尿を防止すること，③膀胱留置カテーテルの適応を守り，管理を徹底すること，④寝たきりの場合，体位変換などを行い，褥創を予防すること，が挙げられる．感染症が発症した場合には，病院と連携して治療するよう説明する．

　　外因性感染症は，内因性感染症に比べ頻度はそれほど高くない．

　　在宅で疥癬を診断するポイントとしては，①感染後数週間後に発症することが多いこと，②腋窩から上腕・下腹部を中心とした体感・大腿内側・手掌に孤立性で表面に鱗屑を付けた赤い丘疹・小水疱が出現すること，③指間に乾燥した灰白

色の鱗屑の線状の連がり（疥癬トンネル）が出現すること，などが挙げられる．これらの症状が同時に見られたら，皮膚科専門医に診察を依頼する．感染患者に接触する際には，適宜ビニールあるいはゴム製の手袋・ガウンを着用する．シーツ・下着などはなるべく毎日交換し，洗濯・乾燥させる．布団は日光に干す．ステロイドの誤用や基礎疾患による免疫低下があると，重症なノルウェー疥癬を起こすことがあるが，この場合にはもっと厳重な管理が必要である．

在宅におけるMRSA対策としては，訪問看護など複数の患者を巡回するスタッフに対し，手洗い・手指消毒などを徹底させる．

血液媒介感染症（B型肝炎，C型肝炎，HIV感染症など）については，介護者が針刺しなどを起こさないよう注意する（リキャップの禁止・非貫通性の容器の使用など）．また血液の危険性を教育し，手袋の着用・手洗いなど指導する．

在宅で結核を早期発見するためには，日頃の健康観察が重要である．咳や痰などの呼吸器症状が前面に出ず，微熱を伴う食欲不振や体重減少が主症状になることがある．結核菌は空気感染するので，患者にマスクを着用させることが感染防止に効果的である．患者の使用した食器や寝具で感染することは否定的である．

インフルエンザに対しては，手洗い・うがいによる感染予防が重要である．流行期には，睡眠・休養を十分取ること，低栄養の予防，マスクの着用，加温加湿，人ごみの回避，などを指導する．患者および介護者に対しワクチンを接種することは有効と考えられる．

これら個々の疾患だけではなく，創部・カテーテル・呼吸器などの日常の管理は，感染予防に非常に重要と考える．これらの管理は病院での管理と同等のレベルで行われるべきと考える．退院時には，介護者に器具の管理や操作法について，十分な教育が必要である．

文献

1) Simmons B, Trusler M, Roccaforte J, et al: Infection control for home health. Infect Control Hosp Epidemiol, **11**: 362-370, 1990.
2) Smith PW, Roccaforte JS: Epidemiology and prevention of infections in home healthcare. 1486-1488 (Mayhall CG ed.: Hospital epidemiology and infection control, Chapter 99, Lippincott Williams & Wilkins, Philadelphia, 1999).
3) White MC: Infections and infection risks in home care settings. Infect Control Hosp Epidemiol, **13**: 525-529, 1992.
4) Garner JS: Guideline for isolation precautions in hospitals. Infect Control Hosp Epidemiol, **17**: 53-80, 1996.
5) Gerberding JL: Management of occupational exposures to blood-borne viruses. N Engl J Med, **332**: 444-451, 1995.
6) Rutala WA: APIC guideline for selection and use of disinfectants. Am J Infect Control, **18**: 99-117, 1990.
7) Pearson ML: Guideline for prevention of intravascular device-related Infections. Infect Control Hosp Epidemiol, **17**: 438-473, 1996.
8) Mermel LA, Farr BM, Sherertz RJ et al: Guidelines for the management of Intravascular

catheter-related Infections. Clin Infect Dis, **32** : 1249−1272, 2001.
9) O'Donahue WJ Jr, Giovannni RM, Goldberg AI, et al : Long-term mechanical ventilation guidelines for management in the home and at alternate community sites. Chest, **90** (Suppl) : 1−37, 1986.
10) Shabino CL, Erlandson AL, Kopta LA : Home cleaning-disinfection procedure for tracheal suction catheters. Pediatr J Infect Dis, **5** : 54−58, 1986.
11) Berg DE, Hershow RC, Ramirez CA, et al : Control of nosocomial infections in an intensive care unit in Guatemala City. Clin Infect Dis, **21** : 588−593, 1995.
12) Arnow PM, Flaherty JP : Nonfermentative gram-negative bacilli. 431−451 (Mayhall CG ed.: Hospital epidemiology and infection control, Chapter 99, Lippincott Williams & Wilkins, Philadelphia, 1999).
13) Kollef MH : The prevention of ventilator-associated pneumonia. N Eng J Med, **340** : 627−634, 1999.
14) Seto WH, Ching TY, Yuen KY, et al : Evaluating the sterility of disposable wall oxygen humidifiers, during and between use on patients. Infect Control Hosp Epidemiol, **11** : 604−605, 1990.
15) Warren JW : Nosocomial urinary tract infections. 3028−3039 (Mandell GL, Bennett JE, Dolin R eds.: Principle and Practice of Infectious Diseases 5th ed., Churchill Livingstone, Philadelphia: 2000).
16) Wong ES : Guideline for prevention of catheter-associated urinary tract infections. Am J Infect Control, **11** : 28−36, 1983.
17) Garibaldi RA, Burke JP, Dickman ML, et al : Factors predisposing to bacteriuria during indwelling urethral catheterization. N Engl J Med, **291** : 215−219, 1974.
18) Gillespie WA, Simpson RA, Jones JE, et al : Does the addition of disinfectant to urine drainage bags prevent infection in catheterised patients? Lancet, 1037−1039, 1983.
19) Warren JW, Damron D, Tenney JH, et al : Fever, bacteremia, and death as complications of bacteriuria in women with long-term urethral catheters. J Infect Dis, **155** : 1151−1158, 1987.
20) 特集　在宅ケアにおける感染症対策．訪問看護と介護，**6** : 717−751，2001．

6 小児

松谷　美和子・柳澤　愛子

　特定機能病院である東大病院においては，年間入院児の57.8％にあたる9,629人が，小児慢性特定疾患であった（2000年）．入院児の内，退院支援の目的で医療社会福祉部が担当した小児は，今までに20ケースであった．このように，小児に対しても今後ますます要退院支援者が増え，その重要性が増すことが予想される．それは，以下のような理由による．

　医療技術の進歩や医療提供の効率化などの影響は，小児をめぐる医療においても著しい．出生前医療，周産期医療，小児医療の各分野における医学の進歩によって，従来は生命を維持することが困難であった小児でも，医療技術を用いて生活できるようになった．そして，家庭用医療機器の開発により，かなり複雑な医療処置が必要なケースでも在宅でケアを行うことが可能になった．

　同時に，医療提供の効率化や入院期間の短縮化が図られ，高度な機能を持つ病院では特に，積極的な治療や入院の目的が果たされれば早期に退院するというあり方になってきている．こうしたあり方は，医療費の高い米国で特に顕著である[1]．

　医療環境の充実した病院をできるだけ早期に離れる今日では，退院に向けた支援は慢性疾患に限らず入院当初より計画的に行われる必要がある．特に，退院後の患児は家庭で養育されることが多く，きめ細かな退院支援が不可欠である．

6-1　小児の退院支援の特徴

1．小児は成長・発達の途上にある

　小児の退院支援の特徴は，小児が成熟に向かう成長・発達の過程にあることに由来する[2]．小児の退院支援については，小児が退院支援を要する疾患に罹ったのがどの時点かによって，大きく2つに分けて考えることができる．すなわち，

　①先天性の疾患を抱えて退院する場合，

　②成長発達の過程にあって慢性の疾病を抱えて退院する場合，

である．

2. 最適な環境をつくることを家族とともに計画する

いずれの場合もその患児が先天性の疾患あるいは慢性の疾患を抱えて生きていけるように，できる限り最適な環境をつくることを家族とともに計画し，実行に移していくようにする．障害あるいは疾患を持った個々の患児に合った生活の能力を，成長発達を促しながら養っていく．そのためにどのような環境を選ぶかをまず家族とともに決定しなければならない．この段階から，退院に向けた家族の役割が始まる．ここでは，患児の養育の問題が，その家族にとってどのような意味を持つかを考慮しながら退院支援を行う．

3. 小児と家族の絆を育む支援からスタートする

退院支援は，小児においても例外なく入院時からスタートする．例えば，先天性疾患の場合は，出生時点から始まっている．すなわち，患児をわが子として受け入れることの支援から始まり，症状が安定してきた時点で早期に退院できるように，治療中から退院を見込んだ支援を計画する．特に，以下の場合には患児の入院中に家族が対応の仕方を十分に学んでいることが退院の条件となる．

①人工呼吸器などの医療機器を装着したまま退院する場合．
②経静脈的持続点滴注射など清潔操作を要する身体挿入物を装着したまま退院する場合．
③けいれん発作をコントロールしながら退院する場合．
④食事摂取困難のある場合．
⑤人工肛門など排泄の問題がある場合．
⑥生活適応能力獲得のために特殊な訓練を必要とする場合．

6-2 患児家族の退院準備に対する支援

患児家族の退院準備状況についての判断は，病棟看護師の重要な役割である．看護師は，家族の認知レベル，行動レベル，感情レベルにおいて退院の準備が整っていることを確認し，担当医とともに検討して，医療社会福祉部へ退院支援を依頼する．

小児は，成長発達の著しい過程にあり，器質的な疾患があっても，大きな成長の可能性を持っている．過度に期待をして，効果の乏しい努力を養育者に課することは避けたいが，家庭や社会で養育することによってどのような可能性が開花するかについては，専門家にとっても未知のものがあるのは事実である．小児の退院支援は，患児がよりよい環境で多くの可能性を引き出すことの第一歩ととらえることもできる．

一方，障害の程度が重く，生命維持がやっとというケースも少なくない．患児の医療依存度が高い場合でも，病状が安定しており，家庭で養育されることによって患児の生活の質の向上が予測される時には，積極的に退院を支援する．ただし，退院は，患児を家庭で養育することに家族が同意し，さらにそれを実行できる条件がそろって始めて実現されるものである．場合によっては障害児施設への紹介という選択肢も考えられる．また，家庭での養育に専門的なケアサービスを積極的に取り入れることによって家族の負担を軽くすることが，良質なケアを維持することに繋がる場合が多い[3]．

6-3　事　例

1. 気管カニューレおよび栄養チューブを挿入し，鎮痙剤を服用しながら生後初めて退院する生後4カ月の乳児

　このケースは体外受精で，41週目に出生時体重3,152g，生後1分アプガースコア9で生まれた男児である．生後3日目に無呼吸発作を起こし，処置により自発呼吸を回復し，未熟児センターへ搬送された．その後けいれん発作および呼吸障害が続き，鎮痙目的の薬剤投与，ならびに呼吸器装着による呼吸管理が行われた．抜管が3度試みられたが，吸気性呼吸困難となった．

　10月13日（生後56日目）無呼吸発作後，けいれん重積と抜管困難のため気管狭窄などの気管の問題を精査する目的で東大病院に転院．声門狭窄および低酸素脳症と診断され，気管切開および経管栄養を実施したまま退院の予定となる．退院予定は11月中旬であったが，退院前に検査が入り，11月末（生後4カ月半）に退院となった．

　退院時の身長58cm，体重4.8kg．

　家族は，患児の父親と母親および父方の祖父母である．

　気管支鏡による精査で患児には声門から声門直下にかけての器質的狭窄が認められ，気管切開術および声門腫瘍の生検が行われた．腫瘍などの治療の必要性については問題がなく，けいれんも鎮痙剤によりコントロールされたため，気管カニューレ，栄養チューブ挿入のまま退院の見通しとなった．そこで，退院支援の依頼ケースとなり，次の（1）～（5）のプロセスが展開された．すなわち，

　　（1）小児病棟より医療社会福祉部への退院支援依頼，
　　（2）患児家族との面接，
　　（3）関係機関への依頼，
　　（4）他施設の担当者を含めた合同カンファレンス，
　　（5）退院後のフォロー，である．

このプロセスの内容を以下に詳しく述べる．

1）小児病棟より医療社会福祉部への退院支援の依頼（11月2日）

本ケースについて，文書ならびに口頭によって，病棟より医療社会福祉部への退院支援が依頼された．退院支援のために準備された文書は以下のとおりであった（下線部分は小児に特に重要な情報である）．

①退院援助依頼票：

依頼日，依頼した病棟名，依頼者，担当医師名，担当看護師名，ケースの住所，緊急連絡先，保険種別，身障手帳の有無，病名，依頼内容，家族構成と健康状態，基本的生活習慣，身体的・精神的・社会的発達段階，小児伝染性疾患既往，予防接種，感染症

②基礎情報：

患児氏名，愛称，性別，生年月日，年齢月齢，現住所，連絡先，患児および家族の健康に対する認識・健康管理，病歴（現病歴，既往歴），アレルギーの有無

③公費負担医療記録票（入院中の医療費申請のため）

また，退院後の諸手続きのために次の書類が準備された．

④重症心身障害児訪問申請書

⑤障害児福祉手当認定診断書

2）患児家族との面接

（1）数回にわたる面接で患児の疾患の特徴とケア内容を説明する

本ケースでは，気管カニューレ，経管栄養，けいれん発作について家族の指導が必要であり，退院後の患児の養育について家族との面接が数回に分けて行われた．まず，気管カニューレおよび栄養チューブの管理，脳疾患の定期的な診察と治療の必要性，四肢のリハビリテーションの必要性など，患児の疾患の特徴とケア内容について，担当医および担当看護師によって3回に分けて計画的に説明がなされた．特に気管カニューレのケア，経管栄養，けいれんについては詳しく説明がなされ，主な介護者となる母親によって面会中の患児のケアが実施された．母親は面会時，普段から患児をよくケアし，抱いていることが多かったので，情緒的な面での患児の受入れは特に問題がなかった．このため，医療的ケアの指導を重視した．

（2）医療社会福祉部による家族の意向の確認

さらに家族の意向を確かめるために医療社会福祉部の担当者が面接を行った．夫の両親は在宅での養育に消極的であったが，夫が協力的で支えてくれると母親は感じており，大変だが家で養育していきたいということであった．

家族からの具体的な質問事項としては，継続して患児を治療してくれる病院は

最終的にどこになるのか，発熱，かぜ，肺炎などを起こした時に東大病院に緊急入院させてもらえるかということであった．

3）関係機関への依頼
（1）地域の諸機関による連携の構築

慢性疾患をもつ患児が家庭で養育される場合，家族の住んでいる地区のかかりつけ医および訪問看護師との連携の具体策が，在宅ケアを継続できるか否かの重要な鍵となる．さらに必要に応じてホームヘルパーの派遣，短期入所などのサービスを利用することが考えられる．また，患児家族が地域から孤立することを防ぐために，地域の医療機関，保健所，福祉事務所，児童相談所，学校などが十分に連携を図ることが重要である．退院支援の担当者は，これらの機関へ連絡し，ケースに対する各機関の機能を相互に確認し合うところまで見届けることが必要である．

（2）保健所を中心とした連携の構築

こうした連携は，管轄の保健所が中心となって調整を図る役目を担っている．このため，退院支援に際しては，まず保健所保健師への橋渡しをする．さらに福祉事務所などに連絡をとって，保健・福祉行政に関するサービスの申請を漏れなく済ませ，制度的なバックアップを確保することが退院支援専門部署の重要な役割となる．

手続きとしてさまざまなものがあるが，本ケースでは，まず保健所と福祉事務所とに連絡をとった．当ケースの利用できるサービスは，

①重症心身障害児訪問，
②障害児福祉手当（換気機能障害）であった．

4）他施設の担当者を含めた合同カンファレンス

関連機関への依頼が済んだところで，実際の担当者が一堂に会して合同カンファレンスを行う．そして，ケースに必要な保健・医療・福祉サービスが滞りなく提供されるようにそれぞれの分担と責任の所在を明確にし，連絡方法を確認する．小児では，患児の成長・発達に伴い，新たなサービスを提供することが随時必要になる．これについては，訪問看護師が中心となって継続的にケースの状況を把握し，早めに関係機関に連絡を取って，サービスを確保するようにする．

一方，家庭で障害児を養育することは，家族にさまざまな負担を強いて，問題をもたらすことがある．例えば，次の出産についての悩み，患児の同胞の問題，夫婦の問題，患児虐待の問題などが起こり得る．こうした問題を的確に予測し，把握できる体制を整え，問題の兆しに対しては早期に対応できるようにする．そのためには，それぞれの責任分野を明確にし，相互に連携を保ちながら，きめ細

かく家族を支援することが必要である[2]．

本ケースでは，退院後の主治医，訪問看護ステーションの担当看護師，保健所の担当保健師，福祉事務所の担当者および，東大病院の担当医・担当看護師，医療社会福祉部の担当者が参加してカンファレンスを持った．患児の疾患については訪問看護師が週2～3回訪問し，主治医に報告をする．主治医は必要時に家庭を訪問して治療する．また，保健師および福祉担当者も定期的に訪問し，患児家族全体の健康と福祉に必要なサービスをそれぞれ提供していくことになった．

5）退院後のフォロー

以上の手続きを経て退院となったケースには，在宅ケアが問題なく行われているか，必要な支援はないか，家族が孤立していないか，燃え尽きるほど力を注ぎすぎていないか，患児の在宅ケアによる問題が家族に生じていないかなどを退院後に確認する．家族の満足度調査を質問紙あるいは電話によって行う試みもなされている[2]．

本ケースでは，主に訪問看護師によって患児と家族の状態が把握された．患児の状態は落ち着いており，大きな問題はなかった．家族については，夫の両親は患児との間にまだ距離があって，主な養育者である患児の母親を支援するには至らないが，夫が支えているという．家族は，患児のペースに次第に慣れてきており，家庭での養育を続けていけそうであるという感想を母親は述べた．また，母親から次の子の妊娠について看護師長に相談があった．これは，本ケースの退院支援が患児家族と担当者との信頼関係を築きあげながら実施されたことを裏付けるものであろう．

2．出生直後から6年間という長期の入院を経て，初めて退院に至った呼吸不全のある6歳児

このケースは，横隔膜弛緩症術後の呼吸不全，水頭症術後の発達遅延，両側停留精巣のある患児である．出生後東大病院に転院となり，6歳になるまで入院加療を続けたが，在宅酸素療法の見通しが立ち，退院となった．

家族は，患児の父親と母親，および同胞3人（8歳，10歳，14歳）の他に，母親の妹である．

1）出生後の経過

このケースは，在胎35週3日自然分娩で出生，出生時体重2,405g．出生時Ⅰ度の仮死でただちに気管内挿管が行われ，東大病院に転院となった．検査により右横隔膜弛緩症と診断され，胸腔鏡下で右横隔膜縫縮術がなされた．術後気管内チューブが抜管されたが，その後再挿管，抜管を繰り返している．また，開胸に

よる左横隔膜縫縮術がなされ，持続的陽圧呼吸装置（CPAP）で呼吸をサポートしていたが，経鼻カニューレ酸素投与毎分1～2Lで経皮的酸素飽和度95％が維持され退院の目途がついた．体調がよければ酸素の供給なしで15分程度の散歩をすることも可能である．酸欠状態になると顔色不良，冷汗著明となる．睡眠時は酸素を毎分1Lで吹流して経鼻で供給する．

栄養管理は胃瘻から経管栄養チューブによってなされていたが，4歳の時から離乳食を開始している．5歳の時の左横隔膜縫縮術施行時には中心静脈カテーテルを留置．5歳半の時に離乳食を再開している．咀嚼能力が低下しており，幼児食および栄養補完液を摂取している．食事はスプーンを使って自分でできるが，長続きしないので介助が必要である．

排尿はオムツまたは尿器を使用し，排便は毎日浣腸を実施している．全身入浴が可能である．

生後7カ月の時胃瘻を造設しており，腹部膨満時に開放している．胃瘻周辺の皮膚のケアが必要である．呼吸および栄養管理は小児外科で経過が観察されている．また，頭部CTの結果水頭症と診断され，V-P（脳室—腹腔）シャントが留置されており，脳神経外科で定期的に経過観察がなされている．

精神発達遅延がある．3歳より音声言語外来でリハビリテーションを受けている．おしゃべりが好きで，簡単な質問に単語で答えることができる．

4歳の時に両側停留精巣のため精巣固定術が施行されている．起立，起座，寝返りは自立している．衣服の着脱および移動は一部介助が必要である．退院時の身長は106.5cm，体重17.4kgであった．

本ケースは，入院経過が長かったが，慢性呼吸不全の呼吸管理が経鼻的酸素供給によってなされる見通しがついて，退院計画に弾みがついた．

2）小児外科病棟より医療社会福祉部への退院支援依頼

小児外科病棟では退院前にまず，外泊を計画した．そのため，家族が呼吸管理，栄養管理，胃瘻の開放，胃瘻周辺の皮膚のケア，入浴，浣腸が問題なくできることを短期目標に定めた．計画に沿って知識・技術の伝達を行い，精神的な面でも問題なくこれらのケアが実施できることを確認した．特に，呼吸管理については，呼吸困難が軽微な段階での対処法を指導し，効果が現れないときはただちに帰院するように家族に伝えた．家族が病棟での患児のケアを十分に経験した後，外泊許可となった．

外泊中特に問題はなく，退院に向けて準備がすすめられた．まず，患児の退院援助依頼票が医療社会福祉部に提出された．

3) 患児家族との面接

　　医療社会福祉部では依頼票をもとに，担当者が家族と面接を行った．すでに外泊の経験があるので，その感想を述べてもらった．母親は，患児の退院に漠然とした不安はあるものの，退院後の計画も述べ，期待している様子であった．

　　住宅は一戸建てで患児のケアスペースが確保でき，また，同居している患児の母親の妹がケアに協力でき，計画の進行を妨げるものは特に認められなかった．患児の同胞3人は，交代で病院に見舞いにきていたこともあり，患児の世話を自然にしているということであった．

4) 関係機関への依頼

　　このケースは退院後の呼吸管理が最も重要なポイントであったので，呼吸状態の悪化に対して早期に処置ができる機関を確保することが，最優先の課題であった．患児の住む地域で小児専門の医師を探し出すために，小児科の診療を行う医療機関を12カ所，インターネットで検索した．ケースの自宅に最も近い医療機関から電話による問い合わせを開始し，ケースを紹介できる医師が見つかり，書類によって依頼を行った．また，訪問看護ステーションを探し出し，訪問を依頼する作業も同時に進めた．さらに，患児の医療費，教育の準備などの問題に対しては，保健所ならびに地域の福祉事務所と連絡をとった．

5) 他施設の担当者を含めた合同カンファレンス

　　本ケースの退院に先立ち，東大病院の担当医，担当看護師，また，地域の専門医，訪問看護ステーション看護師，保健所担当保健師，福祉事務所担当者が東大病院に集まり，合同のカンファレンスを行った．

　　東大病院側から，このケースは出生直後からの入院が6年間の長期に渡ること，その間家族が患児を受入れてきたこと，半年前から外泊を4度行い準備を重ねてきたことが伝えられた．そして，在宅ケアの最大のポイントである呼吸管理については，入院中の処方と呼吸困難時の症状と対応，その留意点が伝えられた．

　　これについてケアを引き継ぐ地域の医師と看護師から質疑があった．保健師および福祉担当者からは，このケースが利用できる保健医療サービス，教育や福祉のサービスが提示され，家族に確認した上でただちに手続きが進められた．

6) 退院後のフォロー

　　退院1週間後に電話で家族と連絡をとり，問題なく過ごしていることが確認された．1カ月後には，家族が患児に多くを期待し，患児に疲れが出たということであったが，家族は患児の養育方法を経験しながら少しずつ学んでいる様子が伺えた．

6-4　小児の退院支援と病棟看護師の役割

1．成長に伴う医療処置の切り替え

　小児に特有の先天性の疾患や，周産期の疾患にもとづく障害をもち，医療依存度の高い2つのケースを例に挙げ，退院支援の実際を述べた．

　高度な医療を必要とする小児が，出生直後から長期にわたって入院し続けている場合でも，小児が成長することによって体力が増強し，家庭で管理できる医療処置へと切り替えていくことができる．これと並行して段階を踏んで退院支援を計画することで，家族が無理なく患児を育てていけるという気持ちが持てるように支援することができた．退院支援を役割とする医療社会福祉部がその機能を実感できたケースであった．

2．患児と家族の絆の育成が退院支援に有効

　これらの事例から病棟看護師が学んだことは，患児の出生の段階から濃厚な医療介入がなされる場合にこそ，患児と家族の絆を早期から育んでいくことが，退院支援を実施する重要な要素になるということである．

　また，小児が医療機器を用いて生活することを余儀なくされる場合でも，家族が段階を踏んでケアの知識と技術を習得することを早くから計画し，具体的に実施に移していく．このことを通して，家族が患児のケアに自信を持ち，患児とともに生活をしていく精神面の準備ができる．このように支援することの大切さを再認識した．

　患児の入院ケアの開始と同時に患児家族のパートナーとして看護師は機能していくが，この時からすでに患児と家族への退院支援が始まっている．病棟看護師は，退院の指示を待って，それから退院支援を行うのではないということを学んだ．

6-5　小児の退院支援の要点と今後の改善点

　小児の退院支援について整理すると，以下のポイントが挙げられる．

1．退院後，患児が生活する場をどこに定めるかについてさまざまな角度から検討する

　患児の病状が安定し，外泊，そして退院へと進めていくためには，家族が患児を受入れていることがまず重要である．特に生まれた時から障害を持っている小児の場合には，患児と家族の絆が育まれていることが，退院計画を推進しやすく

する．このため，まず，家族が患児を家庭で育てたいと心から望んでいるかどうかを確認する．同時に，家族のケア能力を査定する．これは，面会中に患児のケアを実際に行えるように指導する過程で把握することができる．

　評価した結果，家族が患児を家庭でケアできる知識や技術を持っていることがわかっても，それを実行できるかどうかは，養育者の物理的時間などの限界に左右される．しかし，これは，その家族が資源を活用することによってカバーできる部分でもある．退院支援の担当者は，これら家族が利用できる社会資源も含めた家族全体のケア能力を査定していく．そのためには，家族にとって必要な支援内容を明確にし，家族が得ることのできる支援と有効活用できるような社会資源を提示し合い，家族とともに利用する資源を決定していくようにする．

2．退院後のケア内容について責任をもつ機関を退院時に決めておく

　小児の場合には，その成長発達に応じて支援内容を変更していくことが前提である．

　小児の可能性を伸ばすために適切な支援がなされていくように，退院支援を行う時に，支援内容の再検討をどこが行うかということを関係機関であらかじめ検討しておく．そして，退院後の患児と家族の状態から退院支援の効果を評価する．特に患児に適した教育的環境は重要である．

　患児の体力，成長などの面で適切な時期に，適切な方法で，段階を踏んで学んでいくことができるように，早めに計画していくことが肝要である．

3．子育て中の家族が孤立しないように支援体制を整える

　障害や慢性疾患をもつ小児を家庭で育てていくことは，若い家族にとってさまざまな負担となる．このため，小児の退院支援に当たっては，家族が必要な時に専門家や地域の支援が得られるように支援体制を組んでいく．家族が孤立することがないように，退院当初はもちろんのこと，退院当初の熱心な取り組みの後に起こる脱力感や疲労の出やすい時期には特に注意する．

　成長の途上にある小児は家族の期待を担うものであり，家族は患児のケアに専心し，入院中に離れていた時間を取り返すかのごとく一所懸命に患児に尽くすこともある．そのような時期を経て患児の特徴を学んでいき，患児に適した養育がなされていけば問題はない．しかし，家族に過度の期待があったり，基本的に患児を受入れられないようなことが重なると，家族の育児不安などに発展したり，患児虐待やネグレクトなどに繋がることも考えられる．

　こうした事態を回避し，家族を支えていく体制を整えていくためには，多くの人が責任をもって家族とかかわることが重要となる．さまざまな専門家が役割を分担して家族とかかわるが，保健師，訪問看護師，あるいはソーシャルワーカー

などが家族全体を把握できていることが大きな意味を持つ.

　成長発達の著しい時期にある小児の退院支援に当たっては，これらの担当者への引継ぎが特に重要となる．そして，引き継いだ訪問看護師や保健師が家族や小児のニーズを把握し，必要な情報を適宜提供し，具体的な支援策を実施していけるようにする[3].

　患児に必要なケアのうち家族の日課の中に組み込んでいくことができるものはそうすることで家族のストレスを軽減することができる[4].家族の日常に合わせたケアスケジュールを家族が立てられるように支援する．退院後，部分的な手直しを重ねていくことで，家族に合ったケアができるようになっていく.

　また，家族自身が社会資源の活用をあらかじめ考えておくことも大切である．患児が帰宅したことを想定して，家事（掃除，洗濯，買い物，調理，食事の片付け，家計管理など），患児の同胞の世話などの分担，緊急時に必要となる支援内容のリストアップと支援者の確認，支援者連絡先リストの作成などを家族とともに行う[5].

文献

1) Weston B, Keefe J : Pediatric home care and public policy. Caring, XII : 60-61, 1993.
2) Hamilton B, Vessey J : Pediatric Discharge Planning.Pediatric Nursing, 18 : 475-478, 1992.
3) Weaver FM, Perloff L, Waters T : Patients' and Caregivers' Transition from Hospital to Home : Needs and Recommendations.Home Health Care Service Quartery, 17 : 27-48, 1998.
4) Turner-Henson A, Holaday B, Swan J : When parenting becomes caregiving : Caring for the chronically ill child. Family and Community Health, 15 : 19-30, 1992.
5) Dokken DL, Sydnor-Greenberg N : Helping Families Mobilize Their Personal Resources. Pediatric Nursing, 24 : 66-69, 1998.

7 難　病

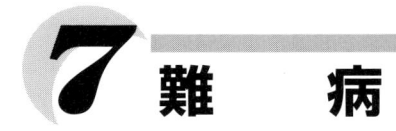

永田　智子・村嶋　幸代・柳澤　愛子

7-1　難病の定義と公的援助

1. 難病とは

　難病とは，「原因不明，治療方法未確立であり，かつ後遺症を残すおそれが少なくない疾病」，あるいは，「経過が長期にわたり，単に経済的な問題のみならず介護等に著しく人手を要するために家庭の負担が重く，また精神的にも負担の大きい疾病」と定義されている（厚生省「難病対策要綱」昭和47年10月）．

2. 利用できるサポート

　難病患者の医療費の自己負担を軽減させるため，昭和48年から「特定疾患治療研究」の対象疾患患者の医療費自己負担分は全額公費扱いとなった（平成10年からは，重症患者以外は，一部定額自己負担が導入された）．平成12年に開始された介護保険制度の利用者負担においても，同様の公費による援助が受けられる．平成12年10月現在，この制度に該当する疾患は45疾患である．他にも都道府県が独自に定めた医療費減免制度や福祉制度が活用できる場合がある．

　したがって，退院支援の必要性の有無を問わず，すべての難病患者に対して，まず，疾患名と居住地などの条件から活用の可能性がある制度についての情報収集を行うことが必要である．情報入手先としては，各種広報，インターネットなどがあるが，制度が変更されていることもあるので，情報が発信された年月日に注意しなければならない．個々のケースの事情によっても使える制度が異なるので，最終的には患者の居住地の窓口に直接問い合わせることになる．

　また，特に難病患者の場合，同じ疾患の患者と情報を交換したり，悩みを話し合ったりする機会を持つことは大きな助けになる．そのような，患者や家族のセルフヘルプの場が患者会である．患者会要覧は書籍として出版されているし，ホームページを持つ団体も多いので，機を見て紹介するようにしたい．また，サービス提供者側の情報源としても，ホームページや会報を活用することができる．

7-2 神経難病患者の特徴

　1995年に，厚生省の研究班が特定疾患治療研究対象医療助成の新規・継続申請をした人を対象に生活の実態を調査した．疾患を「神経系疾患」，「膠原系疾患」，「内部臓器疾患」に分類して分析を行ったところ，嚥下・呼吸・排尿・精神・知的機能の障害と症状のいずれかひとつでもある割合は，神経系疾患53.4％，膠原系疾患26.4％，内部臓器疾患14.6％で，何らかの保健・医療・福祉サービスが必要な患者は神経系疾患77.3％，膠原系疾患49.1％，内部臓器疾患40.8％であった（平成7年度特定疾患患者療養生活実態調査報告書）．この結果から，神経系難病患者が最もADL障害が大きく，多様なサービスを必要としていると考えられる．

　東大病院でも医療社会福祉部がこれまでに退院支援を行った難病患者約50名のうち6割は神経系疾患であった．そこで，ここからは神経難病患者の退院支援について検討する．

7-3 在宅療養に向けて

1. 在宅療養，社会復帰への意思の確認

　ADLに介助が必要となり，種々の医療処置を要する神経難病患者の在宅療養は，患者にとっても家族にとっても不安が大きい．退院の話が持ち出される前から，患者・家族が「いずれは家に帰るんだ」という意識を持っていなければ，積極的に在宅療養に踏み切ることは難しい．病院で行う積極的治療が，その時点での限界に達したことを患者・家族が納得したうえで，患者本人は「大変な状況でも家に帰る，何らかの方法で社会復帰する」という意識を持ち，かつキーパーソンとなる家族が「覚悟を決め，受けて立つ」気持ちを持つことができなければ，在宅療養に向けてのスタート地点に立つことができない．長い経過の中で，自らそのような意識を持つに至る患者・家族も少なくないが，決断を促したり確認したりするためにも，病棟で家族らを交えたカンファレンスを行うなどして，退院後の方針をじっくり話し合っておくことが必要である．

　医療社会福祉部に退院支援の依頼がくる時には，すでにこのような話し合いは行われ，方針は固まっているが，念のためその内容について確認し，患者・家族とも再度話し合って意思確認をする．さらに在宅療養が本当に可能であるか，また可能にするためにはどうしたらよいかを探るため，さまざまなアセスメントを行う．

2．アセスメント

1）病　態

　難病患者のアセスメントで重要なポイントは，まず病態である．難病の場合は他の疾患よりも損なわれる機能の範囲や程度のバリエーションが大きく，それによって必要な介助も少しずつ異なるので，詳細なアセスメントが必要となる．また，現在の状況のみならず，今後の変化についての予測もある程度必要である．医療社会福祉部の看護師長は，医師から患者の病態について詳しく尋ね，医学的知識を活用してアセスメントを行っている．

2）介護者の力量

　次に，キーパーソンとなる介護者の力量である．神経難病患者には，気管内吸引，経管栄養，人工呼吸器管理などの看護技術や，さまざまな身体介護が切れ目なく必要である．さらに症状の変化を見極める能力も必要となる．他の疾患の場合でも介護者は重要であるが，神経難病の場合は単に「一定時間介護ができる」という時間的な可能性だけでなく，実際にその時々の患者の症状を判断する力，看護・介護技術を実施できる体力・理解力，在宅ケアスタッフとコミュニケーションをとり協働する能力なども求められるのである．

　「受けて立つ」という気持ちだけでなく，能力が備わっていなければ難病患者の介護は空回りしてしまう．病棟スタッフの話，看護記録などから情報を入手し，実際に患者・介護者に会って話をする中で，力量を見極め，不足していればそれを補う手だてを考えていかなければならない．

3）看護・介護技術の習得状況―副介護者・介護協力者も―

　また，実際に必要な看護・介護技術を主介護者がどこまで習得しているか，他に技術を習得すべき人がいないか，ということについてもアセスメントする．

　神経難病患者の退院にあたっては，病棟スタッフがマニュアルに則って必要な技術を介護者に教えてはいるが，退院後の生活をシミュレートしてみると必ずしも十分ではないことがある．例えば，夕方しか面会にこられない介護者は，日中行われているケアについて十分学べていなかったり，週末だけ介護にきてくれる予定の別居家族に対して指導が行われていなかったりすることがある．

　医療社会福祉部の看護師長は，看護記録からこれらを予測し，病棟スタッフに確かめた上で，必要があれば担当医師をとおして介護者や家族に連絡をとり，技術習得のため病院にきてくれるよう話してもらう．病人を抱えた家族の生活を思いやると，十分に家族と関係ができている人でなければこのような依頼はできない．そういう意味で，長いつきあいのある担当医から話してもらうのが適切であ

ると考えているためである．

3．在宅ケア資源の連絡・調整

1）各種制度の申請

　　神経難病患者の場合，経過が長いことが多いので，入院前にすでに何らかの支援を受けているケースも多い．まずは，特定疾患や身体障害者，介護保険などの認定を受けているかどうかを確認する．65歳以上，あるいは40～64歳で介護保険の特定疾病に該当する患者は介護保険の該当となるので，認定を受けていない場合はまず早急に申請を行う．本項の対象と考えている患者は要介護3以上と予測される．介護保険制度の発足前は身体障害者手帳の有無がサービス受給に大きく影響したが，現在は介護保険対象者に関しては保険優先となっており，年齢や疾患の種類などの条件を見て，必要がある場合に身体障害者手帳の申請を検討する．国や都道府県で難病と定められている疾患の場合，医療費以外にも訪問看護や日常生活支援サービスで恩恵が受けられることがあるので，該当であれば必要な手続きを行う．

　　地域での難病患者対策は，保健所が主に担っているので，手続き的なことだけでなく，退院後の在宅療養のコーディネートを託す意味でも，保健所保健師との連携を持つことが重要である．

2）ケアプランの調整

　　介護保険制度が施行されて以来，平成12年10月までに医療社会福祉部に在宅療養目的で依頼された神経難病ケースは，すべてすでに介護保険認定済であった．この場合は，要介護度だけでなく，どこの介護支援専門員に依頼していたか，どのようなケアプランであるかまでを確認する．病状が進行している場合など，再申請が必要な場合は，早急に手続きを行う．

　　ケアプランの内容については，退院後の患者の状態を予測して，必要な医学的アセスメントや医療処置，日常生活援助が十分に行えるよう再検討する．難病患者に関してはとりわけ，フォーマル・インフォーマルを問わず，使用可能なサービスは最大限活用することが必要となる．その際，これまでに依頼していた介護支援専門員に直接連絡を取り，「このようなことをケアプランに入れられるとよいのですが…」などと話しあうことができれば，サービス調整はよりスムーズに進行する．現状では医療社会福祉部と介護支援専門員との連携はシステム化されていないが，難病患者の場合は特にケアプランの組み方が重要になるので，できるだけ紹介してもらって連絡するようにしている．

　　また，これまでに介護保険のサービスを受けていなかった患者については，なるべく医学的な知識を持っていると考えられる介護支援専門員（できれば，看護

職が望ましい）に依頼するよう，助言している．

3）在宅サービス提供機関への連絡・調整

（1）訪問看護ステーション

　　これまでに訪問看護を受けていなかったケースについては，訪問看護ステーションを選定する．選定のポイントは，難病，あるいは医療依存度の高いケースのケアについて実績のあるところを重視する．実際，ステーションによっては，病名や症状を話すだけで断られることもある．依頼に際しては，病態について詳細に話したうえで，受けてもらえるかどうか尋ねる．高度な医療処置，緊急時の対応など，すべて了解された上でないと，難病患者を託すことはできない．

　　訪問看護ステーションが見つかった場合，もし前述の介護支援専門員が未決定であれば，ステーションの中に介護支援専門員がいるかどうか，ケアプランを策定することが可能かどうかを，尋ねるようにしている．

（2）かかりつけ医

　　かかりつけ医の選定も重要である．ケアを引き受けた訪問看護ステーションが一緒に在宅ケアにあたっている医師がいれば，紹介してもらう．一緒でなくても，ステーションから「在宅ケアに熱心な医師」などの情報が得られれば，その医師に依頼をする．医師に依頼する時には，患者の病態を漏れなく話すと同時に，在宅療養に向けての患者・家族と病院の医療者の熱意を伝えることにより，スムーズにことが運ぶことが多い．

（3）社会資源の活用

　　医療面と並行して，人的・物的な社会資源を確保する．

　　人的資源としては，介護保険や各種制度によってカバーされるヘルパーだけでなく，福祉公社のヘルパーやボランティアについても考慮する．インターネットや患者会を通じての情報収集も有効である．また，主介護者だけでなく，同居・別居家族の中で援助を行える人がいるかどうか検討する．

　　物的資源としては，ベッドや車椅子，排泄用品，各種医療機器などが考えられる．また，住宅のトイレや浴室などの改造が必要なこともある．難病の場合は特に疾患の特性や患者の個別性に適した機器を選択することが必要なので，院内のスタッフと医療機器やケア用品の業者がよく連携をとることが必要である．

　　介護保険などの制度により補助が受けられるものもあるので，制度を十分活用して用意する．このような資源の確保や準備を不足なく行うためには，退院支援が必要なケースを早期に把握し，退院までに時間的にゆとりを持つ必要がある．

3．余裕のある体制づくり

1）介護者にゆとりを

　難病患者の在宅療養は，長期に継続し，負担も重いので，主介護者が少しゆとりを持てるような体制を組まなくては破綻してしまう．介護者自身が気負っている場合もあるが，「頑張ります」などといわせないようにする．そのような姿勢が目に付く場合には，「長丁場になるのですから，頑張りだけでは続かない．楽にやれるように体制を整えましょう」と，肩の力を抜いてもらうようにすることも大切である．介護者が病気になっても，介護代替者がいて在宅療養を続けられるような体制が望ましい．

2）万全な体制のはずが，うまくいかなかったケース

　ある60歳代の男性患者の場合，徐々に症状が進行し，嚥下困難と排尿困難が生じて入院した．経管栄養や導尿が必要となったが，妻は「娘も近くに住んでいるし，大丈夫」と話し，手技についても「すべてわかりました」と自信を持っていた．医療社会福祉部では，必要な各種サービスをすべて手配し，訪問看護ステーション，かかりつけ医，ヘルパーなどの在宅ケアスタッフと院内のスタッフとが一同に会してのカンファレンスも行い，退院準備は順調に進んだかに見えた．
　しかし，患者は退院後すぐに発熱のために再入院してきた．妻の処置に不十分なところがあったうえ，娘は仕事が急に忙しくなったためサポートできなかったのである．サービス調整は円滑に進められたが，家族介護力のアセスメントや余裕のある体制作りの点で読みが甘かったと反省させられるケースであった．

3）余裕のある体制を作るには

　患者・家族が療養生活のイメージを具体的につかむには，同じような疾患をもって療養している患者・家族から話を聞くことも効果的である．医師からの紹介や地域の患者会などを通して，適切なケースに出会えれば，サービス提供者からの話だけでは想像の難しい療養上の苦労などを前もって知って備えることができる．同時に，何とかやれそうだという自信を持つこともできるであろう．
　病状の変化や，介護疲れの時に，一時的に入院できる地域の病院を確保しておくことも必要である．東大病院に入院できることもあるが，ベッドに空きがないことも多い．また，特定機能病院の役割上，ショートステイ的な使い方は難しい．担当医の知り合いのいる病院などを紹介し，その病院にも連絡を付けておくことで，患者・家族の安心感も増し，余裕をもって療養生活を送ることができる．

4. カンファレンスから退院，フォローアップまで

1）カンファレンス

　　在宅医療を支える体制が整ったら，関係者一人一人に声をかけ，カンファレンスを持つ．そこで，互いの意志疎通を図り，各職種が行えることと限界について話し合って役割分担を明確にし，退院にむけての準備で不足しているところがないかどうか確認する．

　　また，在宅ケアスタッフは，病院で行われているケア内容について把握し，手技などを確認する．難病患者のケアに精通した訪問看護師やヘルパーでも，個々のケースに適したケア方法を確認するほうが退院後のケアを円滑に開始できるし，病棟のスタッフと直接会って話をすることにより，信頼関係も強まる．このような場をセッティングすることは退院支援の実施者である医療社会福祉部の最も重要な役割のひとつであると考えられる．

2）フォローアップ

　　介護者が十分ケアを行えるようになり，体制も整った時点で退院となる．退院後も家族から連絡があることが多い．地域にかかりつけ医がいても，難病患者の場合には基本的には東大病院の医師を主治医としている場合が多いので，病状の変化などを連絡してくることも多い．また実際に療養生活を始めてみて介護上の不安や疑問などが生じてくる場合もある．前述したケースのように，周到に準備して退院したつもりなのに，すぐにトラブルが起こってしまうこともある．必要に応じてケアの仕方を指導したり，院内外のスタッフに連絡を取るなどして対応していく．

7-4　転院に向けて

1．困難な転院先探し

　　患者・家族が在宅療養を希望しない場合や家族介護力が十分でない場合は，転院に向けた援助を行うことになる．高齢で介護保険に該当する患者の場合は，一般の高齢患者への転院支援と特に違いはない．65歳未満で，病歴が長く家族が疲れ切っているような場合には，転院先探しに苦労することが多い．

　　難病患者は，一般に重介護であり，切れ目なくさまざまなケアを行う必要があるので，長期にわたって十分な身体ケアを行ってくれる病院を選択しなければならない．高齢患者の場合は療養型病床群などの施設があるが，若年患者の場合，たとえ療養型病床群に入院可能であっても，高齢者の多い病院の雰囲気は必ずしもそぐわない場合が多い．また医療処置が高度になると，施設側も難色を示す場

合もある．他の選択肢として，精神科系の病院がある．「精神神経科」などと標榜していれば，神経難病患者も該当となるので，病院側も受入可能な場合があるが，家族が「うちのお母さんを精神病院に入れるなんて」などと拒否することが多い．「精神病院」への偏見が，入院可能な病院の間口を狭めてしまうのである．

　介護保険制度発足前は，一般病院の中でも，神経難病を快く受け入れてくれる病院があったが，在院日数の棲み分けによりこのような病院は減少している．また，国立療養所などの医療施設は難病患者のケアに重要な役割を果たしている施設であるが，現在，国立施設の統廃合により，病院数・ベッド数とも減少傾向にあり，入院しにくくなっている．

　このような条件が重なり，神経難病患者の転院先の選択肢は大変狭くなっている．療養型病床群や精神科系の病院に納得して転院するか，難病患者の受入に積極的な少数の一般病院や国立療養所に運良く転院できるかどうかである．それ以外には，数カ月後には在宅療養に移行する条件で，「リハビリ目的」として転院するケースがある．

2．転院に向けての援助のポイント

　以上のように転院することは以前より難しくなっているが，後でトラブルが起きないようにするためにも，患者の病状などについては隠さず伝えなければならない．また，神経難病の場合，病状が進行した時，人工呼吸器をつけるかどうかが問題となる．転院先の病院にとって，患者・家族がどのような意志を持っているかは重要な情報である．また，中には呼吸器をつけるかどうかについて，病院としての方針がすでに決まっているところもある．転院先との話し合いの際に先方の方針について確認するだけでなく，事前に患者・家族の意志を十分確認しておかなくてならない．そのためには，東大病院に入院後なるべく早期に支援の必要な患者を特定し，今後の方針についての話し合いが余裕をもって行われるよう働きかけることも必要となる．入院中にこのような話し合いが十分に行われなかったり，転院先の方針についての情報があいまいなまま転院すれば，深刻なトラブルが生じる危険がある．

　転院先の候補が挙がれば，家族に見学に行ってもらうなど，そこからの手続きは他のケースの場合と同じである．大抵は長期入院となるので，患者・家族の納得できる病院を，じっくり時間をかけて選択することが望ましい．

7-5　まとめ

　難病は罹患率の少ない疾患であり，地域のケア資源を集めようとしても，体系だった支援体制が存在していない場合もある．しかし，患者のQOL向上のため

には，患者・家族が在宅を希望する場合，その可能性を追求すべく努力するべきであろう．退院支援を行う者は，ねばり強く保健所や医療機関，福祉の窓口などとの交渉を行い，インフォーマルなサポートの発掘も含めて，患者をとりまく新たなケア体制を構築していくという心構えが必要である．

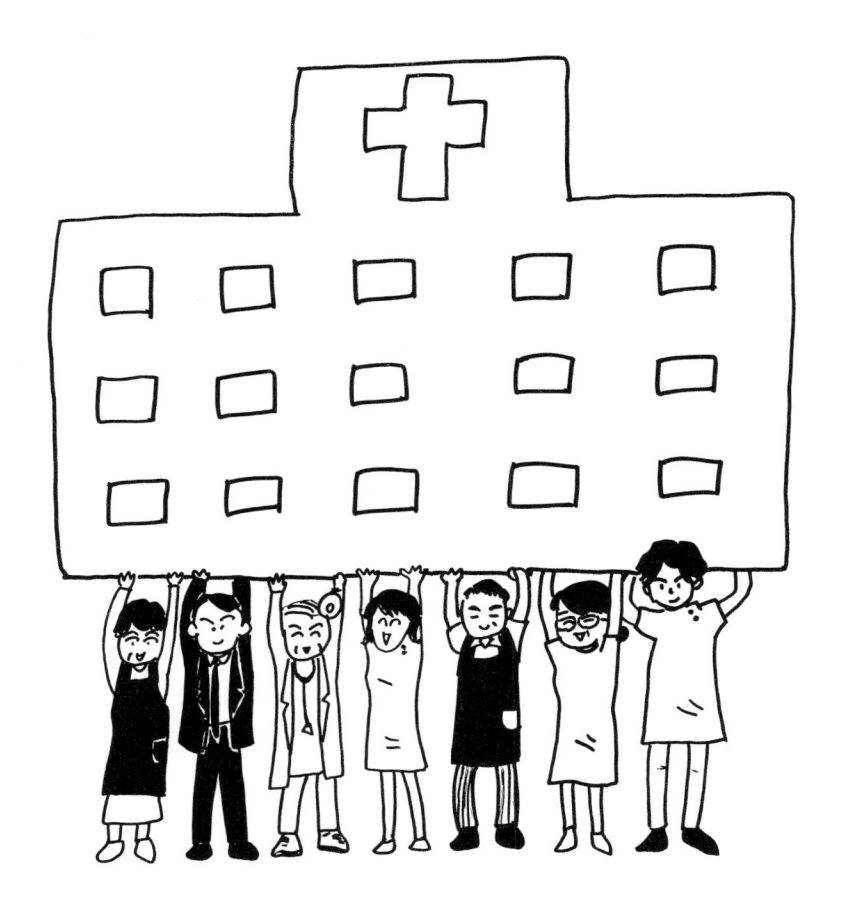

病院機能の向上と医療社会福祉部

4章

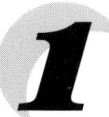

1 看護部の取り組みと医療社会福祉部

阿部　篤子

　臨床現場の看護師たちは,「医療社会福祉部」が設立されるまでの長い間,退院と同時に看護が中断されてしまう現実に無力感や矛盾を感じ,苛立ちさえ覚えていた.

　入院中に行った内服指導が効を奏さずに入退院を繰り返す患者,介護者の確保や経済面に不安を持ちながらも,自宅や地域の医療施設に移らざるを得なかった患者,そして,いわゆる社会的入院を余儀なくされている患者などに対して,私たち看護職員はいったい何をすべきなのか,何ができるのかと悶々とする日々であったような気がする.

　しかし,そのような中で私たちはただ手をこまねいていたわけではない.退院支援が病院のシステムとして機能するための方策を,それぞれの現場で模索していたといえる.その結果,看護部では医師や他の職種に先駆けて委員会を組織し,活動を開始した.そして,「医療社会福祉部」の設立と同時にいち早く協働の姿勢を打ち出し,現在に至っている.

　看護部における継続看護と退院支援に対する取り組みは,平成7年度から開始された.委員会の名称がその軌跡を物語っている.すなわち,平成7年度の「継続看護検討プロジェクト」,平成8年度の「継続看護検討委員会」,そして平成9年度の「継続看護推進委員会」を経て平成10年度から「継続看護委員会」となって現在に至るのである.

　名称の変遷と同時にその取り組みが変化したことはもちろんであるが,年度を重ねるにつれて活動内容は広がり,徐々に充実していった.

　まず,病棟看護と外来看護の継続性について検討し実践を試みることから始め,その後は退院支援にも積極的なかかわりを開始した.そして,「医療社会福祉部」との協働により地域との密接な関係をも構築しつつある.

　以下にその過程と取り組みについて紹介する.

1-1 看護部における委員会の設置と活動

1. 継続看護検討プロジェクト（平成7年度の取り組み）

退院支援に対する看護部としての最初の取り組みが，「継続看護検討プロジェクト」の設立である．

当時の看護部の継続看護に対する考え方は，「いわゆる訪問看護の方式はとらないが，本院の退院患者に地域でもよりよい療養環境を提供するための体制作りをすすめる」というものであり，目的と目標は次のように定められた．

1) 目　的

本院における退院患者，外来通院中の患者の看護の継続性を担保することによって患者サービスの充実を図る．

2) 目　標

①退院患者，外来通院中の患者について，継続看護の必要性に視点をあてて，ニーズの実態を把握するとともに，活動方法を検討する．
②平成7年度内に，継続看護のための体制のあり方・体制作りについて意見をまとめる．
③将来的にケースワーカーなどの専門職員の必要性が明確になった場合，患者サービス委員会を通して，東大病院としての取り組みについても問題提起していく．

プロジェクトのメンバーは，看護部長・副看護部長各1名，看護婦長2名，副看護婦長2名，スタッフナース3名の計9名であった．

発足当時のこの会は，高校や大学でいえばクラブ活動としてもまだ認められない，同好会のような組織であり，活動時間の保証も十分とはいえないものであった．しかし，看護の継続が図れない現実に満足していなかったり，個人の時間を持ち出してまで退院支援の実践を始めていた看護師たちの，継続看護への情熱が感じられる元気なプロジェクトでもあった．

3) 活動の実際

具体的な活動の主なものは，平成7年7月に実施した「退院患者の継続看護の現状調査」である．この調査によって退院患者，外来通院中の患者について，継続看護の必要性とニーズの実態が明らかになった．

また，病院長の諮問機関である「在宅診療検討委員会」にも参加し，上述の現

状調査の結果報告など，病院組織への働きかけを積極的に行った．

2．継続看護検討委員会（平成8年度の取り組み）

　　平成7年度の「継続看護プロジェクト」は，以下の4つの課題を持って発展的に解消した．
　　①病棟―外来間の看護の継続性を図ること．
　　②病棟・外来で個々に行っている患者指導を，より有効に行うために組織化すること．
　　③中間施設・保健所・訪問看護ステーションなどとのネットワーク作りをすること．
　　④継続看護実践のための組織化および看護婦，MSW，PSWなど，専従職員の配置に関しての働きかけを行うこと．

　　そして，平成8年度，正式に看護部の委員会として位置づけられた会が，「継続看護検討委員会」である．
　　この委員会は，業務担当副看護部長と看護婦長・主任副看護婦長の合計7名で構成された．以下に委員会の活動目標と主な活動内容を記す．

1）目　標
　　①看護サマリーの充実と活用の推進
　　②地域への継続看護

2）活動の実際
　　①については，まず，看護サマリーの活用状況の調査を行った．看護サマリーは，退院や転科・転棟に伴って患者情報を送るものである．その活用が不十分なフロアに対しては個別に訪問して，記入の推進を図った．一方，記入マニュアルを作成して各フロアに配布したことにより活用数が増え，内容もより明確になった．
　　②については，まず看護連絡票を作成し，書式の標準化を図った．これは，訪問看護ステーションの看護婦の意見などを参考にして，必要な情報がより簡潔で見やすく，実践に即した内容になるように変更した．また，9月には外来エントランスホールの一室に「看護相談室」を開設し，外来看護婦長が中心となって相談業務を行った．ここでは，入院患者，外来患者を問わず，看護に関する相談，治療への不安，健康一般に関すること，心理相談，栄養相談，福祉・在宅看護に関する相談などを受け，多岐にわたる患者サービスの提供を行った．

3．継続看護推進委員会（平成9年度の取り組み）

　平成8年度に活動した「継続看護検討委員会」は，9年度には「継続看護推進委員会」とわずかに名称をあらためて，新たなスタートを切った．

　一方，平成7年度に病院長の諮問機関として発足した「在宅診療検討委員会」が，在宅ケア推進部門の設置とMSWの配置を提言して解散し，翌年，「医療社会福祉部（仮称）準備委員会」が発足した．そして，平成9年4月に，院内措置として「医療社会福祉部」が誕生し，看護が先行していた退院支援に，病院全体として取り組むこととなった．

1）目　標
　①継続看護の充実
　②「医療社会福祉部」との協働

　この年は，看護部独自の委員会活動の他に，中央診療施設である医療社会福祉部といかに協働していくべきかについて検討し，実行することが委員会の大きな課題であった．

　特に，各病棟のスタッフには未だなじみの薄い医療社会福祉部の業務を，正確かつ早急に理解してもらうための働きかけが急務であった．そのために委員会活動の一環として，看護婦長会を始めあらゆる機会を利用し，医療社会福祉部の存在と業務内容についての説明をするなどしてスタッフの啓発に努めた．

2）活動の実際
　①については，これまでの活動とほぼ同様であったが，この年新たに院内他部門との協働の一環としてリハビリテーション部との連携を図った．その結果，患者情報の共有が可能となり，その情報を病棟での日常生活動作の指導などに生かすことができるようになった．また，退院後の家屋の改造などについてともに考えることができるようになるなど，徐々にではあるが退院後の患者に継続して看護サービスを提供する土台作りができた．

　②については，看護部職員への啓発活動の他に，委員自らも学習会を重ね，退院支援における看護者の役割について学んだ．また，医療社会福祉部主催のケースカンファレンスや講演会に参加することにより，学習を深めた．

　以上のような活動を通して委員たちは，看護の継続をケアの継続という側面からだけではなく，社会的な側面からのアプローチも含めてより広い視野に立って実践する自信を得ていった．そのことがまた，実際に病棟で退院支援を行っている看護婦たちに広まるという効果を生んでいった．

4.「継続看護委員会」(平成10年度以降の取り組み)

　平成10，11年度は，地域との連携を活動目標の前面に打ち出した．委員会の名称はもはや，「検討」や「推進」の段階を過ぎ，退院後も看護サービスの提供を「継続」していくことに焦点を絞った，より明快なものとなった．したがってこの2年間はほぼ同じ目標となり，以下の2点が挙げられた．

1) 目　標
　①在宅療養に向けて，継続看護の充実を図る
　②外来看護の見直しをする

　具体的には，地域に帰った患者が継続して満足のいく医療・看護を受けるために，私たち看護職員が臨床現場でできることを最大限に行っていこうというものである．そして，患者にとっては病気と向かい合う最初の場所であり，その後引き続き通わざるを得ない場所でもある外来の看護を見直すことで，よりよいサービスを提供し，地域でも安心して療養生活を続行していただくために何をなすべきかを考えていこうとしたのである．

2) 活動の実際

　①については，これまで病棟・外来間の看護の継続に主眼が置かれていたが，この年から在宅ケアに向けての支援に重きが置かれるようになった．入院から在宅療養への移行をスムーズに行うこと，そして具体的には，在宅酸素療法を行う患者，在宅静脈栄養法を行う患者，訪問看護サービスを希望する患者などに対する取り組みが始まったのである．
　②については，在院日数の短縮と外来看護のあり方について注目し，入院前後の外来看護における看護指導の重要性を文献学習した．また，社会資源の活用のしかたや福祉について医療社会福祉部のスタッフであるMSWに講演をお願いするなど，退院支援についての学習が深められていった．さらに，在宅療養指導管理料についての学習など，多くの看護職がやや苦手とするコストパフォーマンスにも眼が向けられるようになった．
　時代は介護保険のスタートに向かって動いており，看護職員の中にも自発的にケアマネジャー試験を受験する者も出ていた．このような状況の中で，看護職員にとって医療社会福祉部主催の介護保険についての講演会は，非常に有意義なものであった．

1-2　医療社会福祉部との協働が看護にもたらしたもの

　以上のように，看護部の退院支援に関する取り組みは，医療社会福祉部からの一方的な働きかけによって開始されたものではなく，むしろ先行していたといえる．しかし，実状は手探りの状態であり，患者にとっても看護職員にとっても満足のいく支援とはいえなかった．そのような状況が医療社会福祉部との協働によって少しずつではあれ改善し，充実していった．

　医療社会福祉部と協働することで，看護が学んだことは多大であるが，とりわけチーム医療の実現に向けて大きな一歩を踏み出したことが最大の成果であった．

1．チーム医療の実現

　チーム医療の必要性や重要性は誰もが認識していたが，実践が伴っていたかと問われれば疑問が残る．患者の退院を巡って，医師，看護職，PTやOTなどがそれぞれ個別に取り組み，悩んでいた現実がある．しかし今，医療社会福祉部との協働で，多くの看護職が真の意味でのチーム医療を実感しているといっても過言ではない．それは，院内の各診療科・部門のみならず，地域の医療機関や施設との連絡・調整に，東大病院が組織として取り組みを始めたことによって実現したのである．

2．地域との繋がり・広がるネットワーク

　地域に送り出す患者のその後について不安を持ちながらも，病棟に勤務する看護職員たちは患者のその後を託す場所にも，その方法にも通じていなかった．また，手探りで地域との連絡・調整にあたってはいたものの，いわゆる社会資源の活用方法にも疎く，ましてや遠隔地にはネットワークも持たなかった．そのために，退院していく患者への"想い"は持ちながらも，満足のいく支援はできていなかった．このような状況が医療社会福祉部と協働することによって改善していった．それは，とりもなおさず，医療と看護の継続という形で提供できる患者サービスである．入院して受ける医療だけでは完結しない疾病を持ったまま地域に帰る患者が，適切な場所で適切なケアを受けられるような支援が開始された．このことは，平成7年に「継続看護検討プロジェクト」を設立した時の目的，すなわち「本院の退院患者に地域でもよりよい療養環境を提供するための体制作り」を実現できたものと考えられるであろう．

　数年前，オーストラリアの病院を訪問した際に，退院患者を巡っての病棟カン

ファレンスを見学した．看護職，医師はもちろん，PT・OT，そしてMSWなど，その患者にかかわる多くの職種が一堂に会して情報交換をし，プランを作成していた．果物やスナック菓子をまわしながらのカンファレンスだったことにも驚いたが，どのスタッフもそれぞれの立場で積極的に意見を交わす活気には，まさに圧倒されそうであった．これこそがチームで行う退院支援なのだと，ただただ感激したことが思い出される．その当時，羨ましいだけだったそのカンファレンスが，今後そこかしこで日常的な光景として展開される日がくることを切望している．そして，そのためにも「医療社会福祉部」との協力体制を，看護部としてさらに強化していきたいと考えている．

2 病棟での取り組みと医療社会福祉部
—病棟看護師ができること，医療社会福祉部とタイアップしてできること—

高橋　雪子

　病院の機能分化が進み，高度医療を担う大学病院には，重症患者や何度も入退院を繰り返すがん患者，末期の患者が多くなっている．また，在院日数の短縮化が必要とされ，重症の患者や医療依存度・専門的な看護への依存度が高い患者も，在宅や転院を考えざるを得なくなっている．さらに平成12年度から導入された介護保険により，退院のかたちはますます複雑になっている．

　このような中で，東大病院老年病科が平成10年度に医療社会福祉部に援助を依頼したケースは12名であったが，医療社会福祉部の活動や病棟での取り組みの強化により，平成11年度の依頼件数は31名と3倍近く増加した．平成12年度は37名である．老年病科だけを見ると，平均在院日数は10年33.9日から11年27.24日へと減少している．

　以下，この間の病棟の取り組みを述べる．

2-1　老年病科病棟の特徴

　著者が平成13年9月22日まで担当した老年病科病棟は30床（共通病床5床を含む）．

　平成11年度の東大病院老年病科入院患者の統計によると，入院患者の平均在院日数は26.2日で，そのうち救急患者が33.6％を占めていた．このような点から，介護度が高い割に救急患者への対応も迫られるという，いわゆる"忙しい病棟"になる．患者の平均年齢は70.6歳，最高齢は104歳．平均疾患数は4.2で，循環器，呼吸器，内分泌，消化器，腎・泌尿器，骨疾患，精神・神経，膠原病，感染症などさまざまな疾患を対象にしていた．

　医師は1.5カ月（現在は2〜3カ月）でローテーションする研修医が4〜6名，その上に指導医がいる．

　患者だけでなく，介護者も高齢化している．また，東京にあるということもあってか，高齢者夫婦のみ，または単身生活の高齢者も多く，ADLに支障があると途端に在宅で生活できないという人も多い．

2-2 入院から退院まで —退院支援の必要性の判断と医療社会福祉部への紹介—

1. 入院時：退院支援の必要性の判断

　　特定機能病院の病棟では，「入院目的の治療が終わったら，障害が残っていても退院する」というのが普通である．そのため，退院を決めるのは，医師の治療方針とそれに伴う治療行為が終わったかどうかということが大きな要因になる．したがって，退院日が決まってから退院後どのように生活するのかを考えるのでは，退院日に間に合わない．入院時から患者の退院後の生活をイメージして，退院後の援助が必要かどうかを判断する必要がある．

　　そのため，65歳以上で，かつ看護師長の経験上，援助しなければ退院できないのではないかと思われる患者について，まず家族に，①介護保険の認定を受けているどうか，②認定されていれば，要介護度はいくつかを聞き，③申請していなければすぐに申請するように勧める．その上で，④家での様子や入院前の家での介護状況，⑤介護者は誰か，⑥退院時には在宅で介護できるのか，⑦施設を探す必要があるのか，を把握する．また，担当看護師や病棟における継続看護係の看護師も気になったケースについて看護師長に報告する．これらのケースについては，医療社会福祉部に退院支援を依頼している．

　　しかし，この方法だけでは，退院支援を必要とする患者の把握が不十分で，退院間近になって援助が必要なことを知り，慌てたりすることもある．

　　そこで，入院時（1週間程度）に退院援助が必要だと思われる項目をチェックするための「入院時リスク・スクリーニング票（118頁，表3-12）」を用い，"リスクがある"とされたケースを検討し，退院援助が必要だと思われる患者を早期に把握し，退院援助することを計画し始めている．これについて平成12年度の院内看護研究のテーマとして取り組み分析した結果，リスク・スクリーニング表でチェックされたケースの約2割が，医療社会福祉部に退院援助を依頼してケアを受けていた．

2. 入院中の病棟で

　　毎日の看護の中で，担当看護師や継続看護係の看護師からもさまざまな情報が寄せられていた．「このケースは家には帰れそうもないですよ．昨日来ていたお嫁さんが無理だと言っていましたよ」，「家族が看るといっているけど，保清がほとんど行われていないようで，体が真っ黒でしたよ」，「食事介助を寝たまましていたようですよ」などである．時に入院時の把握が漏れていたり，その後の情報で事情が違ったりする．また，看護師長が気付かなかったケースに援助が必要なことがわかったりする．

病棟ではその都度，受持医に話し，家族との相談の時間を設けてもらっていた．時には看護師長が家族に連絡し，退院後の相談をすることもある．そして，家に帰る場合，訪問看護を入れてもらうことが必要か，在宅での受持医を確保する必要があるか，また，転院先を探す必要があるかなどの判断をする．その上で医療社会福祉部に依頼する．これらは退院が決まってからでは間に合わない．しかし，一方で，診断がついていなかったり，病状が不安定な状況では家族も退院についての相談には真剣になれない．病状の見極めがついたら，すぐに家族にコンタクトを取ることがポイントになる．

このような状況にその都度対応していくためには，看護師長，主任など日中病棟にいるスタッフが積極的にかかわる必要がある．しかし，家族が日曜日にしかこないケース（このようなケースに退院援助が必要な場合が多い）は，看護師長が対応することが難しく，スタッフの協力が不可欠である．

3．医療社会福祉部との協働

1）転院支援と在宅支援の依頼

転院が必要なことが明らかなケースは，受持医に働きかけ，医療社会福祉部への退院援助依頼票を記入してもらい，医療社会福祉部のMSWにも転院先を探すよう依頼する．

自宅退院にできそうな場合には，医療社会福祉部の看護師長にケアマネジャーや訪問看護ステーションの受け入れやプラン作りを始めるように依頼している．入院時にこのようなことを視野にいれて情報収集をすることが必要になる．ただし，救急入院の患者については，入院時の情報が不十分になるので，チェックリストなどが有効である．

2）情報の共有化

それぞれの患者に合った退院援助を行うには，必要な患者の情報をきちんと把握するとともに，医療社会福祉部との緊密な連絡が不可欠である．そこで，毎週1回30分程度，医療社会福祉部の看護師長，MSWと老年病科病棟スタッフとでカンファレンスを行っている（平成13年1月からは病棟医師も参加）．

カンファレンスの内容は，退院援助の必要なケースについての情報交換だが，病棟の看護師も参加してのカンファレンスは，患者の状況をより具体的に把握し，退院支援を豊かにすることに役立っている．また，医療社会福祉部の専任医師も隔週に行っている病棟医長と看護師のカンファレンスに参加し，病棟の患者の情報を共有している．

2-3 病棟での退院支援の必要性と退院支援に病棟看護師が力を発揮した例

　前述したように，高齢夫婦や高齢単身者が多いのがこの病棟の特徴である．また，東大病院でなければ入院しないという馴染みの患者も多く，このような患者の転院や退院援助に苦労する．転院の話をすると，帰るなら家で，と譲らない患者もいる．病棟のキャパシティーは限られている．治療が終わっても，介護度が高いために患者が入院を続けるようなことでは，東大病院の使命を果たすことができないことになる．

　また，帰宅後のかかりつけ医を探そうとしても，東大病院に入院できなくなると困るから，とかかりつけ医を持とうとしない場合も多い．そのような患者の気持ちも十分理解できるが，それに合わせていては特定機能病院の本来の役割が果たせない．東大病院では，急性期のさまざまな疾患に対し，積極的な治療を行うことも大きな使命である．

　そのためには，患者や家族に早い時期から退院について働きかけ，理解を求めることも重要である．さまざまなケースに誠実に働きかけ，退院に向けての援助を行うことが特に大切な所以である．

　退院支援には，さまざまな段階がある．病棟看護師の範囲で対応できる事例もあれば，医療社会福祉部に紹介し，専門的な対応を必要とする事例もある．今後，両者で何が違うのかについての検証が必要であるが，著者らの病棟で調べたところ**表4-1**のようなことがわかった．詳しくは，5章2-4を参照されたい．

　退院支援は，病棟看護師がその必要性を判断することが最初に必要となる．ここでは，病棟看護師だけで対応できたケース，医療社会福祉部の支援を受けることによって退院後の生活が豊かにできたケース，病棟看護師だけでは対応が難しく医療社会福祉部に転院先を探してもらって納得し，転院したケースを紹介する．

表4-1　病棟と医療社会福祉部における退院支援の特徴
対象：東大病院老年病科病棟の全入院患者127名（平成12年10月22日～13年3月31日）

病棟で行った支援：36名（29.1%）	医療社会福祉部に支援を依頼：17名（13.4%）
・介護保険の説明と勧め ・身障手続きの紹介 ・すでに連携のついている訪問看護ステーションへの紹介 ・すでにサービスを利用していたケースの在宅ケアの再開，追加サービスの紹介 ・地域に密着している家族 ・理解力と行動力のある家族への対応 ・ケアマネジャーがしっかりしているケース	・転院と入所 ・地域の病院探し ・新規サービスの開拓と導入 ・多くの問題を持つ患者 ・医療依存度が高いケース ・介護者不在・手薄 ・訪問看護ステーションの選択と推薦，連絡，交渉と調整

1. 病棟看護師だけで対応できたケース

1）情報提供を行っただけで，家族が主体的に動き，退院できたケース

Aさん　女性　50歳　夫と大学生の子ども2人と同居　脳腫瘍，ターミナル期．

他院での治療に納得せず，東大病院に転院してきた．放射線療法などを行うが，治癒が望めない状態である．本人は状況を冷静に受け止めており，これ以上苦しいことはせずに家の近くの病院に移りたい，と家族の負担を心配していた．

妻の介護に熱心な夫から，家で最期まで見ることはできないが何かよい方法はないか，という相談があったので，ホスピスを予約し，入院できるまでの間，訪問看護などを受けながら家で過ごす，ということを提案した．幸い東京郊外に住んでいたため，医療社会福祉部からも情報をもらい，夫は家から比較的近いホスピスを見て回り，納得できるところを選択して予約した．また，医療保険による訪問看護も申し込み，自宅退院となった．約1カ月後，ホスピスに入院できたと報告の電話があった．

このケースは，病棟看護師長が相談相手になり，家族と話し合っただけで家族が動き出し退院になった．家族のケアが直接退院援助につながったケースである．

このように，積極的に地域の社会資源を活用しようとする家族も出てきている．病棟で看護師が相談にのること，その際，医療社会福祉部からの情報を活かすことが重要である．日頃，病棟などで医療社会福祉部の活動を見ていることによって，病棟スタッフの退院支援の技量が向上していると思われる．

2）病棟看護師の判断で，介護保険の申請を勧め，体制を整えて退院できたケース

Bさん　女性　86歳　高齢夫婦の2人暮し　うっ血性心不全，肺高血圧症．

病状が一応安定しており，年齢の割にはしっかりしている患者で，自宅退院が決まったが，高齢夫婦の2人暮しで，家事全般を患者が担当していた．家事をしながら病気の悪化を防ぐのは難しいと病棟の看護師が判断し，一食は宅配治療食を利用してもらうことにした．娘（近区に住んでおり，時々訪問している）に介護保険の申請を依頼し，認定前から訪問看護を受けることができるように体制を作った上で退院した．

退院後要介護1の認定を受け，ヘルパーにも来てもらって家事援助も受けている．訪問看護を受けているためか，体調も悪化せずに生活している．

2. 医療社会福祉部の支援を得て，退院後の生活を豊かにできたケース

1）病棟看護師の判断で，退院後のケア体制を強化するために医療社会福祉部の支援を求めたケース

Cさん　女性　82歳　痴呆の夫との2人暮し　糖尿病．糖尿病のコントロール

が悪く，食事制限が守れない．患者が料理を担当し，夫は食べるだけである．インスリンを自己注射していたが，高齢のため量を間違え，倍量打っていたりと危険であった．内服治療への変更のため教育入院となった．

同居はしていないが，毎日娘たちが訪問し，介護力はありそうにみえた．病棟では，服薬を忘れたり，間食を食べたりと，血糖のコントロールにあまり関心を示さない．二言目には「もう年だから」と楽天的．病棟では看護師の目があるが，退院後の保証がない．

食事制限のチェックと運動不足の解消のため，通所サービスが導入できればと，夫と併せて介護保険を申請するように勧めた．本人は要支援だったが，夫の要介護1と合わせて，医療社会福祉部に依頼し，訪問看護，デイケアへの通所を選んだ．一食分は宅配治療食を導入した．

2）転院を自宅退院に変更できたケース

Dさん　男性　62歳　透析中の妻との2人暮らし　肺気腫，下垂体前葉機能低下症，在宅酸素中．

数回の入退院の後，家で療養していたが，妻が腎不全で透析になったので，家でみるのは限界である．今回は，「長く入所できる施設を紹介して欲しい」，ということで入院して来た．

肺気腫は特定疾患のため，62歳でも介護保険が受けられること，介護保険は年上の妻にも適応になることなどを担当看護師が説明し，在宅という方法もあることを考えてもらった．医療社会福祉部のMSW，看護師長からも話を聞く場を設けた．また，妻に対しては，1人で家事を頑張ろうとしないでヘルパーなどの助けを借りるようにと勧めた．

仲睦まじいご夫婦だったので，お互いに気を使い合っていたが，一緒に暮せるならその方がいいと，とりあえず，訪問看護を導入して退院となった．

3．病棟看護師だけでは対応が難しく，医療社会福祉部に転院先を探してもらい転院したケース

1）在宅を模索し，外泊を繰り返した結果，納得し転院を受け入れたケース

Eさん　男性　86歳　高齢夫婦（内縁関係）の2人暮し　4回目の入院．

慢性腎不全，腎性貧血，糖尿病などがあり，膀胱留置カテーテルを入れたまま退院せざるをえない状況．

家庭状況が複雑で，妻とは30年来一緒に生活していたが，内縁関係で住民票も取れない状況であった．介護保険も受けられないため，看護師長が家庭裁判所に相談し，住民票だけでも取れるようにと妻を励ました．その結果，介護保険を申請し要介護4の認定を受けた．発熱を繰り返すなど病状も不安定であったが，

少しでも家に帰りたい，という患者の気持ちを尊重し，妻と相談して，外泊をしながら自宅に帰れるかを確かめることにした．退院前ではあったが，家には電動ベッドをレンタルしてもらった．一方で，医療社会福祉部に転院先の選定を依頼した．

Eさんは，退院できるかもしれないと希望をもったためか，それまで消極的だったリハビリも積極的に取り組み，食事も頑張って食べるようになった．その後何回か外泊する中で，外泊の度に妻がくたびれてしまうことをお互いに自覚した．そして，家の近くの病院を紹介してもらい，転院していった．転院後も外泊，できれば退院したいという希望をもって頑張っている．

家庭状況が複雑ですんなりと退院支援のルートに乗っていかないこのようなケースには，きちんと対応して退院や転院に導いていかなければ，在院期間を短縮することができないと思われる．

2-4 医療社会福祉部との連携強化を

老年病科は，患者の平均年齢も高く，介護保険の対象者も多い．また，高齢であることから，退院に伴ってさまざまな問題が生じてくる．そのため，退院援助なしではスムーズな退院は得られない．

はじめに述べたように，退院援助を積極的に行いはじめてから，3カ月以上に及ぶ長期入院は減り，入院日数も減少してきている．老年病科以外でも，患者全体の高齢化は進んでおり，多くの患者が退院援助を必要としている．なお，老年病科の平均在院日数は，平成12年も29.9日であり，退院支援が継続的に行われていることを示している．

しかし，入退院を医師が決めている現状で，入院期間も短く，病棟の看護師は，入院中の治療，看護に手一杯な状況にあり，すべての患者について退院までを視野に入れた看護計画を立てるところまでは至っていないのが現状である．そのため，必要なケースが見逃され，医療社会福祉部への依頼が行われていない場合も多い．このような状況を打開し，退院支援を必要とする患者がもれなく適切な援助を受けられるようにするためには，看護の立場から何らかのリスク・スクリーニング票を用いたチェックを行い，どのフロアにいても医療社会福祉部の支援が受けられるシステムを作る必要がある．

3 病院機能向上にむけての医療社会福祉部の役割

柳澤　愛子・若林　浩司

3-1　院内の教育的機能

　医療社会福祉部がかかわる退院への支援プロセスの中で，いつも気にかかっているのは，院内の医療職の退院支援に向けての"考え方について"である．

　医療職がどんな思いで患者を退院させようとしているのか，どのような気持ちを込めて，地域の関係機関に患者を託そうとしているのかということは，在宅・転院の成果を大きく左右する．特に転院では，退院援助依頼票を受理した段階で，受持医の気持ちが次の患者に移っているかのように感じられることもある．少なくとも退院までは，患者に責任を持つことが医療者の務めであろう．

　また，紹介状や訪問看護指示書，さらに看護サマリーは，退院後のケアの拠り所であり大切な情報となるが，患者のことを思いやり，具体的な退院後の生活をイメージしながら必要な内容を盛り込む場合と，所定の書類の項目にあてはめながら形式的に書いて委ねてくる場合とでは，情報の密度も託された関係機関の受け止め方も全く違ってくる．

　医療社会福祉部では，患者・家族への対応と同時に，院内の医療職に対する退院支援の意識づくりや教育的な機能も重要な要素のひとつであると考えている．

1．システムや制度を知ることで学ぶ

1）転院先の選択―医療社会福祉部が行う場合と医師が行うべき場合―

　退院援助依頼票にもとづいて，病棟に情報収集に出向いたとき，研修医に「この患者さんは施設か病院でお願いします」といわれる場合がある．しかし施設と病院では転院の条件やアプローチの方法が全く違ってくる．そのため，MSWは受持医にまず施設と病院の違い，施設の種類，病院の特性と種類などを説明し，理解してもらう必要がある．

　例えば，「先生，依頼票に老人病院（医療療養型病床群）と丸がついていますが，この病院だと○○○の治療はできないし，△△△の薬は出さないかもしれませんが，本当にそういう病院でいいんですか」と確認する．そうすると，「どう

して」と意外そうな返事が返ってきたりする．現在の医療法では医療療養型病床群での薬剤費用は制限されており，特定機能病院で使っているような高価な薬剤は投与できないことがある．今までのような治療を継続することを優先するのであれば，MSWが探す社会的入院タイプの病院では無理で，医師が転院先の病院を探すことが必要になる．治療を優先して行うタイプの病院を，医療社会福祉部が探しだせるかどうかは保障できないし，そのような行為をMSWが行うことは医師に対する越権行為になってしまう．

　他にも，老人保健施設を特別養護老人ホームと勘違いしていたり，患者・家族にどのくらいの療養費を負担してもらうかなどを説明しないまま，転院を勧めてしまう場合もある．結局，「これでは転院は無理で在宅じゃないでしょうか」と勧めることによって，方針が変わる場合もある．

2）在宅の可能性をわかってもらう

　転院と書かれていても依頼票の必要最低限の情報（年齢・病名・家族構成・ADLレベル，痴呆の有無，感染症の有無など）をアセスメントしただけで，在宅が可能なのではないかと判断できることがある．その場合は「先生，この人はどうして転院なのですか」と問いかけてみると，「家族が家で看られないといっているから」と受持医の答えが返ってくる．こういう場合，「ADLはある程度自立していますね．ここに訪問看護ステーションとかかりつけ医に入ってもらうと…」と説明すると「訪問看護ステーションって？　かかりつけ医は何をしてくれるの？」という基本的な事柄に対する質問が始まる．若い医師の中にはまだまだ「退院＝転院」という発想が強く，現行の在宅医療制度が十分理解できていない医師が多いのが現実である．

　また，「この患者さんは65歳以上ですので，介護保険の要介護認定は受けられたでしょうか」と聞いてみる．「もし，認定を受ければおそらく要介護4だと思われますが，給付額からするとホームヘルパーも入れられますね」，「患者・家族がこのような新しい制度を知らなくて転院を希望している場合には，在宅で利用できるサービスを紹介したら，在宅の可能性もあるんじゃないでしょうか」と話を進めていく．

2．患者・家族に紹介状や指示書・看護サマリーで何を伝えていくのかを明確にする

1）託そうとする「こころ」の重要性

　退院にあたって，地域の病院やかかりつけ医，訪問看護ステーションと円滑に連携していくためには，紹介状や指示書，看護サマリーで「何を伝えていくか」を十分に検討し，熟知した上で書かなければならない．

特に，在宅の場合には，受持医や担当看護師がどれくらい在宅での暮らしをイメージして指示書や看護サマリーが書けるか，大切な患者を託そうとする「こころ」がどう表現されているかがポイントとなる．

院内の医療職の書く書類の中で，重症な患者をかかりつけ医や訪問看護ステーションに押し付けるようなニュアンスが伝わってしまうと，信頼関係が失われ，その後の連携もうまくいかなくなってしまうことがある．

また，受持医の書く紹介状や指示書の中には，患者の病態を中心にして，いかに一生懸命に治療してきたかという「治療内容」を克明に記述するものがある．中には入院当初からの検査データや処方箋，画像診断の結果など膨大な書類を添付して，ひたすら治療経過を説明し，「あとは先生にお任せします」というようなニュアンスがうかがえ，依頼内容があいまいな場合もある．

2) 求められる情報とは

上に述べたような専門的な治療経過は，確かに重要な情報ではあろう．しかし，患者を託されるかかりつけ医にとっては，「今後，患者はどのような経過をたどるのか」という病状予測と，「最終的に何を依頼したいのか」，「ターミナルに移行するとしたら，何が大切なのか，何をどうしてほしいのか」，「患者や家族は何を望んでいるのか」という依頼内容がきちんと表現されていなければ，具体的な治療方針や治療計画が立てにくい．

例えば，「今回○○さんが自宅療養されることになりました．病状の進行に伴って今後○○や○○などの症状が現れると考えられます．緊急事態の場合は○○病院に支援をお願いしてありますが，本人と家族の最終的な希望は○○です．…在宅ではなかなか難しい要望と思われますが，できるだけ本人の希望に添った治療やケアをお願い致したく，ご紹介申し上げます」

このような表現を付け加えることで，依頼内容が格段に豊かになる．依頼された側も「受けて立とう」という気持ちが生まれ，こころの通い合ったサポート体制ができあがっていくと思われる．

3) 求める内容は在宅ケアでできるレベルにする

また，病棟レベルの高度な看護ケアを在宅で継続させることは難しい．在宅では，家族や，稼働範囲の限られた訪問看護師がケアを提供することを考慮し，看護サマリーは押しつけにならないように，柔軟な書き方をすることが求められる．

3-2　リスクを回避する機能

1）退院窓口として各種の書類をチェックする

　　書類によるトラブルをできるだけ回避するために，病棟から提出される各種の書類は，そのまま関係機関に郵送せず，医療社会福祉部のスタッフが目を通すことにしている．病院の退院窓口になっている医療社会福祉部の名前で書類を郵送するために，書類の項目に漏れはないか，日付，印鑑の漏れや不備はないかなど，最終的なチェックをすることも重要である．

2）院内の情報伝達を促す

　　しかし，未然に防ぐことのできないトラブルも，時には発生する．

　　以前，ある患者が転院することになり，薬剤を古いデータのまま処方して，転院先に渡してしまい，問題になったことがあった．内科と外科にかかっていた患者で，転院直前に内科的な治療内容が変更となり，外科の受持医との連絡が不十分であったため，外科医が古い治療内容を紹介状に記載した．患者・家族がすぐに気がつき事なきを得たが，転院先との関係が一時悪化した．

　　特に転院の場合，アプローチを始めてから実際に転院するまでには，数日から数週間かかることがほとんどで，その間に患者の病状が変化したり，治療内容が変更になることは珍しくない．合併症や慢性疾患を複数持っている患者は，複数の診療科を掛け持ちしていて，受持医も複数にわたる．院内の情報伝達の不正確さが転院先とのトラブルを引き起こした事例であった．

　　このような治療内容にかかわるミスを，医療社会福祉部で見つけることは難しい．大きな病院でチェック機能が整備されていない場合のシステムの問題であろう．事実を院内の医療職にオープンにする風通しのよい状況を作ることは，リスクマネジメントの第一歩である．今後，病院全体としての改善策を期待したい．

　　そして，患者・家族が安心して退院していけるように，院内の医療スタッフ一人一人が細心の注意を払って患者に接する姿勢と，退院支援に対する意識の向上・啓発が必要であると思われる．

3-3　院内のネットワークづくり

1）医師とのネットワーク

　　質の高い退院支援をめざすためには，院内のネットワークを広げながら，医療社会福祉部の役割を理解してもらう必要がある．大学病院では多くの医師が勤務しているが，すべての医師とコンタクトを取りあっていくことは難しい．

医療社会福祉部の退院支援のご紹介

医療社会福祉部では,患者様が安心して在宅療養または,転院できるよう支援しています.

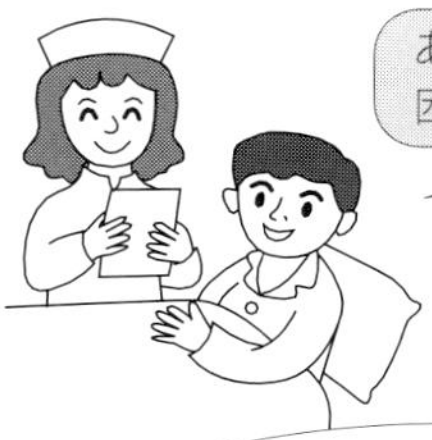

あなたの患者様は,退院について不安をお持ちではありませんか？
困っている患者様はいらっしゃいませんか？

医療依存度の高い患者様
在宅中心静脈栄養法　在宅酸素療法
経管栄養法　間欠自己導尿　ストーマーケア
気管カニューレ挿入　褥瘡処置など

ターミナル期の患者様
看護ケアの必要度により,訪問看護ステーションを選んだり,かかりつけ医を依頼することができます

介護・生活援助が必要な患者様
介護保険の申請,介護サービスについての説明,ケアプランの相談にのります

痴呆症の患者様についての相談
訪問看護ステーション,ホームヘルパー,介護保険サービスの紹介を行います

難病・特定疾患を持っている患者様
保健所,行政(福祉事務所)と連携して訪問看護,ヘルパーさんなどのお世話をします

重症心身障害児
都の訪問看護事業所,保健所と連携し,医療機器(吸引器,パルスオキシメーターなど)の紹介,手配を行います

これらに該当する患者様については,病棟看護師長と相談の上,「退院援助依頼票」を提示して下さい.
なお,在宅療養の場合,準備に1～2週間かかりますので,早めにご連絡下さい.

看護部継続看護委員会
連絡先　医療社会福祉部　内線00000

図4-1　医療社会福祉部の退院支援の紹介

東大病院では，臓器別（診療科目別）の専門グループで診療にあたり，病棟の受持医は，そのグループのリーダー的存在である医師の助言を仰ぎながら，退院時期を決定し，退院後の病状を予測し，その後の治療方針を決定している．

　病棟の受持医は研修中の医師であることが多く，入院中に受持医が交代したり，退院後は別の病棟に勤務していたりする．医療社会福祉部として，退院前・後の患者の病態や治療内容を正確に把握し支援を継続していくためには，入れ替わりの激しい病棟の受持医と連携をとるよりも，窓口になってもらえる臓器別グループリーダーの医師とコンタクトをとる場合が多い．そのほうが確実な答えが得られるからである．

　また東大病院では，臓器別専門グループのリーダーの医師が診療科目の外来の主治医（責任医師）となっており，入院中から退院後の患者の状況を最もよく把握している．その医師がどのような視点で患者とかかわっているかが，病棟の受持医の治療に大きく反映される．専門グループの医師達に医療社会福祉部がどのように退院をサポートしているかを理解してもらうことが，院内の医師とのネットワークを広げていく近道になるであろうと考える．

2）看護職員とのネットワーク

　病院の最多数職員である看護職員とのネットワークづくりも重要な仕事である．4章1に述べられているように，看護部ではかなり早くから継続看護の取り組みを行ってきた．「継続看護」についての看護部委員会があり，毎月会を開いて取り組んでいる．また，折に触れて看護師長会でも活動報告をし，依頼も行っている．

　このような活動の中で，看護部継続看護委員会では，院内のスタッフ向けのパンフレットや冊子を作ってきた（**図4-1**）．このような地道な啓蒙活動と個々の事例の積み重ねによる信用が，退院支援例数の増加をもたらしていると思っている．

　今後も退院支援の対象者は増えつづけ，医療社会福祉部のスタッフだけでは，きめ細かな支援はできなくなることが考えられる．病棟の医師や看護職員に退院支援が理解されることで，総合的な質の高い支援が可能になっていくと思われる．

4 医師への働きかけ

田城 孝雄

　東大病院は，特定機能病院という性格から，難病，重症の患者が多く，診療圏が広いという特徴を持っている．高度先進医療の開発と提供という社会的使命を持っているため，患者は完治して退院するより，障害を抱えたまま退院せざるを得ない場合が多い．また，神経難病，膠原病，慢性心不全，慢性呼吸不全のように在宅医療の必要な患者も多い．救命救急医療の進歩により，脳血管障害や事故を救命した後，長期間のリハビリテーションの必要な患者が多く，在宅医療への移行が困難な事例が多い[1~3]．

4-1　医師への働きかけ

1．研修医の研修会

　毎年，東大病院では5月に新研修医に対する研修会を行っているが，平成9年の医療社会福祉部設置以来，1コマ1時間の時間を頂き，講義を行っている．
　公文書の書き方，研修にあたって（よりよい臨床医になるための心得），退院支援の手引きについて，話をしている．1時間という限られた時間に比して，話さなければならない内容が多い（**表4-2**）．

2．医局での説明会

　医療保険制度は，近年，在宅での各種療法への診療報酬算定など，在宅医療を

表4-2　研修医への講義内容

I 公文書の書き方 　1．カルテの記載上の注意点 　2．死亡診断書の記載上の注意点 　3．各種診断書の記載上の注意点 　4．公的扶助について 　　　公費負担医療一覧表 　　　制度区分一覧表 　5．紹介状の記載上の注意点 II 研修にあたって 　（よりよい医師になるために）	III 退院支援の手引き 　退院計画 　医療社会福祉部における退院支援の実績 　退院支援依頼用紙 　退院支援依頼のポイント IV アンケート用紙 　退院支援の手引き・退院支援依頼用紙の要変更点

推進する方向で変化してきている．しかし，病院勤務医は，在宅医療についての情報に接する機会が少なく，積極的な情報提供を必要としている．

このためいくつかの医局から，在宅医療および訪問看護に関して説明して欲しいという要望が寄せられ，説明を行ってきた．主なテーマは，「在宅IVH療法について」，「在宅医療・訪問看護について」，「在宅血糖自己測定について」である．

外来（通院）医療，入院医療に続く第3の医療といわれている在宅医療は，住み慣れた自宅で療養したいという患者の希望をかなえ，QOLを確保するものである．在宅医療の可能性は広がっているが，同時にそれに対する不安が，患者・家族だけでなく，病院の医療スタッフの側にも存在する．病院のスタッフに対して，患者本位の医療を実現するために，在宅医療・訪問看護の制度を解説，事例を通じて現状を紹介するなど，在宅医療・訪問看護に対する理解を深め，在宅医療への移行に対する不安を取り除いていく必要がある．

3．介護保険での主治医意見書記入説明会

平成12年4月の介護保険施行に備え，平成11年10月から介護保険準備認定のための主治医意見書の記入について院内の医師を対象に説明会を開催した．さらにいくつかの科からは，医局単位での個別の説明会を要望されたので，それぞれの医局や同窓会などで説明を行った．

介護保険における主治医の意見書は，申請者（患者）に医学的管理を行い，申請者（患者）の状況について正確に把握している主治医に対して，介護認定審査会に必要な情報（「身体上または精神上の障害の原因である疾病または負傷の状況など」）を得るために，市区町村が意見を求めるものである．また，介護サービスを提供するにあたっての医学的観点からの意見や留意点などについての情報をサービス提供者に提供することにより，介護サービス計画に影響を与える．

4．院外医師に対する働きかけ

介護保険の施行，医療制度改革による医療連携の重要性に伴い，東大病院外からの依頼を受けることがあり，講演なども行ってきた．

また，国立大学医学部附属病院は，医療制度改革への対応と高度先端医療の開発などをバランスよく進めていくことが必要である．この文部科学省の考えは，平成12年4月に東京大学医学部附属病院における医療社会福祉部の予算化という具体的な形で現れた．東大病院医療社会福祉部は，国立大学附属病院が，医療制度改革に対応するためのモデルケースである．このため全国の大学病院から，講演を依頼されれば応じるように努力している．また，研修の申し込みも多い．

4-2 日常業務での働きかけ

　退院支援の依頼を受けて，医療社会福祉部のスタッフが，病棟に出向いて面談，カンファレンスを行い，退院支援・医療連携・在宅医療に向けた調整を行っている．この過程で，患者・家族以外の病棟のスタッフにも影響を与える．退院支援を行う事例をとおして，医師にも働きかけを行っており，患者・家族の社会生活を考慮することや，最新の訪問看護・在宅医療情報を提供している．

　円滑な退院・在宅医療への移行がスムーズにいく因子として，
　　・患者・家族の強い意志，
　　・介護サービスなどの社会資源をうまく活用すること，
　　・周囲の連携
があげられる．
　一方，阻害する因子としては，
　　・退院することへの不安，
　　・身体状況に対する不安・不満，
　　・家族介護力の低下，
　　・諸制度・社会資源・訪問看護・介護サービスの情報不足
があげられる．

　特定機能病院では，高度先進医療を広くできるだけ多くの国民に提供するという使命のため，長期間入院して療養を続けることが難しい場合が多い．入院する前の状態に戻るまでは，入院させて欲しいという要望を持つ家族は多い．残念ながら，それが許されない場合がある．心身に何らかの障害が残ったまま，在宅医療に移行する場合も多い．このような場合，決して病院から放り出されたという印象を家族に持たせてはならない．安定期に入り，固定した状態のまま，残された能力を最大限に発揮しながら，在宅で療養するのだということを，患者・家族にしっかり意識付ける必要がある．このため主治医には，在宅医療阻害因子を理解した上で，以下の点を注意するように伝えるよう努力している．

1．ゴールを設定する

　ゴールを設定し，患者・家族に説明する．ゴールとは，退院する際の心身の状況などの目標を指す．どんな状態になれば，退院となるかを，早期からよく説明しておくことが必要である．クリニカルパスを利用できれば，説明しやすい．クリニカルパスの活用・利用には，看護部との協力が必要である．
　入院早期，または診断が確定し治療計画を立てた後，入院の目的と，治療目

標，退院のゴールを明確にし，患者・家族にはっきりと伝える[5〜7]．

また，治療計画は入院中のことだけでなく，退院後の療養計画まで含めたものを病棟でたてる．

2．早期の依頼

在宅医療には，かかりつけ医，訪問看護師，ホームヘルパーなど，複数の職種の多数の人々が連携する．このため，スケジュールの調整に時間が必要である．また転院の場合も，転院先のベッドが空くまで待機する必要がある．退院直前になってから退院支援の依頼をしても，十分な準備ができない．2週間以上の準備期間が必要である．受持医は，先を見越した退院援助の依頼が必要である．

3．退院後の生活をイメージする

病棟でできることが，自宅でできるとは限らない．広いリハビリ室や廊下では，歩行可能でも自宅では障害物が多く歩行できないこともある．この点に注意しないと，在宅療養中に廃用症候群などで，退院時にできたこともできない状態で再入院することになる．患者の自宅の間取りを確認するなど，在宅療養の患者の姿をイメージする．実際に訪問できればよいが，特定機能病院に勤務していると，患者宅まで訪問することは難しい．その場合は，訪問看護師，ホームヘルパー，往診しているかかりつけ医に教えてもらうとよい．要は，臨床医としてのセンスを問われる．相手の立場に立って物事を考えることが重要である[5〜7]．

4．治療方針を統一しておく

患者・家族は不安を抱えている．医療を提供する側の意見に食い違いがあると，その不安はより多くなる．治療方針，ゴール，退院時期，退院後の療養計画など重要な点を，患者・家族に話すときは，主治医は意見を統一し，方針を決定する．その内容をカルテに記載しておく．また看護師，リハビリテーション部などの関係者と話し合い，方針を一貫させておく．

研修医などの若い医師の関係する問題の多くはコミュニケーショントラブルである．患者・家族を含め，周囲とのコミュニケーションをよく取っておく必要がある．

5．課題として

退院計画・医療連携は最近急速に進歩した．また在宅医療も，医療技術の進歩，医療制度の整備などで，急速に進歩し，以前であれば入院治療しか選択できず，在宅医療が困難と思われていた事例が在宅医療を受ける時代になった．病院勤務医は在宅医療の進歩に直接接する機会が少なく，情報が不足しがちである．

研修医や研修医を指導するスタッフも，急速な時代の変化に対する十分な情報をもっていない．

　教育病院であり研修プログラム上，止むを得ないことではあるが，研修医は異動が早く，また医療技術の高度化・先進化もあり，診療科の研修プログラムをこなすことに精一杯で，在宅医療，医療連携などに関して，十分に理解を深める時間的余裕がないのが現状である．そのような厳しい状況の中で，医療社会福祉部のスタッフおよび各診療科・各病棟では，可能な限り努力を続けていきたいと考えている．

　時代の変化は早く，医療制度・福祉制度の変化も著しい．毎年のように細かな変更がある時代は，指導する立場のスタッフも，時代の流れに付いていけない．研修医のみならず，スタッフをも含めた，研修・教育プログラムの整備が望ましい．また研修医になる前，学部学生に十分な時間を割いて，教育する必要も考えられる．

文　献

1) 田城孝雄：東大病院の新しい試み．東京大学医学部附属病院医療社会福祉部編，介護保険とケアマネジメントの実際，pp.7-10，金原出版，1999．
2) 田城孝雄他：病院サービスの新しいメニュー——特定機能病院の退院支援．病院，**60**：419-421，2001．
3) 田城孝雄他：特定機能病院の地域医療連携．武藤正樹編，21世紀の地域医療連携，pp.45-59，じほう，2001．
4) 田城孝雄：地域医療連携——大学病院の立場から．医療マネジメント学会誌，2：296-303，2002．
5) 田城孝雄他：臨床医に必要な在宅医療・介護の知識．臨床医，**26**：197-200，2000．
6) 田城孝雄他：退院支援チーム・在宅医療コーディネーターの有用性．坪井栄孝監，在宅医療ハンドブック，pp.88-100，中外医学社，2001．
7) 田城孝雄他：在宅医療実践プラン．「病院の立場から」．癌と化学療法，**28**（suppl 1. I）：15-19，2001．

退院支援の向上にむけて —事例検討と研究—

5章

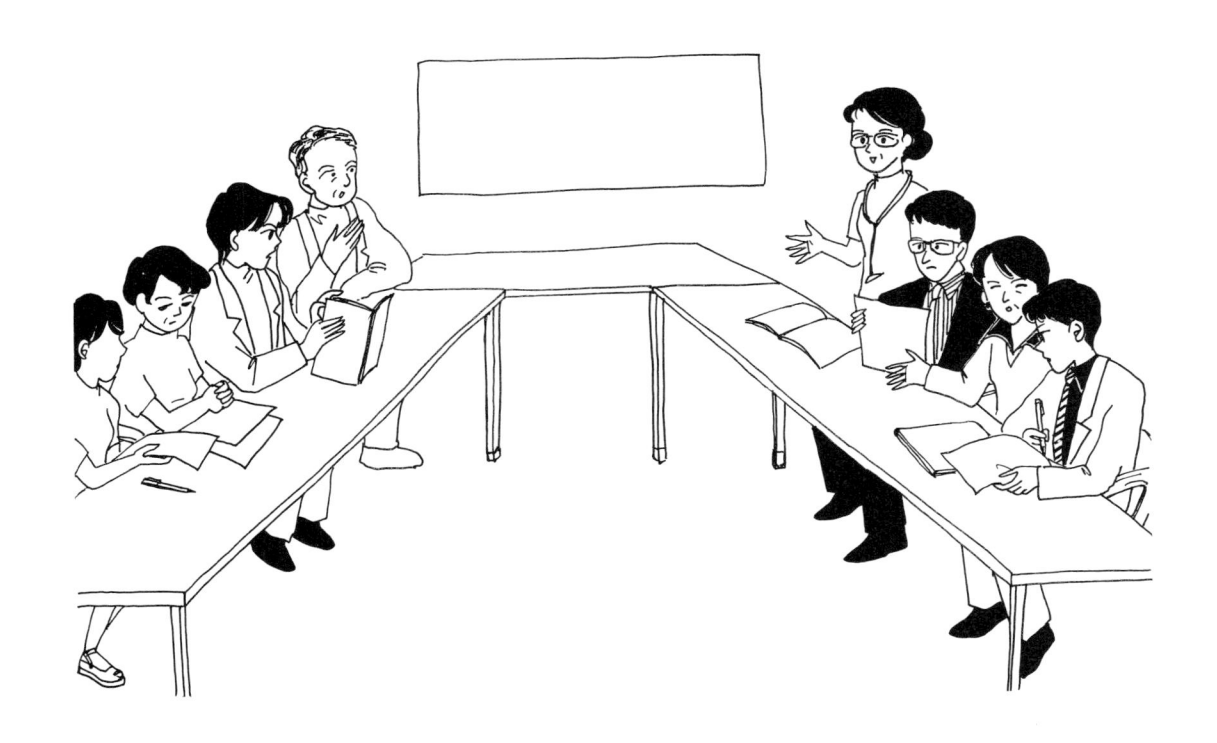

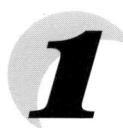

1 退院支援の事例

　東大病院医療社会福祉部と東京大学大学院医学系研究科地域看護学教室では，医療社会福祉部の活動が成果を上げるための方法を探究するために，事例検討を行ってきた．事例が蓄積し，その中からいくつか「退院支援のポイントや専門技術」が見えてきた．これらのポイント・技術は，その事例だけでなく，他の事例にも適用可能なものが含まれており，将来的には体系化し得ると思われる．これらの技術は，担当の看護師・MSWがひとつひとつの事例に当たりながら手探りで開拓してきたものであるが，これから退院支援を行おうとする人にも参考となる部分があると考えられる．

　今後，退院支援サービスが益々必要となることを考えると，この仕事に就く人が，より速く支援技術を習得することが必要である．その一助になればと考え，事例検討したものを掲載する．

1-1 在宅か転院かで揺れ動くなか，医療社会福祉部の粘り強い働きかけと介護保険の開始により，地域医療体制を整え退院できた例──重度の褥創をもつ長期入院仙骨腫瘍患者の例──

事例提供：柳澤　愛子
討論およびポイントの抽出：鷲見　尚己・永田　智子・村嶋　幸代・柳澤　愛子
　　　　　　　　　　　　　若林　浩司・田城　孝雄・高橋　雪子

1. 医療社会福祉部への依頼

1）プロフィール（表5-1）

　A子さんは77歳の女性で，夫と43歳の次女との3人暮らしだったが，夫は数年前に痴呆となり，A子さんの入院時点で療養型病床群に入院していた．同居している次女は勤めを持っているが病弱のため，両親の世話をすることはほとんどなく，入院前まではA子さんが家事を切り盛りしていた．A子さんは，近所に住んでいる長男をいつも頼りにしており，なにかと相談していた．

2）疾患・身体状況について

　A子さんは，76歳の時に他院で仙骨腫瘍と診断され，翌年1月中旬に本院に入院．生検術ののち手術を行った．糖尿病合併の影響があり，仙椎前面の静脈が極めてもろく，アプローチ中

表5-1　A子さんのプロフィール

家族状況

```
               痴呆にて療養型病床群に入院中
       夫 ─────┬─── 長女
             ├─── 長男　47歳　独身（キーパーソン・近所に一人で住んでいる）
      本人 ────┴─── 次女　43歳　独身
       77歳
```

保　険　　　　共済家族　老人保険
既往歴　　　　糖尿病
現病歴　　　　発熱にて他院入院　精査にて仙骨腫瘍と診断→その後当院へ紹介入院
今回の入院　　1月中旬　入院
　　　　　　　2月上旬，手術施行したが，出血のため中断．
　　　　　　　*仙骨部の創部は重度の褥創となり洗浄施行中．MRSA（＋）
　　　　　　　9月下旬　医療社会福祉部へ依頼（入院後約8ヵ月半，手術後8ヵ月）
依頼時の病状　・手術後の創部が重度の褥そうになったため洗浄中（3回/日）．
　　　　　　　・日常生活は全面介助．移動にはリクライニング車椅子を使用．

ADL
　排尿　　：バルンカテーテル留置中　　　　起居・移乗：全介助
　排便　　：便秘傾向で下剤使用　　　　　　歩行　　　：車椅子使用
　整容　　：全介助　　　　　　　　　　　　更衣　　　：全介助
　トイレ動作：全介助　　　　　　　　　　　階段昇降　：全介助
　食事　　：全介助　　　　　　　　　　　　入浴　　　：全介助

在宅介護スコア
　介護者（病弱0/健康1）　　　　　：0点　　介護者の専念（不可能0/可能1）　　：0点
　介護を代われる者（いない0/いる1）：0点　　公的年金以外の収入（なし0/あり1）：1点
　患者の病室（なし0/あり1）　　　　：1点　　住　宅（借家0/自宅1）　　　　　　：1点
　食　事（介助0/自立1）　　　　　　：0点　　排　便（介助0/自立1）　　　　　　：0点
　着　衣（介助0/自立1）　　　　　　：0点　　屋内移動（介助0/自立1）　　　　　：0点
　入　浴（介助0/自立1）　　　　　　：0点　　意志疎通障害（あり0/なし1）　　　：1点
　異常行動（なし0/あり2）　　　　　：2点　　医療処置（あり0/なし1）　　　　　：0点
　介護者の介護意欲（不良0/普通2/良好4）：2点　患者の闘病意欲（不良0/普通1/良好2）：1点
　　　　　　　　　　　　　　　　　　　　　　　　　　合計　9点（満点21点）

退院後必要な援助
　・家族ができること：保清・整容，食事に関する介助，掃除・洗濯，買い物等であるが，
　　介護するのは別居の長男であるため，朝と夜間しか実施できない．
　・専門職が行った方がよいこと：状態観察，服薬管理，創部の処置，疼痛管理，排便援助，
　　食事・栄養・水分の摂取に関する援助，体位変換，オムツ交換，保清，入浴介助，家族調整，
　　以上は，訪問診療，訪問看護，その他の多職種の連携により提供．

の出血が多量となった．手術を続行することを断念し，放射線治療を考慮することとした．術後，生検部の創が離解し仙骨部にはポケット状の褥創（MRSA陽性）ができた．1日3回イソジン洗浄を実施していたが，痛みがひどく，疼痛コントロールのために常時麻薬を使用していた．褥瘡が治癒する見込みはなく，放射線治療は行えなかった．

日常生活動作はほぼ全介助で，移動にはリクライニングの車椅子を使用．時々，長男の介助で院内をその車椅子で散歩することもあった．排尿はバルンカテーテルを留置していた．

A子さんの病状としては，残存腫瘍が大きいが成長することはなく，全身転移もなかった．慢性的な経過のまま，医療者サイドでも退院・転院の時期を判断しかねていた．

A子さんも家族も，褥創洗浄などの医療処置が多く，日常生活のほとんどに介助を必要とする現状では，自宅には帰れないという思いが強く，「このまま東大病院に入院していたい」と訴えていた．

　9月28日，主治医から医療社会福祉部に退院支援の依頼があった時には，すでに術後8カ月が経過していた．主治医の依頼は，「何とか退院の方向で導いてほしい」というものであり，A子さんと家族との話し合いが医療社会福祉部に任された．

2．退院支援の経過

　A子さんへの医療社会福祉部の支援の経緯は**表5-2**のとおりであるが，退院支援を開始してから実際に退院するまで約5カ月間を要した．今までに医療社会福祉部がかかわった事例の中でも最も長い．それだけ調整が大変であったわけである．5カ月の支援経過を大きく4期に分け，その時期ごとに主治医・患者・家族の気持ちがどう変化し，医療社会福祉部（主に看護師長）がどのように支援をしたのかを検討したい．

1）第1期：在宅療養にむけ，社会資源にアプローチを開始した時期

　（H11.9.28〜9.30）

　医療社会福祉部の看護師長は，主治医の依頼を受けてすぐ翌日に長男と面接した．

　長男は「家で世話をするか，ホスピスに入るかを迷っている．情報を知りたい．家に患者が一人でいるようになった場合，ヘルパーがどの程度来てくれるのか」などと尋ね，病院から退院する方法を漠然と考えているようであった．

　看護師長は，A子さんの住む地域のC在宅介護支援センターの保健師と連絡をとり，以下の情報を得て，A子さんと家族に説明した．

①この区では，24時間体制の巡回型ヘルパー派遣が平成12年4月から可能になること．
②介護保険の要介護認定申請が平成11年10月から開始されるため，早めに申し込んでおけば，12年4月から介護保険のサービスが受けられること．
③医療処置などのケアを担ってくれる訪問看護ステーションが近くにあること．

　③のステーションは以前から看護師長が退院ケースを依頼していたD訪問看護ステーションであった．そこで看護師長はさっそくD訪問看護ステーションに打診した．最低週3回の訪問看護が可能で，褥創処置，バルーン管理，機能訓練等のケアを提供できるかを確認したところ，ステーションから，「ケアが大変そうだが，引き受けたい」という承諾を得た．

2）第2期：次女の抵抗が強く，在宅から転院へ方針を変更した時期

　（H11.10.13〜11.9）

　こうして在宅ケアの準備は着々と整いつつあったが，9月30日以降，A子さんが原因不明の発熱を繰り返し，病状が不安定となったため，主治医は退院の延期を指示．退院支援は振り出しに戻ってしまった．

　9月30日以来，全く連絡がないA子さんのことが気にかかっていた医療社会福祉部の看護師長は，10月13日に自ら病棟を訪問し，看護主任から，病棟での1日の過ごし方，A子さんと家族のかかわり方について情報収集した．

　A子さんは長い闘病生活にもかかわらず，表情も豊かで精神的にも安定していた．また，長男が毎日のように面会に来ていること，病状は安定してリハビリを受け，リクライニングの車椅子で短時間の散歩を楽しんでいることなどを把握し，退院支援を再開する時期にきていると

表5-2 退院支援の経過（A子さん）

日付 （援助時間）	退院支援の経過 [医療社会福祉部看護師長の動き]	日付 （援助時間）	退院支援の経過 [医療社会福祉部看護師長の動き]
平成11年 9月28日 （40分）	支援依頼：退院援助依頼票にて ・依頼者：病棟主治医 ・依頼内容：在宅または転院支援 主治医との面接（情報収集） ・長期入院患者であり，詳しい経過について情報を得る	12月10日 （30分）	長男と面接（転院のための情報提供） ・長男は転院の方向で勧めてほしいと希望 ・MRSAでも管理可能な病院を手配，病状紹介状を送付 ・転院の場合の費用などについて細かく説明．
9月29日 （40分）	長男と面接（アセスメントと情報提供） ・長男：在宅療養とホスピス入院について，情報を得てから決定したい． ・同居の次女は病弱で母親の面倒を看ることは無理．転院も仕方ないとの考え． ・活用可能な社会資源の紹介をする． ・介護保険についての説明と申請の勧奨． ・在宅または転院に関する選択肢を提供．	平成12年 1月12日 （30分）	長男と面接（転院のための情報提供） ・長男より，病院見学の結果「費用がかなりかかり，難しい」と相談あり ・前回と別の病院を紹介する
（20分）	地区の情報収集のため在宅介護支援センターに連絡（電話） ・24時間巡回型ヘルパー派遣が可能との情報を得る．	1月30日 （40分）	長男と面接（自宅退院に向けての相談） ・「要介護5の判定を受けたので，自宅に退院したい」と申し出がある D訪問看護ステーションに連絡（在宅決定の報告） ・在宅療養に決定したことを伝える
9月30日 （20分）	D訪問看護ステーションに連絡（電話） ・訪問看護ステーションに支援が可能かどうか，患者の情報を提供して連絡を待つ	2月9日 （90分）	病棟でのケアの見学・合同カンファレンス ・D訪問看護ステーションの所長と看護師，C在宅介護支援センターの保健師が来院し，病状・処置内容・看護ケアについて見学． ・主治医・病棟看護師を含めて，ケア方針について意見交換．（在宅ケアの具体的計画の立案） ケアプラン立案を依頼 ・医療処置が中心となるため，ケアマネジャーをD訪問看護ステーションの看護職に依頼する
	A子さんの病状が不安定となり，退院が延期		
10月13日 （30分）	病棟看護師から情報収集 ・患者の病棟での1日の過ごし方・患者と家族のかかわり方について この頃，A子さんが何度か医療社会福祉部に来室し，「家に帰りたい」と本音を漏らす．	2月10日 （20分）	訪問看護依頼書，看護サマリーを主治医と病棟看護師に依頼
10月20日 （40分）	長男と面接（介護保険申請の助言） ・介護保険申請を勧める．自宅退院を拒んでいる次女と面接できるように，長男に依頼する．	2月18日 （30分）	長男と面接（ケアプランの検討） ・長男がケアプランを持参したため，在宅で必要なケアについて一緒に検討する．
11月9日 （40分）	次女と面接（在宅から転院へ変更） ・次女は「自分の身体を考えると母親を自宅で世話するのは無理．転院の方向で」と希望．在宅から転院へと方針を変更する．	2月23日	A子さんが自宅へ退院
		3月6日	D訪問看護ステーションより連絡が入る ・訪問看護は毎日，褥創部の処置などを実施している．ヘルパーもうまくいっている． ・長男も仕事の合間を見て頑張って介護している．
12月7日 （30分）	合同会議の実施（病棟医長・病棟看護師長・医療社会福祉部看護師長） ・2～3カ月を目途に退院との方針決定	4月3日	長男より電話連絡 ・自宅で静かに永眠．「家でみてやれて，これでよかったと思う．お世話になりました」

判断した．

1週間後，長男に連れられてA子さんが医療社会福祉部に来室．長男は介護保険の申請と，D訪問看護ステーションへの見学を済ませていた．それまで自分の意志をはっきりと表さなかったA子さんは，看護師長の問いかけに応じて「毎日単調に暮らす入院生活はつまらない．家に帰れるものなら帰りたい…」とはじめて本心を漏らした．長男も在宅で見たいと思っているが，同居している次女が同意していないことがネックになっていた．

そこで看護師長は次女に会いたい旨を伝えたが，次女は勤務を理由になかなか病院に来てくれなかった．2週間後，ようやく次女と面接できたが，次女は「自分は病弱で母親の世話は無理だ」と主張し，がんとして一歩も譲らない．看護師長は次女を説得することをあきらめ，転院の方向で話を進めることとし，転院した場合の費用などについて詳しく説明した．

3）第3期：経済的理由で転院を断念した時期
（H11.12.7～H12.1.29）

次女との面接の後，家族としては転院という方向が決まったものの，病棟からは再度退院を催促されることもなく，進展しない状況が続いた．1カ月が過ぎた時点で看護師長は再度病棟を訪れ，主治医に対して「A子さんとその家族に，先生から明確に退院期日を伝えてください．そうでないと患者さんはいつまでたっても退院のことを真剣に考えませんよ」と強く迫った．

そこで病棟医長，病棟看護師長と医療社会福祉部看護師長の3人で話し合い，以下の点が合意された．
①A子さんは病状も安定し，退院できる時期に来ている．退院支援を再開したい．
②2～3カ月以内に退院してほしいと期限を区切らなければ，本人も家族も動き出せないため，病棟の方針としてはっきり伝える必要がある．

この合意内容を病棟医長が家族に伝えることが決まった．

まもなくして，長男から医療社会福祉部に転院先についての問合せがあり，部のMSWはMRSA陽性でも引きうけてくれるE病院に打診した．それを受けて長男もE病院を見学したが，入院費が高すぎるために断念した．長男の方からF病院はどうかと相談され，再度紹介状のやり取りをしたが，そこも費用がかかりすぎるため（約50万円／月，MRSA陽性のため個室管理が必要），断念せざるを得なかった．

この間，A子さんは散歩の途中に，頻回に医療社会福祉部に来室するようになり，看護師長とA子さんとの信頼関係はさらに深まっていった．

4）第4期：要介護5の判定を受けて，在宅療養にむけ具体的な支援を開始した時期
（H12.1.30～2.23）

1月30日，「要介護5の判定が出たので在宅療養に決めた」と長男から報告があり，再度在宅療養にむけて本格的な取り組みが始まった．

看護師長は，当初打診していたD訪問看護ステーションの所長と連絡を取り，来院してもらうように依頼した．2月9日に所長と担当予定の訪問看護師が来院した．

2人には，病棟内で行っている看護処置（褥創部の洗浄とケア）を見学してもらった．また，患者のベッドサイドで，主治医・病棟看護師を交えて，退院後の看護ケアについて意見交換した．A子さんは「私のためにここまで多くの人がやってくれている」と感激し，在宅への

表5-3 A子さんのケアプラン案

要介護5
1) D訪問看護ステーションの訪問看護
　　毎日，褥創部の消毒，オムツ交換，清拭，口腔清掃，などを実施
2) Hヘルパー派遣会社による訪問介護
　　毎日3回の巡回型ホームヘルプサービスを実施
　　・8：00～9：00（1時間）
　　・13：00～14：00（1時間）
　　・16：00～16：20（20分）
　　昼食の確認，オムツ確認，安全確認などを担当
3) G診療所の医師による訪問診療（週1～2回）
4) C在宅介護支援センター（週1回の訪問入浴サービスを実施）

希望と期待が高まっていった．

さらに，D訪問看護ステーションとC在宅介護支援センター，医療社会福祉部の看護師長とで，訪問看護，訪問診療，訪問介護などの支援プログラムについて検討した．看護師長はG診療所の医師に週2回の訪問診療を依頼し，介護保険サービスの導入に際しては，実際のケアが医療処置中心になると判断し，D訪問看護ステーションの看護職のケアマネジャーにケアプラン作成を依頼した．作成されたケアプランは**表5-3**のとおりで，これにより訪問入浴も可能になった．

平成12年2月23日，退院支援開始約5カ月後，入院後約1年1カ月を経過して，A子さんはようやく自宅退院となり，在宅療養に入った．

退院して約2カ月後の4月3日，自宅にて呼吸不全のため永眠された．長男からの電話では「家でみてやれてよかったと思う．皆さんよくやってくださいました」という感想が寄せられた．

3. A子さんの事例を振りかえって

本事例の退院支援は5カ月という長期にわたっているが，その間，患者の病状が不安定になったり，家族が自宅退院か転院かを決めかねて揺れ動いたりという様子がうかがえる．そのプロセスのなかで，本人と家族および病棟と地域の医療関係者との調整を図っていた医療社会福祉部看護師長の支援のポイントを中心に検討した．

1) 退院依頼時のアセスメントと支援の方針

A子さんの場合，悪化と軽快を繰り返す慢性的な病状のために，なかなか退院が決まらなかった．これに加えて，医療社会福祉部がかかわり始めてからも病状のぶり返しがあったこと，複雑な医療処置が多いこと，同居家族の引き取り拒否等のために決定打がなく，主治医の方針も揺らぎがちであった．このためずるずると入院期間が長期化し，医療社会福祉部に「なんとか退院の方向に導いてほしい」と再度依頼されたケースである．

依頼を受けた看護師長は，医療処置は必要なものの，痴呆もなく，表情も豊かでチャーミングなA子さんは，ベッドの上で毎日単調な入院生活を送るよりも，彼女が一番安らげる場所で残された生活を楽しめるような条件をつくることが何よりも優先されるべきだ，と直感的に判断した．

そのためには在宅ケアのほうがよい．同時に，継続的なケアができる医療・看護体制と生活を支える支援体制の両方が必要だという方針

を立てた．

2）本人と家族に必要な情報を提供することによって，退院先の決定を支援する

漠然と在宅か転院かと迷っていた長男に対して，看護師長はいくつかの選択肢を提示した．

まず，在宅で利用できる看護・介護サービスや介護保険制度についての情報の提供である．また，転院を選択した場合の医療費や利用条件などについても詳細な情報を提供し，家族が判断できるように支援した．

在宅から転院へ，さらに在宅へと家族の意向が大きく変化していくなかで，常に本人・家族の意志を確認しながら一緒に考えていった．大変粘り強い支援だといえる．

家族が転院を断念し，再度在宅を選択した大きな要因は，面接当初の9月に勧めた介護保険の申請手続きであった．翌年1月末に要介護5の判定がでたことによって，各種のサービスが安価に受けられる見通しがたち，一気に在宅に決定している．面接から決定までに，丸4カ月かかった．

退院支援は，いくつかの可能性を想定しながら，必要な手を早めに打っておく先見性が重要であるといえよう．

3）患者本人との信頼関係の確立によって，本音を理解する

A子さん本人の「自宅に帰りたい」という意思は，最初から明確に表現されていたわけではなかった．「大学病院からは退院しなくてはいけない，でも，家には帰れない」と思っていたA子さんは，医療社会福祉部の看護師長が病棟にきて相談にのったり，自ら散歩の途中で医療社会福祉部に立ち寄ったりしていくなかで，徐々に心を開き，相談開始約1カ月後に「病院の単調な生活はつまらない．本当は家に帰りたい」と本音を漏らした．初めてA子さんの気持ちが確認できたのである．

退院が決まってから，実際にD訪問看護ステーションの看護師に病棟に来てもらい，処置見学や，ベッドサイドでA子さんを交えてミーティングしたことは，A子さんにとってこれから始まる在宅での生活のイメージ作りに役立ち，安心感が得られた重要な支援のひとつであった．

このような看護師長の精神的サポートと，頻回に会うことによる信頼関係の確立によって本音が語られたこと，機を逸せずに在宅につなげるきめ細やかな支援がなされたことが，さらにA子さんの信頼感を深め，自宅退院への不安が在宅療養への期待へと変わっていったと考えられる．

4）家族の調整―同居家族の拒否を受け止めつつ，キーパーソンを中心に支援する―

A子さんの場合，在宅療養を阻む最大のネックは，次女の拒否であった．

病弱であることを理由に頑なに母親の世話を拒む次女は，入院費が高すぎるために転院を断念したあと，介護保険で在宅が可能になった時点でも，拒否的な態度を変えなかった．

無理に母親と次女の関係を解きほぐそうとすることで，かえって関係が悪化することもあると考えた看護師長は，あえて次女を説得せず，次女の気持ちをあるがままに受けとめながら，周囲のサポート体制で必要なケアをカバーしていこうと考えた．このため，次女は拒否をしたままで，キーパーソンである長男を中心に，在宅に向けて退院支援を進めていった．

別居の長男は入院中も毎日面会に訪れ，退院後も自ら世話をする意志を持っており，この長

男の意志と行動力が自宅退院を可能にさせた大きな要因となった．長男はA子さんをリクライニングの車椅子で散歩させる途中，何度も医療社会福祉部に立ち寄っており，やはり看護師長との信頼関係ができていったといえる．

5）医療社会福祉部という独立した組織の立場で，主治医・病棟看護師長へ働きかける

退院支援を開始した直後，A子さんの病状が不安定となって，一時支援は中断した．約2週間後に，看護師長は自らの判断で情報収集のために，再度病棟を訪問している．さらに，その後，進展がない状況を打開するために，約1カ月後に主治医と病棟看護師長に合同カンファレンスを提案し，その席で主治医に退院予定期日を明確に家族に伝えるように強く勧めている．

このような積極的な院内への働きかけは，なぜ可能だったのだろうか．

ひとつには医療社会福祉部が院内で独立した組織であり，その組織の使命が「円滑な退院の促進」という点にあることである．主治医や病棟看護師長と，対等な立場で率直に意見交換ができたことがあげられる．

ふたつ目には，今まで看護師として働いた豊富な経験をもつ医療社会福祉部の看護師長自身が，ともすれば病棟では長期の慢性患者に効果的に対応できない場合があり，その雰囲気は，病棟内部だけでは容易に変えられないことがある，ということを身をもって知っていたことである．患者・家族がその雰囲気に依存し，いたずらに時間が経過していく場合があることを予測することができた．

"苦手の患者"に対して，一度このような雰囲気ができ上がると，病棟内に悪循環が生じることがあり，それを断つためには明確に主治医から退院の方針が患者に伝えられる必要がある．今回，看護師長は，主治医に対して，A子さんとその家族に，明確に退院期日を伝えるように強く迫っている．

主治医の方針が長男に伝えられることによって，事態が動き始めたことを考えれば，この時の看護師長の助言は，功を奏しているといえる．また，主治医や病棟看護師長に対して適切な助言が可能だったのは，医療社会福祉部の看護師長自身の人柄も大いに関係していると思われる．

6）在宅療養にむけて質の高いケア体制を確保する

医療処置の多いA子さんにとって，在宅療養を支える最も重要なポイントは，質の高い訪問看護ステーションと，日中一人暮らしとなる時間帯における生活支援の確保であった．

医療社会福祉部では，過去のケースですでに連携があったD訪問看護ステーションの協力が早い段階で確保できたこと，そのステーションが質の高いケアを提供できることを把握していたこと，さらにステーションの看護師に来てもらって，院内で実践的にケアの引継ぎやカンファレンスを保障したことなどが，信頼感をもって連携することにつながったと思われる．

介護保険を導入するために，ケアマネジャーをどこに依頼するかの判断も重要であった．Dステーションは医療的なケアを中心としながら，訪問介護や入浴サービスまでもプランニングできる能力を備えたサービス提供事業者であるという情報を知っていたことも強みとなった．

今回，看護師長は家族に対して最初にいくつかの訪問看護ステーションを提示しているが，最終的に家族もこのD訪問看護ステーションを選択している．

> **事例1-1に対する医療社会福祉部の支援ポイント**
>
> 1) 退院依頼時のアセスメントと支援方針の検討・明確化
> 2) 本人と家族に必要な情報を提供することによって,退院先の決定を支援する
>   - 退院に向けて意志決定できるように情報や選択肢の提供,病棟との連絡調整などのサポートをする
> 3) 患者本人との信頼関係を確立して本音を理解する
>   - 本人・家族の不安や思いを親身になって聞き,その意向を粘り強く確認する.
>   - 今後の方向性について十分な説明を行い,安心感を提供する.
>   - 退院後の生活設計について本人・家族と一緒に検討し,それにもとづいて具体的な方策を立てる.
> 4) 家族の調整
>   - 同居家族の拒否を受けとめつつ,キーパーソンを中心に支援する
> 5) 医療社会福祉部という独立した組織の立場で,主治医・病棟看護師長へ働きかける
>   - 組織の使命を遂行するために,率直に意見交換する.
>   - 主治医から,明確に退院期日を伝えてもらう.
> 6) 在宅療養に向けて質の高い在宅ケア体制を確保する
>   - 在宅介護支援センターおよび訪問看護ステーションとの積極的な連携と地域資源の確保(介護保険の利用・ケアプラン作成・サービス利用)
>   - 退院後の綿密なケア計画立案のために合同カンファレンスの実施(本人・家族,主治医,病棟看護師,訪問看護ステーションの所長と看護師,在宅介護支援センターの保健師らと積極的に意見交換)

関係機関がどのような能力を持っているのか,柔軟な対応が可能なのかなど,導入するサービスの資源評価ができることも,退院支援をする際の重要な能力であろう.

4. 今後の課題

1) 院内教育体制の確立

病棟から医療社会福祉部へ退院支援が依頼された時期は,今回は手術後8カ月の時点であった.その後,病状の変化により,その方針が留保されている.主治医が再度,明確に退院時期を患者・家族へ伝えることによって,やっと事態が退院に向かって動き出しており,主治医の方針が明確に打ち出されることの重要性が確認された.今後,院内での教育に生かしていく必要があろう.

2) 相談者や依頼ケースの定期的な見直し

A子さんのようなケースは,ややもすると忙しい業務に追われるなかで,中断したまま保留されてしまう可能性がある.今回は医療社会福祉部看護師長が自ら病棟を再訪し,支援の再開につなげているが,このところ各病棟から医療社会福祉部への依頼件数が倍増している.

今後,院内の長期入院患者や相談中断者を中心に,定期的に病棟スタッフと退院について検討していくようなシステムが必要だと考える.

1-2 家族介護は無理と判断した医療社会福祉部の迅速な介入により，スムーズに転院・入所が可能となった事例

事例提供：若林　浩司
討論およびポイントの抽出：村嶋　幸代・永田　智子・若林　浩司
柳澤　愛子・田城　孝雄・高橋　雪子

1. 医療社会福祉部への依頼

1) プロフィール（表5-4）

B男さんは75歳の男性で，68歳の妻と2人暮らし（老夫婦世帯）．

長年勤めた都内の会社を定年退職した後，会社の役員となり東京近郊の自宅から不定期に出勤していた．15年前に心筋梗塞のためバイパス手術を受けたことがあり，その後も高血圧症と心臓病の薬を飲んでいた．国民健康保険・老人保険受給．収入は会社の役員報酬と年金・貯蓄などで経済的な心配はない．

妻も高齢であり，長年の高血圧と糖尿病のために現在も服薬治療中．主治医からは「無理な生活をしないように」と指導を受けている．

夫婦には娘が1人いる．娘はB男さんと同じ

表5-4　B男さんのプロフィール

家族状況

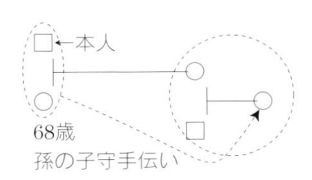

（家系図：本人 □、68歳 孫の子守手伝い）

保　険	国民健康保険　老人保険
経　済	会社の役員報酬・年金・貯蓄で経済的心配はない
既往歴	65歳……心筋梗塞のためバイパス手術
現病歴	高血圧症・心臓病にて服薬治療中
今回の入院	平成9年11月29日　クモ膜下出血のため救急入院・手術実施
	平成10年1月26日　医療社会福祉部へ依頼（入院から57日）
依頼時の病状	・左片麻痺・重度の脳血管性痴呆で見当識障害・意志疎通不可
	・病状安定し車椅子レベルの移動を治療目標とする．

在宅介護スコア

介護者（病弱 0/ 健康 1）	：0点		介護者の専念（不可能 0/ 可能 1）	：0点
介護を代われる者（いない 0/ いる 1）	：0点		公的年金以外の収入（なし 0/ あり 1）	：1点
患者の病室（なし 0/ あり 1）	：1点		住　宅（借家 0/ 自宅 1）	：1点
食　事（介助 0/ 自立 1）	：0点		排　便（介助 0/ 自立 1）	：0点
着　衣（介助 0/ 自立 1）	：0点		屋内移動（介助 0/ 自立 1）	：0点
入　浴（介助 0/ 自立 1）	：0点		意志疎通障害（あり 0/ なし 1）	：0点
異常行動（なし 0/ あり 2）			医療処置（あり 0/ なし 1）	：1点
介護者の介護意欲（不良 0/ 普通 2/ 良好 4）	：0点		患者の闘病意欲（不良 0/ 普通 1/ 良好 2）	：0点
			合計　4点（満点21点）	

市内に在住しているが，共働きのためB男さんの妻が時々4歳の孫の子守りをしている．

2）病状経過

B男さんは，11月29日に勤務中突然意識不明となり，救急車で東大病院に搬送され，緊急入院，即日手術となった．クモ膜下出血であった．出血部位は止血されたが，手術のできない部位に動脈瘤が見つかり，未処置のまま終了した．今後破裂の可能性があると，家族には説明されている．

一命は取り止めたが，左片麻痺と重度の脳血管性痴呆が残り，コミュニケーションもとれず，オムツの使用を余儀なくされた．理解力は乏しく，見当識障害が顕著で，寝たきりにしないために車椅子で座位を確保していた．しかし日中車椅子であちこち勝手に移動してしまうため，常時ナースステーションでの監視が必要であった．

その後，薬物療法などで症状は軽減した．しかし，痴呆の進行とともに，自ら車椅子を動かすこともできなくなり，終日車椅子に座って過ごすようになった．

B男さんの場合，積極的なリハビリは難しいと判断された．重度の痴呆状態であること，未処置の動脈瘤が破裂する危険性があること，リハビリが血圧を上昇させ再発する危険性があることなどがその理由である．医学的なゴールは，症状の安定化と車椅子レベルの移動におかれ，術後約2カ月でその目標は達成された．ADLは全項目で，一部介助か，全介助を要するという状態であった．

翌年1月26日，主治医より「治療目標は達成されたので妻に退院を勧めたが，妻も高齢で持病を持っており在宅療養は難しい．一緒に考えてほしい」と，医療社会福祉部に依頼があった．この時点で在院日数は57日を過ぎていた．入院待ちの患者も多く，できるだけ早期に退院することが期待されていた．

2．転院支援の経過

B男さんへの医療社会福祉部の支援経過は**表5-5**のとおりである．

医療社会福祉部のMSWは，B男さんの今後の療養環境を検討するため，まず本人，病棟看護師長，主治医と面接を行った．

その結果，B男さんは全く意志疎通のできない重度痴呆状態であり，ほぼ全介助であり，手厚い介護が必要だと予想されること，妻は高齢で糖尿病・高血圧があるため介護力としては期待できず，在宅療養は難しいこと，医学的にはリハビリの最終ゴールに達しており，リハビリ病院への転院は検討外であることなどを確認した．

MSWとの面接前に，妻は市役所にいって在宅で介護できないかを相談していた．しかし，市役所では行政サービスを受けるには制限があり，老人ホームもすぐには入所できないといわれ，MSWと面接したときには，途方にくれている状態であった．

MSWは，特養ホーム以外にも老人保健施設や療養型病床群に入院できること，また最終的に特養ホームに入所する場合でも，あらかじめ市役所に申請を出しておけば，その待機期間中は療養型病床群を利用しやすいことなどを説明した．

妻は経済的に月20～30万円程度の費用なら困ることはない，できれば自宅から近い病院をお願いしたいといい，長期目標を特別養護老人ホームへの入所，短期目標を療養型病床群への転院，とすることになった．

この妻の意向を受けて，MSWが転院・入所

表5-5 退院支援の経過（B男さん）

日　付 (援助時間)	退院支援の経過 [医療社会福祉部MSWの動き]	日　付 (援助時間)	退院支援の経過 [医療社会福祉部MSWの動き]
平成10年 1月26日	←支援依頼：退院援助依頼票にて 　依頼者　：主治医		→K病院MSW：特養申請がしてあれば入 　院可能． 　病状紹介状を持参して見学してほしい．
1月27日	病棟訪問し情報収集（患者・病棟看護師 長・主治医と面接） 　B男さん：見当識障害が顕著でコミュ 　　　　　ニケーション不可 　病棟看護師長：本人は，不穏状態はない 　　　　　が，ほぼ全介助で重介護状態．家族 　　　　　関係は良好だが，高齢で病弱な妻の 　　　　　介護力では，在宅は難しい． 　主治医：術後の経過良好，リハビリ目 　　　　　的も達成，妻の病状を考慮し，施設 　　　　　入所がベスト．	1月30日	主治医に病状紹介状を依頼 妻より電話：特養の申請書をもらってき 　たとのこと
		1月31日	病状紹介状をK病院に送付
		2月2日	K病院M氏より電話連絡 　・病状紹介状でMRSA陽性のため再検 　　査が必要．陰性ならば入院はOK．家 　　族に病院見学をしてほしい． 妻に電話連絡（病院見学の打診） 主治医にMRSAの再検査を要請
		2月3日	妻と面接（転院先の検討） 　・K病院の概略を説明．気に入らなけ 　　れば他の病院を紹介すると約束． 妻より電話（転院先の見学日程と特養申 　請をしたという報告あり） 主治医・病棟看護師長に支援経過を報告
1月29日	妻と面接（支援方針の確認） 　妻：市役所で相談したが，ヘルパー派 　　遣にも制限があり，家に帰るとすれ 　　ば私が頑張るしかない．しかし糖尿 　　病と高血圧で主治医から無理をしな 　　いようにいわれている．老人ホーム 　　もすぐには入れない．どうすればい 　　いか． 退院後の入院・入所に関する情報を提供 　・特養ホーム以外にも老人保健施設や 　　療養型病床群があることを説明 　妻：経済的に20～30万円/月は支払え 　　る．自宅から近いところを希望 ①特養ホームの入所申請をすること ②病院見学できるかを確認 　・長期目標：特養の入所 　・短期目標：待機期間を考慮し，療養型 　　　　　病床群へ転院 都内K病院MSWに電話で転院の可能性を 打診	2月7日	妻より入院決定の電話 　・K病院に入院を決定し，予約してき 　　たと報告あり． K病院MSWに電話連絡 　・約2週間で入院できることを確認 病棟看護師長に看護サマリー準備の連絡
		2月15日	主治医よりMRSA陰性を確認．K病院へ連絡
		2月17日	K病院MSWより入院予定日（2/22）の 連絡あり
		2月18日	妻より電話（移送用の寝台車依頼） 　・病棟看護師長に連絡し，寝台車の手配
		2月22日 転院8カ月後	K病院に転院 K病院MSWより，平成11年1月に市内の特 養ホームへの入所決定の連絡が入った． 特養ホーム申請からほぼ1年後である．

のための施設をあたることになった．

　その日のうちに，MSWは都内のK病院のMSWに転院の可能性について打診した．返事は，特養ホームへの入所申請が出ていれば2～3週間で入院できるということであった．家族に関しては一度病院見学に来るように，また転院を急ぐ場合には，病状紹介状をFAXで送れば，それだけ早く受けつけられるという説明があった．

　MSWは妻と再度面接し，第一候補として選択したK病院の概略と病院見学が必要なことを説明した．また，もし，気に入らなければ違う病院を紹介すると約束した．

　数日後，妻はK病院が気に入り，入院予約をしてきたと連絡をしてきた．その後K病院のMSWから2月22日を転院日と知らせてきた．両者の返事を受けてこの日に向けて，主治医・病棟看護師長らと準備を開始した．この間，病状紹介状に記載されたMRSA陽性が問題となったが，再検査後，陰性が確認され，予定と

おりの転院となった．

東大病院での入院期間は平成9年11月29日～平成10年2月22日で在院日数84日，退院支援を開始してから27日目で転院となった．転院先は，MSWが紹介した病院を家族が気に入り，1回で決定したため，実質的に支援に要した日数は12日間であった．ただし，その前後，すなわち，ある程度治療が終了した段階から退院依頼がなされるまでに若干の日数が，さらに，転院決定から退院までの待ち期間が2週間程ある．

B男さんは，K病院に転院後，約1年後に市内の特別養護老人ホームに入所となっている．

3. B男さんの事例を振りかえって
　　—MSWの支援のポイント—

本事例の転院支援のなかでは，MSWがいくつかの場面で的確な判断のもとに重要な情報を提供している．このケースの何をみて，そう判断したのか，何を大切に支援していったのかを検討したい．

1) 家族介護力を考慮し，転院・入所を選択

本人・病棟看護師長・主治医との面接では，痴呆の進行とともに重介護が予想された．

一方で妻の年齢や身体的状況から，妻は介護者にはなれないこと，家族環境から代替介護者もないことがわかった．在宅介護スコアも4点と低い．

1日中車椅子に座っているだけのB男さんの場合，医学的には在宅療養が十分可能ではあるが，在宅介護サービスが潤沢には使えない当時の状況では，妻も在宅療養を望んではいなかった．これらのことから，在宅療養よりは施設入所のほうがよいとMSWは判断した．

2) MSWが都内のK病院を選択した理由

病棟からは1日も早く退院をするようせかされていること，妻は自宅から近い病院を希望していることから，MSWはすぐにK病院に打診の電話をしている．なぜ老人保健施設ではなく，療養型病床群のK病院を選択したのであろうか．

事例検討会ではMSWから**表5-6**のような説

表5-6　MSWがK病院を選択したときの判断

判断の理由	判断の要素
1) すぐに入所できる老人保健施設は都心にはほとんどなく，かなり郊外で，不便である．K病院は都内でB男さんの自宅から30〜40分と交通アクセスがよい．	〈交通アクセス〉
2) B男さんの最終ゴールは特養ホームの入所である．当面は待機のための施設を探すことになるが，老人保健施設の入所期間は原則3カ月から6カ月である．特養ホーム入所までには，それ以上の期間がかかると予測され，長期入院の可能な施設が望ましいと考えられた．	〈入所期間の制限〉
3) 当時，特養ホームの申請を出しておくことが療養型病床群の利用条件となっていた．B男さんは特養ホームへ申請可能であり，この利用条件を満たしていた．	〈入所の可能性〉
4) 経済的にも支払いが可能な入院費であること．（通常，療養型病床群では月平均30万円のお世話料が必要であるが，B男さんは会社からの収入があり，支払える範囲であった）	〈経費〉
5) K病院は，以前から患者の転院には理解があり，医療レベルも高い．	〈医療の質〉
6) K病院のMSWとは以前から交流があり，便宜をはかってもらいやすかった．	〈人的資源〉

明があった．すなわち，交通アクセスのよいこと，入院期間の制限のないこと，患者が入院の条件を満たしていること，費用が払えること，医療の質がよいこと，内部の状況について情報が入手可能であること，が病院選定の際に考慮された．

3）家族の自己決定を促すプロセスを重視

MSWはK病院を紹介したときに「気に入らなければ別の病院を紹介しますよ」と妻に保証している．実際，妻が病院見学をして気が進まないと判断した場合には，他の病院を提案する準備をしていた．

通常，転院の場合は2～3カ所の病院を見学した後に，選択してもらうという支援が一般的であるが，本事例では退院をせかされており，その時間がなかった．それでもMSWは他の病院を紹介する可能性について言及している．

MSWは転院先を家族に紹介する時に，「もしかしたらその施設で亡くなるかもしれない（終の棲家となる可能性がある）．真剣に検討してほしい」といつもいっているという．どんな場合でも，本人および家族が自己決定のプロセスをていねいに踏むことが支援の原則であり，それを支えるのがMSWの役割であることを認識して行動しているという．本事例でもMSWはそのプロセスをきちんと踏んでいた．

4）転院を阻む感染症への対応

最初の病状紹介状は，2カ月前の検査データで作成されており，MRSAが陽性であった．このためK病院から差し戻されてしまった．MSWは急いで主治医に再検査を要請している．幸運にも再検査では陰性だったが，もし陽性であったらB男さんの転院は延期されたり，拒否された可能性が高い．

4．この事例から抽出された医療社会福祉部の支援のポイント

1）本人の状況・家族介護力を的確に評価して，療養場所を決定する

本事例で最も重要だったのが，家族介護力の評価であった．重度痴呆で本人の意思が確認できないため，介護者である妻の意思が最優先され，施設入所が選択された．ただし，もし，妻が在宅ケアを希望していたとしても，介護疲れで共倒れする危険が非常に高い．これを考慮すると本事例での転院・入所の判断は妥当だったといえよう．

2）本人・家族に最適な転院先を選択して紹介する

MSWは，すぐにK病院を紹介しているが，その背景には**表5-6**のような判断があった．

施設や病院を紹介する場合には，当面の入院可能性以外に，施設の利用条件，その後の行き先を踏まえた利用可能期間，交通のアクセス，医療費（療養費）の額とその支払の可能性，医療や看護の質，さらに職員同士の人間関係が事前にできており，ただちに情報がもらえるか否か，などさまざまな要素が考慮されていることがわかる．本人・家族が最も求めていることを敏感に察知し，的確な情報を提供することが重要である．専門職の直観的な判断は単なる思い付きではなく，経験の蓄積があって初めて可能なものとなるのであろう．

その一方でMSWは，家族の意向を聞いたあと，転院先に対して入院するか否かを返事することは，MSW自身が行うようにしているということである．そして，家族がその施設に難色を示したとしても，すぐにはキャンセルしないで，引き続き他の病院を紹介して家族にあたっ

> **事例1-2に対する医療社会福祉部の支援ポイント**
> 1) 本人の状況・家族介護力を的確に評価し，療養場所を決定する
> 2) 本人・家族に最適な転院先を選択して紹介する
> 3) 多少時間がかかっても，本人・家族の自己決定を促すプロセスを重視する
> 4) 転院・入所を阻む要因を予測し，主治医・病棟看護師長・転院先との連携を密にする
> 5) 介護保険下では本人・家族が最良のケアプランを判断・選択できるような情報提供と教育的な配慮が必要となる

てもらうことが多いという．他の施設を見学している間に，家族の気持ちが変わり，最初の施設のほうがよかったということもあるからである．いろいろな可能性を念頭において，対応策を周到に準備するのが，転院先紹介のポイントである．

3) 多少時間がかかっても，本人・家族の自己決定を促すプロセスを重視する

退院支援では，どんな状況下にあっても，最終決定は本人・家族に主体性があり，たとえ時間がかかったとしても，本人・家族の意思が重視されなければならない．「不本意に退院させられた」，「気の進まない転院先を強要された」といった感情を少しでも残せば，本人・家族には最後まで悔いが残り，医療不信にもつながる．たとえ十分な時間をかけられなくても，いくつかの選択肢があるという保証が本人や家族の安心につながる．最善を尽くし，納得のできる選択をしたと思えるような自己決定のプロセスを，本人・家族がしっかりと踏めるような条件づくりが必要である．

4) 転院・入所を拒む要因を予測し，主治医・病棟看護師長・転院先との連携を密にする

転院・入所を阻む要因のひとつに感染症がある．特に，MRSA陽性者が入院・入所できるような高齢者のための施設は少ない．患者が感染症をもつ場合，転院前の再検査は必須であり，最新のデータで紹介状を作成するという配慮が必要である．

今後は，MRSA等感染症をもつ患者の転院・入所に当たっては，感染症専門医の意見を聞きながら，施設間で調整や合意形成をすることが必要であろう．

5) 介護保険下では，特に本人・家族が最良のケアプランを判断・選択できるような情報提供と教育的な配慮が必要

本事例は介護保険施行前であったが，もし介護保険の給付を受けた場合には，どのように支援が変わっていったのだろうか．介護保険下では，ケアマネジャーによるケアプランの作成が必須となる．東大病院医療社会福祉部のスタッフは3人ともケアマネジャーの資格を持っている．しかし，東大病院は介護保険のサービス事業者として認定されていないため，ケアプランの作成はできない．近隣にある在宅介護支援センターやサービス事業者を本人や家族に紹介し，そこのケアマネジャーが立てたプランを，本人・家族が採用することになる．

医療社会福祉部のMSWとして，本事例の場合には転院・入所をした方がよいという判断に変わりはないが，もし他機関のケアマネジャーが在宅ケアを選択してケアプランを作成した場合には，それに従わざるをえない．適切なケア

プランを選択するためには，本人・家族にきちんとした判断をしてもらわなければならない．

今後，本人・家族の意向に添ったよいケアプランが作成・採用されるように，看護師やMSWが情報を提供するばかりではなく，本人や家族が上手に判断できるようにするための教育的配慮も必要になってこよう．

5. 今後の課題―退院支援の早期開始にむけてのシステム構築―

本事例では退院支援の依頼から転院まで27日，約1カ月かかっている．支援開始から転院先をK病院に決定するまでは12日間ですんでいるにもかかわらず，その後の待ち期間が2週間あったためである．

今回はMSWが最初に紹介したK病院を妻が気に入り，1回で決定したので最もスムーズな例であるといえる．通常は2～3施設まわることを考えると，さらに時間がかかるのが普通である．治療終了後，転院のための待機期間としてこれだけかかっていることを考えると，より早くから退院支援に取り組む必要があるといえる．今後は入院後，退院支援が必要な患者を早期に把握し，退院に向けて情報収集し，本人家族の意向に応じて退院先を検討するなどの積極的対応とそのシステム化が必要になるだろう．

1-3 がんの終末期にありながら，医療社会福祉部の支援により在宅ケアの支援体制が整い，自宅でHPNと疼痛管理を行いつつ療養生活を送ることができた例

事例提供：柳澤　愛子
討論およびポイントの抽出：永田　智子・村嶋　幸代・柳澤　愛子
若林　浩司・田城　孝雄・高橋　雪子

1. 医療社会福祉部への依頼

1) プロフィール（表5-7）

C子さんは65歳の女性である．内科医の夫，大手企業に勤めるキャリアウーマンの長女，長男との4人暮らしであったが，長男はC子さんの入院中に入籍して別に所帯を構えた．他に結婚して近所に住む次女がいる．住居は都区内の住宅地にある．

2) 疾患・身体状況について

C子さんは3年前，他の目的で入院した時に卵巣腫瘍を指摘され，手術・化学療法を施行された．その後も入退院を繰り返し，小手術・化学療法・放射線療法を行ったが，腫瘍の勢いは止められなかった．昨年の1月下旬にはイレウス・下肢の疼痛など症状が悪化して入院，麻薬も含めた疼痛管理が開始され，3月には癌性腹膜炎によるイレウスが悪化して，経口摂取不能となった．中心静脈からの輸液と疼痛管理が続けられる中，「家に帰りたい」という本人の希望により，5月18日医療社会福祉部に退院支援が依頼された．

依頼時，経口摂取は不能で，中心静脈栄養と側管からの鎮痛剤注入を行っていた．日常生活には全面的に介助を要した．移動はリクライニングの車椅子を使用し，保清は清拭を行っていた．バルーンカテーテルを留置され，排便時は

表5-7　C子さんのプロフィール

家族状況
　　夫：69歳内科医
　　　　　　　　　長女
　　　　　　　　　次女　既婚，近所に居住
　　　　　　　　　長男：当初同居→のち，結婚して別居

保　険　　　　国民健康保険
現病歴　　　　平成8年卵巣癌発見，手術．平成9年化学療法6クール，放射線療法
　　　　　　　その後も入退院を繰り返していた．
今回の入院　　平成11年1月27日入院
依頼時の病状　イレウス（腸閉塞）のため経口摂取不能．麻薬による疼痛緩和．

ADL（Barthel Index）
　排尿・排便：失禁・オムツカテーテル使用　　歩行　　：車椅子にて自立
　整容　　：自立（用具の準備介助）　　　　　更衣　　：一部介助
　トイレ動作：全介助　　　　　　　　　　　　階段昇降：全介助
　食事　　：経口不可，中心静脈栄養　　　　　入浴　　：なんらかの介助を要する
　起居・移乗：全介助だが座位は取れる

在宅介護スコア
　介護者（病弱 0/ 健康 1）　　　　　　　　　：1点　　介護者の専念（不可能 0/ 可能 1）　　：1点
　介護を代われる者（いない 0/ いる 1）　　　：1点　　公的年金以外の収入（なし 0/ あり 1）：1点
　患者の病室（なし 0/ あり 1）　　　　　　　：1点　　住　宅（借家 0/ 自宅 1）　　　　　　：1点
　食　事（介助 0/ 自立 1）　　　　　　　　　：0点　　排　便（介助 0/ 自立 1）　　　　　　：0点
　着　衣（介助 0/ 自立 1）　　　　　　　　　：0点　　屋内移動（介助 0/ 自立 1）　　　　　：0点
　入　浴（介助 0/ 自立 1）　　　　　　　　　：0点　　意志疎通障害（あり 0/ なし 1）　　　：1点
　異常行動（なし 0/ あり 2）　　　　　　　　：2点　　医療処置（あり 0/ なし 1）　　　　　：0点
　介護者の介護意欲（不良 0/ 普通 2/ 良好 4）：4点　　患者の闘病意欲（不良 0/ 普通 1/ 良好 2）：1点
　　　　　　　　　　　　　　　　　　　　　　　　　　　　　合計　14点（満点21点）

退院支援の方向：自宅退院
退院後必要な援助
　必要な医療処置：チューブ交換や注射．点滴．膀胱留置カテーテル．HPN．疼痛管理
　本人・家族などができること：保清・整容．食事・栄養・水分に関する援助．排便援助．
　体位変換．緊急事態への対応．調理．掃除・洗濯．買い物
　専門職がした方がよいこと：状態観察．ターミナルケア．疼痛コントロール．
　導入した方がよいサービス：訪問看護．訪問診療．その他の職種の連携．社会資源の紹介

ポータブルトイレを使用していたが，失禁することもあり紙オムツも使用していた．意識は清明で，コミュニケーションは良好であった．

2. 退院支援の経緯

　C子さんへの医療社会福祉部の支援経過は，表5-8のとおりである．C子さんの場合，在宅療養には在宅中心静脈栄養（以下HPNと略す）が不可欠であるため，主に医療社会福祉部の看護師長が退院支援を担った．

　まず，依頼後2日目，看護師長は情報収集のために受持医と病棟担当看護師とで話し合いを持った．患者の余命は差し迫っていること，患者が在宅ケアを強く望んでいること，在宅ではHPNと疼痛管理などの医療的看護処置が必要であり，主介護者である長女は1カ月半の介護休暇取得が可能であることなどの情報を確認した．

表5-8　退院支援の経過（C子さん）

日付 (援助時間)	退院支援の経過 [医療社会福祉部の動き]	日付 (援助時間)	退院支援の経過 [医療社会福祉部の動き]
平成11年 5月18日	←支援依頼：退院援助依頼票にて 　依頼者…病棟の担当看護師 　依頼内容…在宅支援		・側管からシリンジポンプを使用して注入することが必要． ・退院予定日から逆算して，翌日の25日から家族に対する輸液ポンプ取り扱いのトレーニングを開始することになる ・MSWより電動ベッド，車椅子についての説明
5月20日 (30分)	依頼票が届く 看護師長が病棟に赴き，看護記録から情報収集 主治医，看護師と話し合い 　情報収集…「(余命は)あと何カ月，という単位ではない」 　必要な医療処置について情報収集，キーパーソンである娘は1カ月半の介護休暇取得可能との情報 病棟スタッフより「HPNと疼痛管理が必要だが，在宅療養は可能か？」との質問あり．可能である旨説明する． →アセスメント（表5-7参照）	5月25日 (40分)	面接（長女）…長女が医療社会福祉部に来所．事前の連絡はなし 「少しでも母が家で穏やかに暮らせればよい．自分と父とで協力して，母のそばについていてあげたい．」 病棟にて輸液ポンプのトレーニング開始 看護師長より，主治医に病状紹介状，看護師に看護サマリーをそれぞれ依頼
同日 (計60分)	看護師長が医療機器会社・訪問看護ステーション・診療所と電話連絡 ・E医療機器会社在宅医療部 　・翌日に輸液ポンプのトレーニングに来てくれるよう依頼 ・F訪問看護ステーション（患者宅に近く，前にも連携をとったことあり） 　・HPNの扱いが可能なことを確認 　・患者の夫が医師であるが，麻薬や注射の処方箋が書けてHPNの処置ができる地元の医師との連携が必要である旨伝え，連携しやすく親切なかかりつけ医を紹介してもらう ・G診療所（F訪問看護ステーションからの紹介） 　・患者の病状を伝えて，在宅診療を依頼し，快諾を得る	5月27日 (40分)	面接（C子さん）…病棟のベッドサイドで ・輸液ポンプのトレーニングが順調であることを確認 ・退院後の連絡先一覧（F訪問看護ステーション，G診療所，E医療機器会社，医療社会福祉部）を手渡す 病状紹介状をG診療所に，看護サマリーをF訪問看護ステーションに送付する （医療機器会社担当者より，訪問看護ステーションに出向いて事前打ち合わせを行ったと連絡あり）
5月21日 (40分)	輸液ポンプについての説明会（C子さん，C子さんの長女，看護師2名，医療機器会社担当者，医療社会福祉部看護師長） C子さん「入院はもういや．家に帰りたい」 医療機器会社担当者より，ポンプの操作の説明． C子さんと長女，実際に触れてみる	5月28日 (20分)	←退院日が5月31日に決定したと連絡あり 病棟に赴き，スタッフと最終打ち合わせ ・退院時処方，鎮痛剤のことなどについて，細かく打ち合わせ
5月24日 (80分)	在宅IVHに向けての話し合いの会 出席者：家族（夫，長女，次女，長男） 　　　　病棟（主治医，看護師） 　　　　医療機器会社担当者（看護師），他2名 　　　　医療社会福祉部（MSW，看護師長） この会は，家族の「本当に家で看られるだろうか」という不安に応えるために，催すことになった．家族の質問を受けて，今後起こりうることなどについて説明が行われた． ・主治医より，予後数カ月は無理，という説明あり．現在は病状が安定しているので，在宅療養に踏み切るのによい時期である ・経口摂取は，シャーベット程度なら大丈夫．固形物はむり． ・鎮痛剤の量が増えることが予測される．	5月31日 6月7日 7月5日 (40分) 数日後 7月19日 8月18日 9月2日	★自宅退院★ 午後，訪問看護ステーションより「落ち着いている」と報告あり 夫が頭部にケガをして東大病院に入院．頭部の軽症だったが，見当識障害出現，その後痴呆症状を呈した 長女が来所，面接 ・C子さんの病状が安定しており，訪問看護と訪問診療を受けてしずかに過ごしている ・父がおかしくなってしまい，家に連れ帰るにもC子さんのことを理解できないので，どうしたらよいか迷っている ・もう介護休暇が切れるので職場に戻らなければならない →悩みを聞き，在宅療養の限界について示唆する 主治医に会い，C子さん宅の現状について伝える 病状悪化にて，東大病院に緊急入院 永眠 長女が来所 ・家に帰りたかった母の願いを叶えてあげることができて本当によかった ・父の事故がなかったら，家で看取ってあげたかった ・家で療養することがどんなに意味のあることかを，何かの機会があれば同じ立場の人に話してあげたい

その日のうちに看護師長は，HPN導入に際して契約している医療機器会社の在宅医療部に連絡し，翌日に来院して輸液ポンプのトレーニングを行ってもらうように依頼した．またF訪問看護ステーションに連絡して，訪問看護の了解をとった．さらに訪問看護ステーションからG診療所を紹介してもらい，かかりつけ医を確保した．

依頼後3日目，輸液ポンプの説明会を実施．C子さんのベッドサイドには，長女，病棟看護師，医療社会福祉部の看護師長が集まり，医療機器会社の在宅医療担当者が説明と実演を行った．しかし家族は，この説明会だけでは不安を払拭することができなかった．

そこで依頼後6日目に，医療社会福祉部の看護師長は，思っていることをありのまま出し合おうと，患者以外の関係者（家族，受持医，病棟看護師，医療機器会社担当者，医療社会福祉部）による話し合いをもった．受持医からは今後起こりうる病状の概略が話された．また，現在は病状が安定しているため，在宅療養を始めるにはよい時期であることも話された．

医療社会福祉部からは，在宅療養のためには家族の的確な介護技術・見守りが必要で，それを支えるかかりつけ医や訪問看護ステーションはすでに確保できていることなどを説明した．家族の安心が得られ，7日目より輸液ポンプのトレーニングが開始された．

依頼後9日目，医療社会福祉部の看護師長は病棟でC子さんと面接．トレーニングが順調に進んでいることを確認し，G診療所とF訪問看護ステーションに必要書類を送付した．10日目，退院日決定の連絡を受け，病棟にて病棟スタッフと最終的な打ち合わせをし，在宅ケアを担当するF訪問看護ステーション，G診療所医師に確認の電話を入れた．C子さんは医療社会福祉部の支援開始後13日目の5月31日に退院となった．

3．退院後の経過

C子さんが退院して1週間後に夫が転倒し，東大病院に入院してきた．ケガは軽症ですんだが，その後痴呆症状が出現し，C子さんを認識できなくなった．長女1人で2人を看護することは無理であり，退院した夫は長男夫婦に引き取られた．

C子さんの病状は安定していたが，その一方で，長女の介護休暇のタイムリミットが迫ってきた．このため，長女は今後の療養の仕方について医療社会福祉部に相談に訪れた．看護師長は在宅療養には限界があることを話し，今までの長女の看護を評価しねぎらった．また，その経過を東大病院の病棟受持医にも報告した．

介護休暇が切れる直前，C子さんの病状が悪化し，再入院となり集中的なターミナル治療を受けた．その1カ月後，8月18日にC子さんは永眠された．その後，長女は医療社会福祉部を訪れ，1カ月半の間，自宅で介護できたことを満足に思っていること，ターミナルケースが在宅療養することの意味を同じ立場の人に伝えたい，などの感想を語ってくれた．

4．C子さんの事例を振り返って

本事例の退院支援は，HPNの導入や疼痛管理など高度な医療行為を伴う支援でありながら，退院支援依頼後13日間という短い期間に，患者・家族が輸液ポンプの扱い方などを習得し，かつ，地域の在宅ケアネットワークをつくることができ，スムーズな退院が可能となっている．

なぜ，このようにうまくいったのか，援助に欠如していた点はなかったかを明らかにするた

めに，患者・家族および病棟と地域の関係機関との調整を図った医療社会福祉部看護師長の支援のポイントを中心に検討した．

1）高度な医療処置（HPNと疼痛管理など）を在宅で安全に実施するための支援

（1）患者本人の意志をアセスメントする（在宅療養への願いが強いことを確認）

C子さんは悪性腫瘍の末期であり，受持医から告知を受けていた．疼痛コントロールに加え，絶食・中心静脈栄養の開始，日常生活は全面介助状態となり，「入院はもういや，家に帰りたい」と再三訴えていた．数回にわたる面接では，意識は鮮明でわずかな残された時間を家族と一緒に過ごしたいという明確な強い願いがあり（自己決定できている），在宅療養が望ましいと判断された．

（2）家族（介護者）の介護能力をアセスメントする

夫は現役ではないが内科医であり，医学知識は十分に持ち合わせていると看護師長は判断した（退院前）．長女は大手の会社に勤める管理職であり，HPNを理解し取り扱う知的能力は十分あること，介護休暇を会社に申請しており在宅介護への意欲は十分あると判断した．

（3）迅速な医療機器会社との連携

HPNを行う場合は，輸液セットや輸液ポンプなどの管理，メンテナンスが非常に重要となる．現在，HPNには医療保険が適応されており，医療社会福祉部の働きかけによって，東大病院では1996年から医療機器会社の在宅医療事業部と契約して，関連機器の貸し出し，機器に関する24時間体制のメンテナンス，無菌調剤や衛生材料の宅配システムを利用できるようになった．そして，多くのHPN患者の退院を成功させた実績をもっている．

看護師長は，受持医の情報からC子さんの余命は差し迫っていると判断し，トレーニング期間などを考慮して，医療機器会社の在宅医療担当者に対し，翌日には輸液ポンプを搬入するように，迅速に依頼している．普段から連携を大切にしているため，多少無理な日程で依頼しても，すぐに応じてもらえるような関係がつくられており，このような速やかな対応が退院までの日数の短縮につながったといえよう．

さらに，医療機器会社の担当者が，退院までの間に連携するかかりつけ医と訪問看護ステーションに同じ機器の輸液ポンプを持参して出向き，取り扱いを説明してもらうようにした．これはHPN利用時の原則となっている．このようなシステムを作っておくことが，HPNの必要な患者を安全に確実に支援するポイントである．

（4）かかりつけ医・訪問看護ステーションとの迅速な交渉

看護師長は，医療機器会社に連絡すると同時に，適切な訪問看護ステーションとかかりつけ医を探し出し，交渉・打診を始めている．輸液ポンプのトレーニングが開始される前に，在宅医療の体制が確保できたという情報を患者・家族に提供し，自宅で安全にHPNが実施できることを保障するためである．

訪問看護ステーションを選択するポイントは，①HPNの管理ができる看護能力を備えているか，②週2回の訪問回数が確保できるか，である．

かかりつけ医の選定に際しては，依頼した訪問看護ステーションが連携をとりやすく，HPNの経験のある診療所を紹介してもらって打診している．このとき，かかりつけ医には，①HPNに関する医療行為（輸液剤の処方，ヒューバー針の交換など）が可能か，②週1回〜10日に1

回の訪問診療が可能かどうかなどまで踏みこんで確認をしている．このように関係機関が確実な医療・看護技術を持っているかどうか，稼働できる体制にあるかどうかを判断することが必要である．

本事例では，幸運にもすぐに質の高い適切な医療機関が見つかったが，見つけるまでに時間がかかる場合もあることを考慮し，退院依頼が出されると同時に迅速に関係機関の選択・打診・交渉を開始することが必要であるといえよう．

(5) 患者・家族への不安軽減と安心の提供（説明会・話し合いの場の設定）

HPNの取り扱いについては，
①医療機器会社の担当者による説明会，
②在宅ケアをする上での不安を出し合い，確実に支援する体制について話し合うこと，
③輸液ポンプの取り扱いについての具体的トレーニングの実施，
の3段階をていねいに踏んでいる．

HPNは在宅療養の中でも最も高度な技術が必要な医療行為のひとつである．患者・家族の不安が強いことを熟知している看護師長は，退院日が差し迫っていても，HPNを受容する過程には十分に時間をかけた．一方で，輸液ポンプの取り扱い方に習熟するための具体的な支援を短期間のうちに自ら提供していった．

また，C子さんとは面接を繰り返し，輸液ポンプのトレーニングの進み具合や，夜間気になって眠れないことはないか，体調に変化はないか，などを聞き取りながら，信頼関係を強めていった．このようなプロセスが，患者・家族の不安を軽減し，安心の提供につながったと思われる．

(6) 病棟の受持医・看護師との連携

病棟スタッフにとっては，HPNに加えて，病状の変化に伴って疼痛管理が重要になっており，鎮痛剤の注入が家族でできるかどうかが不安材料であった．医療社会福祉部の看護師長は輸液ポンプ以外にインフュージョンポンプの手配も業者に依頼し，最終的には微調整ができるようシリンジポンプで側管から注入する方法が可能になるよう提案した．これによって，病棟スタッフの抱いていた不安が軽減した．

また，看護師長はかかりつけ医への紹介状や訪問看護ステーションへの看護サマリーを病棟へ依頼しているが，その際に，退院時の処方箋は3日分用意していること，在宅患者に対して麻薬扱いの鎮痛剤も東大病院で処方できることを最終確認し，かかりつけ医が処方するまでの間，薬剤が途切れないような配慮も行った．

このように，医療機器の選定，薬剤処方，必要書類を最後まで確認し，見届けて，確実に関係機関に委ねていくような支援が重要である．

2) 家族介護力を見極めながら，満足度の高い療養生活ができるように支える

退院後，長女は1カ月半の間介護に専念していた．

しかし，途中で父親が転倒し，入院中に痴呆状態になってしまうというアクシデントがあり，「自分一人で頑張らなくては」という気負いや責任感の強さが彼女を追いこんでいった．そのため，ついには介護が負担だという気持ちになっていったのではないかと推測された．

C子さんは予想以上に余命が伸び，長女の介護休暇が終了してしまうということも，長女を不安にさせた．

悩みを抱えて再度医療社会福祉部に相談に訪れた長女に対して，看護師長は，「あなたは十分過ぎるほど介護してきた．これ以上，介護を続けると無理が生じ，家族の生活も破綻させる

事例1-3に対する医療社会福祉部の支援ポイント

1) 高度な医療処置（HPNと疼痛管理など）を在宅で安全に実施するための支援
   ①患者本人の意志を確認する
   ②家族（介護者）の介護能力を評価する
   ③医療機器会社との迅速な連携
   ④かかりつけ医・訪問看護ステーションとの迅速な交渉と確保
   ⑤患者・家族の不安軽減と安心の提供
   ⑥病棟の受持医・看護師との連携
2) 家族介護力を見極めながら，満足度の高い療養生活を支える
3) 後方支援病院としての機能を確保し，再入院を保障する

ことになりかねない」，「自宅で看取ることを目標にする必要はない」，「在宅療養で頑張りすぎることなく，再入院も検討する」，「再入院は決して恥じることではない」ことなどを助言した．この言葉は介護者の自責の念を軽減する支援になったと考えられる．

家族が介護したことを十分に評価し，なおかつ在宅ケアの限界を示唆することによって，長女はC子さんが亡くなったあとでも後悔することなく，「母との思い出づくりもできた満足度の高い療養生活であった」と，捉えることができている．

3）後方支援病院として機能することを保障

C子さんは自宅が都内であり，東大病院が後方支援病院となっていた．かかりつけ医と連携を取りながら，緊急時には再入院もできるような体制を保障する必要があった．

退院後1カ月半たって，長女から，介護疲れや介護休暇切れの相談を受けた看護師長は，その旨を病棟の受持医に報告した．受持医は「在宅療養の限界がきたら，最終的には入院させ，病院で看取る」という方針を再確認してくれた．

一般的に，在宅での看取りを希望している患者・家族の場合に，かかりつけ医や訪問看護ステーションとの連携によって「在宅での看取り」が成功する例もある．しかし，ターミナルに向かうプロセスの中で，血圧低下，嘔吐，下血，癌性腹膜炎による腹痛，消化管出血などが起こることもある．目の前で患者の病状が悪化し，事態が急変することに耐えきれなくなり，緊急入院となってしまうケースも多い．

東大病院が後方支援病院として機能するためには，確実にベッドを確保する必要があり，入院待機患者の状況，空きベッドの状況なども常に把握しておくことが重要である．

5. 今後の課題

1）予測された予後よりも，寿命が延びた場合の家族看護の限界

当初，受持医の予後予測は1カ月以内だった．長女の介護休暇は1カ月半であり，自宅に帰っても十分に看取りができると判断されていた．しかし，C子さんの寿命は予測を超え，最終的には3カ月後に亡くなっている．

医師の予後告知は一般的に短めに伝えることが通例だといわれている．一方，患者は自宅に戻った安心感やストレスからの開放もあって，予測以上に長く療養生活を送ることができるケースが多いことをわれわれは実感している．介護休暇の期間以上にC子さんが長く生きられた場合の看護をどうするか，最終的な看取りはどこで行うのかまで，踏みこんで退院支援をする必要があったと考えられる．

また，退院後に長女は再度相談に訪れている．この来訪時には，在宅介護の大変さを訴えるのにためらいがあったようである．そこで，「在宅での看取りがベストではないこと，時期がきたときは再入院することも可能だ」というメッセージを，退院支援の面接場面の中で伝えておき，家族が頑張りすぎることがないような配慮を行っている．このメッセージが効を奏したと思われる．

一方，在宅ケアの開始後，家族看護の限界をいち早くキャッチできるのは，訪問看護師であろう．現在の医療社会福祉部の体制では，退院後のフォローを確実に行うことは難しい．東大病院からC子さんを引き受け，在宅ケアの展開に責任を持ってきた訪問看護師が，家族の介護力をしっかりとアセスメントしておけば，もっと早期に対応できたのではないかとも考えられる．

2）長女をサポートする介護の体制

この事例では，社会資源として導入されたのはかかりつけ医と訪問看護ステーションのみで，ホームヘルプサービスは導入されてはいなかった．長女の介護力でなんとかカバーできるのではないかと関係者が判断したためである．確かに長女はしっかりしており，よく頑張って看護も行ってきた．しかし，このケースは，HPNの管理だけでもかなりの看護力を必要とする事例であった．長女は性格的に，入浴・保清・食事・排泄などの介護までも完璧にこなそうとするため，かなりの負担であったと考えられる．このため，介護による負担が生じやすいことが早期に予測できたはずである．したがって医療処置以外の身体面の介護や家事の労力を軽減するような配慮が必要であったと考えられる．

しかし，そのような状況判断は在宅療養が始まってから明らかになることも多い．そのような場合には，訪問看護ステーションの判断により，あらたなサービスを追加して提供していくことが検討されるべきではないかとも考えられる．今後，医療社会福祉部として，どのように退院後の状況を把握し，関係機関との連携を継続していくかが検討課題であろう．

1-4　痴呆の高齢夫婦に，介護保険サービスの利用を支援し，在宅療養が可能となった事例
―軽度痴呆で糖尿病をもつ妻と軽度痴呆の夫の退院支援から―

事例提供：柳澤　愛子
討論およびポイントの抽出：村嶋　幸代・永田　智子・高橋　雪子
柳澤　愛子・若林　浩司・田城　孝雄

1．医療社会福祉部への依頼

1）プロフィール（表5-9）

D子さんは軽度の痴呆がある82歳の女性である．同じく軽度の痴呆のある夫と，都内の自宅で2人暮らし．3人の子どものうち東京近県に住む2人の娘が交替で来訪し，夕食の仕度や洗濯などの家事をしているが，日中はほとんど2人で過ごしていた．経済的には年金・預貯金・家賃収入があり，比較的ゆとりがある．

表5-9　D子さんのプロフィール

家族状況

```
        本人
         ◎     ○
         ├──┬──┤    }東京在住
         □     ○
              □
         夫：痴呆あり
```

保　険	老人保険
既往歴	20年前から糖尿病
現病歴	糖尿病（インスリン療法），骨粗鬆症，軽度痴呆
今回の入院	平成12年3月30日　糖尿病の教育入院
依頼時の病状	平成12年4月19日　退院依頼
	日常生活はほぼ自立．物忘れがひどく，服薬が不確実で，食事管理（1,000kcal）が困難．

ADL（Barthel Index）

排尿・排便	：自立	歩行	：自立
整容	：自立	更衣	：自立
トイレ動作	：自立	階段昇降	：自立
食事	：自立	入浴	：自立
起居・移乗	：自立		

在宅介護スコア

介護者（病弱 0/ 健康 1）	：0点	介護者の専念（不可能 0/ 可能 1）	：0点
介護を代われる者（いない 0/ いる 1）	：1点	公的年金以外の収入（なし 0/ あり 1）	：1点
患者の病室（なし 0/ あり 1）	：1点	住　宅（借家 0/ 自宅 1）	：1点
食　事（介助 0/ 自立 1）	：1点	排　便（介助 0/ 自立 1）	：1点
着　衣（介助 0/ 自立 1）	：1点	屋内移動（介助 0/ 自立 1）	：1点
入　浴（介助 0/ 自立 1）	：1点	意志疎通障害（あり 0/ なし 1）	：0点
異常行動（なし 0/ あり 2）	：2点	医療処置（あり 0/ なし 1）	：1点
介護者の介護意欲（不良 0/ 普通 2/ 良好 4）	：2点	患者の闘病意欲（不良 0/ 普通 1/ 良好 2）	：1点
		合計　15点（満点21点）	

退院支援の方向：訪問看護ステーションを導入し，在宅療養を目指す

2) 病状の経過

D子さんは20年来の糖尿病のためインスリン治療を行っていたが，最近は軽度の痴呆状態となり，自己注射で指示量の2倍を打っていた形跡があった．このため，教育入院の目的で平成12年3月下旬に入院した（入院時 HbA_1c 8.5％）．

入院中は，ADLは自立しているものの物忘れが激しく，インスリンの自己注射，自己血糖測定は不可能と判断され，経口糖尿病薬に変更した．病院食の食事療法で若干，血糖コントロールが改善されたが（HbA_1c 7.7％），腰椎の圧迫骨折が見つかり，骨粗鬆症と診断された．

老年病科の受持医は，高血糖の割に合併症の程度が軽く，年齢を考えると厳密な血糖コントロールを目指すよりも，QOLを重視し，急性合併症を予防できるレベルのコントロールでよいと判断していた．退院後の指示カロリーは1日1,000kcalとなっている．

5月中旬には退院が予定されており，4月19日，病棟看護師長から医療社会福祉部に退院支援の依頼があった．

2. 退院支援の経過

D子さんの退院支援の経過は**表5-10**のとおりである．

依頼当日，医療社会福祉部の看護師長は情報収集のため病棟看護師長と面接した．

本人は自覚症状が全くなく，病識も低いこと，夫も痴呆であり，高齢の痴呆夫婦では服薬管理や食事管理などの面から在宅療養がかなり難しいこと，家族に介護保険の申請を勧め，手続きが済んでいること，などの情報を得た．看護師長は，退院まであと1カ月ほどあるため，5月上旬に本人・家族と在宅療養や介護保険に関しての面接日程を組むように依頼した．

翌日，D子さんの自宅近くのA訪問看護ステーションに連絡し，介護保険申請中の患者が退院するが，おそらく「要支援」レベルであることを伝え，要介護認定の判定が出るまでの間は，医療保険で訪問看護ができるか否かを打診した．その際，ステーション併設の在宅介護支援センターにケアマネジャーがいるとの情報を得た．

5月上旬，患者・家族（夫，長女，長女の夫，次女）と病棟看護師長，医療社会福祉部の看護師長とで在宅療養にむけての話し合いを持った．介護保険制度の概略を説明し，要介護

表5-10　退院支援の経過（D子さん）

日付 （援助時間）	退院支援の経過 ［医療社会福祉部の動き］	日付 （援助時間）	退院支援の経過 ［医療社会福祉部の動き］
4月19日	支援依頼：退院援助依頼票にて 依頼者：老年病科の受持医 依頼内容：在宅支援（訪問看護の導入）		・夫も要介護認定がでれば，一緒に介護サービスを受けられる． ・居住区に配食サービスがあり利用できる．
4月19日 （40分）	医療社会福祉部看護師長が病棟にて病棟看護師から情報収集 ・本人・夫とも痴呆で在宅療養が困難な状況． ・家族が4月15日に介護保険の申請済． →教育入院終了まで数週間あるため，在宅療養と介護保険の説明をするために患者・家族との面接日程を5月上旬に組んでほしいと病棟看護師長に依頼	5月17日	病棟看護師長より5月19日に退院決定の連絡あり ・病棟受持医に訪問看護指示書，病棟看護師に看護サマリーを依頼 ・A訪問看護ステーションに正式依頼する ・区役所に要介護認定の結果を問い合わせるも未決定
4月20日	A訪問看護ステーションに電話連絡・打診・依頼 ・介護保険申請中の患者がおり，その結果がでるまでは，医療保険で訪問看護してほしいと依頼． ・訪問看護ステーション併設の在宅介護支援センターに適任のケアマネジャーがいるとの情報を得る．	5月19日	退院時面接（患者・家族・医療社会福祉部看護師長） ・介護保険認定後に，A訪問看護ステーションに伝えれば，ケアプランの作成が可能であることを伝える．
			★自宅退院★
5月9日 （20分）	病棟にて話し合い 患者・家族（痴呆の夫・長女・長女の夫・次女）・病棟看護師長・医療社会福祉部看護師長が出席 ・糖尿病の管理のために訪問看護ステーションのサービスが必要 ・介護保険の判定後，ケアプランを立てるために，ケアマネジャーが必要となる．併設の在宅介護支援センターに適任者がいるので紹介できる． ・要支援以上の判定が出れば，訪問介護・デイサービスの利用が可能．	5月22日	A訪問看護ステーションに，訪問看護指示書・病歴要約送付
		5月31日	A訪問看護ステーションより，訪問看護計画書が届く ・服薬指導と食事管理にあたっているが，病識がなく，困難な状態が読み取れる
		6月8日	A訪問看護ステーションより連絡 ・本人・夫ともに要支援と認定された． ・家族から「ケアプランの立案」を正式依頼された．
		6月30日	訪問看護報告書が届く ・「要支援」のケアプラン内容．

認定の判定後はケアプランを作成する必要があること，そのためにはケアマネジャーに依頼すること，糖尿病管理のためには訪問看護を受けたほうがよいこと，ステーションに適任のケアマネジャーがいることなどの情報を提供した．

さらに「要支援」もしくは「要介護1」の判定が出れば，家事援助のヘルパーが入り，デイサービスなどの福祉サービスが受けられること，施設でみんなと交流することによって，生活のリズムができ，元気になれること，さらに夫も要介護と認定されれば，同様のサービスが受けられること，居住区には配食サービスがあり利用できること，などの情報を細かく説明した．

その後，病棟看護師長から退院日が決定したとの連絡が入り，必要書類を受持医・病棟看護師に依頼するとともに，A訪問看護ステーションに正式に訪問看護の依頼をした．このとき区役所の介護保険課に問い合わせたところ，申請後1カ月以上たっていたがD子さんの判定結果は出ていなかった．D子さんは5月19日予定どおり退院となった．

3. 退院後の経過

退院後，A訪問看護ステーションより訪問看護報告書，訪問看護計画書が医療社会福祉部に送付されてきた．それによれば，薬は曜日ごとに仕分けして，大量に服薬しないように工夫されていた．自覚症状がなく活気があるが，食事時間は不規則で空腹時血糖は100〜250mg/dLと安定していないとのことで，相変わらず病識が低いことが読み取れた．

6月8日，A訪問看護ステーションから，D子さん，夫ともども「要支援」の判定がでたという連絡があり，6月30日時点の訪問看護報告書には**表5-11**のようなケアプランが報告された．

7月30日時点の報告書によれば，週1回の訪問看護，週2回のホームヘルプが入り，週1回のデイサービスには夫婦で通所していた．しかし空腹時血糖は330〜420mg/dLと徐々に高値を示し，間食・食事量が多いのではないかと予測され，急性合併症の危険も心配されている．

表5-11　D子さんのケアプランの内容（要支援）

```
要支援の支給限度額    61,500円
 1）訪問看護         週1回（水）30分 ─────────── @5,500÷2×4回＝11,000円
 2）訪問介護         1日3時間（うち2時間は夫の分として利用）
  （家事援助）        週2回（火・金）
                    *Fさん自身は1回当たり1時間扱い ──── @1,530×2回×4週＝12,240円
 3）デイサービス      週1回（月）
  （通所介護）        午前10時〜午後3時 ──────────── @5,660×4回＝22,640円
                                                       合計  45,880円
                                                   （自己負担額  4,588円）
```

*夫（要支援）は週2回の2時間の訪問介護と，週1回のデイサービスを受けており，2人での介護保険の自己負担額は，月平均約1万円と思われる．
*自己負担が夫婦で1万円以上に納まるように，支給限度額の上限より低くなるように計画されている．
*その他に，夫婦で週7回の配食サービス（夕食のみ・1回2人で1,000円）を受けており，毎月30,000円かかっている．

4. D子さんの事例を振りかえって

　本事例は，痴呆のある高齢の糖尿病患者が教育入院した際，痴呆の夫のいる自宅に早く帰って，2人一緒の生活を少しでも長く続けたいという願いをかなえるために，介護保険のサービスを利用しながら，血糖コントロールと生活全般の支援をすることをめざした事例である．その支援のポイントを検討した．

1) 早期の介護保険申請と要介護度の予測にもとづいた支援

　退院援助依頼票が入院2週間後，退院予定の1カ月前という早期に提出されたのは，病棟看護師長の判断であった．夫婦とも軽い痴呆症ではあるが，妻の糖尿病管理のために訪問看護を導入すれば，在宅療養が可能ではないだろうかと，医療社会福祉部の看護師長に入院2週間の時点で相談をしてきている．同時に患者・家族に対して介護保険の申請も勧めている．

　医療社会福祉部の看護師長は，夫の世話が生き甲斐になっていて，「夫を一人にしてはおけない．早く帰りたい」というD子さんの今までとおりの生活を支えるためには，介護保険を効果的に利用していくことが必要であると判断した．D子さんの痴呆は軽度で，要介護認定は「要支援」と予想された．夫もおそらく「要支援」または「要介護1」であろうと予測され，2人の給付を合わせれば，デイサービスやヘルパー導入が可能となり，遠方から通ってきている2人の娘の介護負担を軽減させつつ，在宅療養することは十分に可能だと判断した．

　このように，介護保険制度の下では，入院早期から要介護認定を申請することや，退院後の要介護度を予測して対応することが重要になっている．

2) 介護保険の適切な利用を支援する
(1) 暫定的なケアプランを示して，在宅療養のイメージづくりをする

　介護保険下では，必ずケアマネジャーが介在するため，その役割に踏みこむことは差し控えなくてはならない．しかし入院中には，まず，認定をうけてもらうことが大切であり，認定された後，給付範囲の中でどのようにサービスを組合わせれば，どんな生活ができるかをイメージしてもらうような教育的配慮が必要となる．

　そのために，医療社会福祉部の看護師長は，その人の要介護度を予測し，それにもとづいた暫定的なケアプランを紹介するようにしている．この事例では，訪問介護やデイサービスを組み合わせると訪問看護は週1回30分が限度であるが，糖尿病管理のためには訪問看護が必要なこと，夫の要介護認定によっては一緒にデイサービスに通所でき，生活が広がっていくことなどを伝えている．さらに，介護保険外の配食サービスの情報も，偏りがちな高齢者の「食」を支えるためには重要で，これらの情報も伝えている．

(2) 訪問看護ステーションを迅速に選定し，ケアマネジャーとの出会いを支援する

　看護師長は，患者・家族との面接の前に訪問看護ステーションの選定と打診を行ってから面接に臨んだ．すでに引きうけてくれるステーションが自宅近くにあることを，面接場面ではっきりと提示するためである．

　このとき訪問看護ステーションに看護職のケアマネジャーがいることも確認している．D子さんの場合，糖尿病の管理が重要であり，医療の知識のあるケアマネジャーが適任であると判断していた．ケアマネジャーの職種によっては医療の知識が少なく，福祉的な介護ケアを優先するケアプランを作成する場合もある．入院中

事例1-4に対する医療社会福祉部の支援ポイント

1) 早期の介護保険申請と要介護度の予測にもとづいた支援
   ・入院後早期から介護保険の必要性を判断し，必要があれば申請を勧める．
   ・要介護度の予測にもとづいた支援を行う．
2) 介護保険の適切な利用を支援する．
   ・暫定的なケアプランを示し，在宅療養のイメージづくり
   ・訪問看護ステーションの選定を迅速に行い，ケアマネジャーとの出会いを支援する
3) 後期高齢者の糖尿病管理は，生活の質を重視するという視点を大切にする．

に，患者に適したケアマネジャーと出会えるようにし，橋渡しをする役割も重要である．

3) 後期高齢者の糖尿病の管理は，生活の質を重視するという視点を大切にする

D子さんのような後期高齢者の糖尿病管理をどのように支援していくかは，非常に難しい．家族にとっては「もう80歳まで生きたのだから，そんなにきちんとやらなくても，食べたいものを食べて，ほどほどでいいんじゃないか」という思いがある．

患者は全く自覚症状がなく，活気があり，「どこも悪くない」といい，痴呆症状も手伝って服薬や食事療法を厳密に守ることは難しい．

老年病科の主治医は，「血糖コントロールは不良であるが，現在の年齢を考えると厳密な管理よりもQOLを重視し，急性合併症を予防するレベルでよいだろう」との見解を示している．7月の時点でかなりの高血糖状態が確認されているが，再入院は必要だろうか．むしろ，生活全般を見直すことによって再入院が予防できないかということが検討された．すなわち，「予防の視点から，より安全に生活していくために，シンプルな糖尿病管理と規則的な生活のリズムを作ること」が必要であると考えられた．そのために，以下のような対策が検討された．

①1日1回は家族やヘルパー，看護師など，誰かが服薬を確認する．

②日中，決まった時間に散歩などに誘い，運動量を増やす．

③週2回の訪問介護を1回にし，デイサービスを週2回にすることで，1日の活動量が増え，日中の間食予防にもなるのではないか（ケアプランの変更が必要）．

④高血糖状態の急性合併症（昏睡・脱水・感染症など）による不幸な事態を避けるため，高血糖状態の徴候を家族・ヘルパーに指導し，早期発見・対応を目指す．

⑤骨粗鬆症で転倒・骨折することを予防するために，動きやすい服装や安全な履物，室内の整頓，段差の解消，照明，手すりなど，環境面の整備と配慮を，家族やヘルパーに指導する．

⑥その他生活全体を見直し（水分補給・清潔・口腔内保清など），介護者の負担を考慮しながら無理なく安全に暮らせる方策を考慮する．

5. 今後の課題

1) 退院後から要介護認定までのタイムラグ

D子さんの介護保険申請は4月15日であったが，要介護認定の結果が出たのは6月8日で，1カ月半以上かかっている．介護保険がスタートしたばかりで認定作業が遅延したためと思われ

るが，その間の訪問看護は医療保険でまかなわれていた．

もしも「自立」判定が出た場合には，介護保険は使えない．そのため，その後の生活支援は，市区町村の保健福祉制度を利用して行っていくか，自費でまかなうこととなり，難しくなったと考えられる．

また，要介護認定の結果が入院中に出ていれば，より確実にケアプランを提示すること（費用計算も含め，自己負担額などの提示ができる）が可能となる．

2）ケアマネジャーとの関係づくり

D子さんが依頼したケアマネジャーは，医療社会福祉部との連携が日頃からよくとれているA訪問看護ステーションの所属であり，訪問看護報告書が毎月提出されるために，その後のケアプラン内容まで把握することができた．

しかし，多くの場合，患者・家族がどのケアマネジャーにケアプランを依頼したのか，またプランの内容まで，医療社会福祉部にフィードバックされるシステムにはなっていない．今回の事例では，病状管理の観点からケアプランの見直しなどが検討されたが，今後このような積極的な提案を実際に行っていくためには，ケアマネジャーとの関係づくり，情報交換などが必要になってくると思われる．

2 医療社会福祉部との共同研究から

村嶋　幸代・永田　智子

　退院支援の研究は，近年盛んになってきている．

　ひとつの流れは，病院管理の立場からで，クリニカルパスの開発と重ね合わせて研究が遂行されている[1]．もうひとつは，継続看護の立場からで，主に地域看護学の研究者たちが，自分の所属する大学の病院と提携して，または地域中核病院を拠点に，退院困難のハイリスク患者を抽出し，その対応を検討する形で研究が進められている[2]．

　東京大学大学院医学系研究科地域看護学教室では，平成9年度から，医療社会福祉部の活動に関する研究を，関係部局と共同で行ってきた．ここではその概略を紹介し，今後の退院支援および医療社会福祉部の機能に関してどのような課題があるのかについて検討する．

1) 医療社会福祉部で退院支援した患者の特徴
　　―老年病科入院患者を例にとって―[注1]

　最初は，老年病科大内尉義教授，鳥羽研二助教授（現，杏林大学高齢医学教授），高橋雪子看護師長（当時）の協力を得て，「老年病科に入院した患者の内，医療社会福祉部がかかわっているのは，どのような患者なのか」について，調べることから始まった．つまり，東大病院老年病科の中で，医療社会福祉部の支援を必要とした患者は，受けないで退院した患者に比して，どのような特徴があったのかを比較したのである．その結果，医療社会福祉部の退院支援を受けた患者は，受けなかった患者に比して，①高齢で，②入院時のADLが低く，③痴呆や悪性新生物・急性呼吸器感染症が多く，④在院日数も長く，⑤施設への転院も多いこと，が分かった．これらは，退院困難のハイリスクであり[3]，このような特性を持つ患者に対しては，入院早期から退院支援を行っていく必要性のあることが分かった．

2) 早期退院支援の試みと成果[注2]

　そこで，次の研究，すなわち，退院支援の必要な患者に対して入院当初から計画的に積極的に退院支援を行い，その成果を検討した．この研究では，研究者作成のハイリスクアセスメント用紙（表3-12参照）を用いて入院後早期に退院支援の必要な患者を抽出し，2群に分けて，早期に退院支援した群としなかった群とを比較した．その結果，①退院支援した群では，しなかった群に比較して平均在院日数の分散が

[注1] Murashima S, Nagata S, Toba K, Ouchi Y : Characteristics of patients referred for discharge planning from a geriatric ward at a national university hospital in Japan: Implications for improving hospital programs. Nursing and Health Sciences, 2 : 153-161, 2000.
[注2] 鷲見尚己，村嶋幸代，鳥羽研二，大内尉義：退院困難が予測された高齢入院患者に対する早期退院支援の効果に関する研究―特定機能病院老年病科における準実験研究―．病院管理，38 : 29-40, 2001.

小さくなり，入院が過度に長期化するのが防がれたことがわかった．また，②退院支援した群では，退院2週間後の時点で患者と家族の状態不安が有意に少なく，家族の介護負担も少ないことが示された．

以上の結果は，退院困難ハイリスク患者に対する早期退院支援の効果を示しているといえよう．すなわち，各病棟で，入院当初に退院困難ハイリスク患者をスクリーニングして抽出し，早めに必要な退院支援を実施することによって，在院日数の長期化を防ぎ，患者と家族の不安を軽減することができるという結論である．

では，医療社会福祉部の退院支援を受けた患者は，その後，どのような転帰を辿っているのだろうか．これが，3つ目の研究である．

3）医療社会福祉部の退院支援を受けた患者のフォローアップ調査[注3]

ここでは，医療社会福祉部の設立半年後から平成11年8月末までに部が退院支援した患者について質問紙調査をし，①退院時の退院先が療養場所としてそのまま継続している場合が多く，②特にADLが低い場合には施設療養が継続していること，③退院時および調査時にはさまざまな不安があり，また，④退院支援は，「自宅退院」では複数の在宅ケアサービスの紹介，「施設退院」では転院援助に集中していた．特に，⑤患者の住所の多様さ，連携する機関の多さなどから，広範な情報収集機能をもった退院支援の専門部署の必要性，⑥対象の状態に応じた的確な情報提供と相談対応，社会資源を紹介することの必要性が示された．

このように医療社会福祉部の活動が院内に定着し，共同でカンファレンスを行ってくると，病棟看護師も退院支援をすることに積極的になってくる．また，力量も上がってくると考えられる．

ではその時，病棟看護師ができることと，病棟だけでは対応できず，医療社会福祉部に依頼していることは何なのであろうか．病棟看護師の立場から，その比較を行ったのが4つ目の研究である．

4）病棟で行った退院支援と医療社会福祉部に依頼した支援との比較[注4]

老年病科病棟の全入院患者のうち，特に退院支援をする必要のなかったケースは58％，病棟のみで対応可能なケースは29％で，内容は，「制度の説明と勧め（介護保険，身障手帳）のみのケース」，「既存の資源，追加資源の紹介のみのケース」，「地域に根付いた家族・力量のある家族」，「ケアマネジャーがしっかりしているケース」であった．

病棟のみでは対応不可能で，専門部署が必要だったのは13％で，「転院や入所」，「地域の病院探し」，「新規サービスの開拓と導入」，「訪問看護ステーションの選択と推薦，連絡，交渉と調整」が必要なケース，「多くの問題を抱えたケース」，「医療依存度が高いケース」，「介護者不在または手薄であるケース」であった．

全体の傾向の分析および事例検討から老年病科病棟での退院支援の推進に，専門部署である医療社会福祉部の援助が有効であることが示された．

以下に各研究の具体的内容を紹介する．

[注3] 横山梓，村嶋幸代，永田智子，柳澤愛子，若林浩司，田城孝雄，鳥羽研二，大内尉義：国立大学病院で専門部署による退院支援を受けた患者の退院後調査．病院管理，38：53-61，2001．
[注4] 田口樹美，高橋雪子，鷲見尚己，村嶋幸代：退院支援：病棟での実施と専門部署への依頼の比較．保健の科学，44：161-166，2002．

2-1　医療社会福祉部の退院支援を受けた患者の特徴
―東大病院老年病科退院患者を例にとって―

村嶋幸代・永田智子・鳥羽研二・大内尉義

1．研究目的

　医療社会福祉部では平成13年6月現在，月に約20～30名の患者の退院支援を実施している．しかし，その支援の開始は病棟の医師・看護師からの依頼であり，支援を依頼するための明確な基準は存在していない．このため，支援している患者が全退院患者の中でどのような位置を占めているのかは不明である．

　そこで，本研究では，この病院の1病棟からの全退院患者を対象とし，医療社会福祉部に退院支援の依頼が有った患者と無かった患者との特徴を比較することにより，現在医療社会福祉部の退院支援を受けている患者の特性を明らかにすることを狙いとした．

2．研究方法

1）対　象

　高齢患者には退院支援を必要とする場合が多いとされているため[4,5]，老年病科病棟を対象病棟とした．

　そして，医療社会福祉部が本格的に活動を開始した1997年10月から1999年5月末までの老年病科からの全退院患者を対象とした．

2）方　法

　老年病科で作成している「老年病科退院時病歴データベース」を用いた．研究に用いた項目は以下のとおりである．

　①人口統計学的データ：年齢，性別

　②疾患に関するデータ：先行研究で退院困難のハイリスク要因として指摘されている疾患[3]について，有しているか否かを調べた．

　③在院日数：入院日と退院日から算出した．また，医療社会福祉部の記録と照合して，退院支援を依頼された患者を抽出，退院支援の照会があった日付を記載した．

　④転帰，退院後の行き先：転帰は治癒，改善，不変，悪化，死亡の5つに区分されている．退院後の行き先は転科，転院（一般病院），転院（老人病院），老人保健施設，自宅と区分した．

　⑤ADL：入院時と退院時のBarthel Index[6]（0―100点）である．

　⑥IADL：入院時におけるLawtonらのIADL[7]（範囲：0―8点）である．

　分析に際しては，医療社会福祉部への支援依頼の有無別に2群に分けて，比較した．

3．結果と考察

1）医療社会福祉部の支援を受けた患者の数

　対象とした期間中に退院した全336名のうち，データに不備のあった1名を除外し，335名を分析対象とした．そのうち，退院支援の依頼があったのは6.9％にあたる23名であった．Mistiaenら[8]は，65歳以上の入院患者の中で退院後に問題を持つと考えられる患者を早期にスクリーニングした結果，中等度のリスク者が21.3％，高リスク者が9.1％であったと報告し

ている．年齢層が異なるため単純な比較はできないが，退院支援が必要な患者全てが医療社会福祉部に照会されたとは考えにくい．

2) 2群の比較

(1)性・年齢（表5-12）

全対象者の平均年齢は70.7±13.9歳（22～95歳），男性212名（63.1％）であった．65歳以上の高齢者の割合について2群を比較すると，依頼あり群では23名中21名（91.3％），依頼なし群では312名中215名（68.9％）で，依頼あり群の方が高齢者の割合が有意に多かった（p<0.05）．先行研究においても，高齢であることはナーシングホームの入所[4, 9)]，ADLの低下[10)]，在院日数の延長[5)]などと関連するとさ

れ，退院困難のハイリスク要因であるといえる．

(2)疾 患（表5-12）

患者の持つすべての疾患を調べたところ，依頼あり群の方に痴呆，呼吸器感染症，悪性新生物をもつケースが有意に多かった．認知障害は退院困難のハイリスク要因であるとされ[4, 10)]，米国でも痴呆患者の退院支援は困難であることが指摘されている[11)]．

一方，急性呼吸器感染症も多い．先行研究でも，肺炎患者の入院期間延長理由のひとつとして長期ケアのアレンジの遅れがあがっており，退院支援が必要となると考えられる[12)]．

悪性新生物に関しては，自宅でターミナル期を過ごしたいと望む患者の存在が，退院支援依頼を増加させたと考えられる．

表5-12　退院支援依頼なし群とあり群の特徴の比較

n(%)

		全体 (n=335)	退院支援 依頼なし群 (n=312)	退院支援 依頼あり群 (n=23)	
性	男性	212 (63.1)	199 (63.6)	13 (56.5)	n.s.
年齢	65歳以上	236 (70.4)	215 (68.9)	21 (91.3)	*
疾患の有無（死亡者除く）					
	悪性新生物	69 (21.9)	60 (20.5)	9 (40.9)	*
	脳血管疾患	37 (11.7)	35 (11.9)	2 (9.1)	n.s.
	痴呆	15 (4.8)	11 (3.8)	4 (18.2)	*
	急性呼吸器疾患	37 (11.7)	29 (9.9)	8 (36.4)	**
	慢性呼吸器疾患	62 (19.7)	58 (19.8)	4 (18.2)	n.s.
	心疾患	125 (37.3)	118 (40.3)	7 (31.8)	n.s.
	骨・関節疾患	80 (25.4)	71 (24.2)	9 (40.9)	n.s.
転帰					
	治癒	15 (4.5)	15 (4.8)	0	
	軽快	186 (55.5)	173 (55.4)	13 (56.5)	
	不変	111 (33.1)	104 (33.3)	7 (30.4)	n.s.
	悪化	3 (0.9)	1 (0.3)	2 (8.7)	
	死亡	20 (6.0)	19 (6.1)	1 (4.3)	
退院先（死亡者除く）					
	転科	20 (6.3)	20 (6.8)	0	
	転院（一般病院）	22 (7.0)	16 (5.5)	6 (27.3)	
	転院（老人病院）	1 (0.3)	1 (0.3)	0	**
	老人保健施設	5 (1.6)	3 (1.0)	2 (9.1)	
	自宅	265 (84.1)	251 (85.7)	14 (63.6)	
	不明	2 (0.6)	2 (0.6)	0	

χ^2-test : * : p<0.05, ** : p<0.01, n.s. : not significant

(3) 転帰・退院先（表5-12）

転帰は335名中，治癒15名（4.5％），軽快186名（55.5％），不変111名（33.1％），悪化3名（0.9％），死亡20名（6.0％）であった．転帰と依頼の有無の間には有意な関連はなかった．

退院先は，死亡を除いた全対象者315名中，転科20名（6.3％），一般病院への転院22名（7.0％），老人病院・老人保健施設への入所6名（1.9％），自宅265名（84.1％），不明2名（0.6％）であった．このうち依頼あり群では自宅退院が14名（63.6％）で，依頼なし群の251名（85.7％）よりも自宅に戻る割合が有意に少なかった（$\chi^2=8.1$, $p<0.01$）．依頼あり群は，その分施設に入ってしまっているといえる．

(4) 入院時・退院時のADL（図5-1，表5-13）

全対象者（不明9名を除く326名）の入院時Barthelの平均得点および標準偏差は84.5±22.2．範囲は35-100で，100点が170名（52.1％）と多かった．依頼あり群では，57.8±23.5点，依頼なし群では86.5±20.8点と，依頼された群の方が有意に得点が低かった（$p<0.001$）．Barthel得点で20点ごとに区切っても，退院支援の依頼は入院時ADLの低い患者に対して行われていることが明白である（図5-1）．これは，入院時のADLが退院困難を早期に予測する要因のひとつであるという先行研究の結果と一致する[4, 13]．

退院時Barthel得点についてみると，死亡を除く全対象者（不明5名を除く310名）の平均は91.5±15.9点と，入院時に比して改善している．依頼あり群は，平均72.3±23.5点で，依頼なし群の92.9±14.2点に比して有意に低い（$p=0.001$）．入院時同様，20点ごとに区切っても，退院支援の依頼はADLの低い患者に有意に多

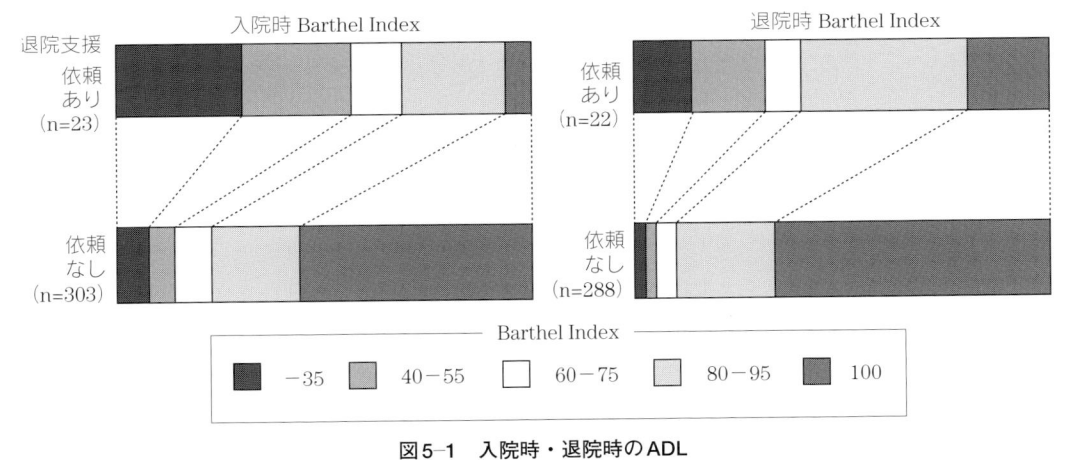

図5-1 入院時・退院時のADL

表5-13 退院支援依頼なし群とあり群の入院時と退院時のADL変化の比較

n(％)

	Barthel得点の変化			
	改善 (n=73)	不変(100点) (n=166)	不変(100点未満) (n=65)	悪化 (n=5)
退院支援				
依頼あり群	11(5.1)	1(0.6)	8(12.3)	2(40.0)
うち，自宅退院	9	1	3	1
依頼なし群	62(84.9)	165(99.4)	57(87.7)	3(60.0)
うち，自宅退院	54	149	43	1

いことがわかる（**図5-1**）．

入院時と退院時のBarthel得点の変化を見ると，改善・不変・悪化のパターンによって退院先や退院支援が異なる傾向があった（**表5-13**）．患者全体ではBarthel得点低下が5名（1.6％），改善が73名（23.9％），変化なしが231名（75.7％）であった．低下した5名は転院・転科が3名と多かった．ADLが改善した73名のうち63名（86.3％）は自宅退院であった．

ADL不変群231名のうち，166名はもともとBarthel得点が100点のケースで，うち150名（90.4％）は自宅退院であった．そのうち痴呆症を持つ1名が退院支援を依頼されていた．ADLが100点未満のまま不変であった65名中では，自宅退院は46名（70.8％）とやや少なかった．退院支援の依頼をされた8名中では，3名が自宅退院であり，自宅退院よりも施設入所が多かった．すなわち，低ADLのまま固定している患者は，施設入所する割合が高いといえる．

入院時のIADL得点は，依頼あり群3.7±2.6点，依頼なし群6.7±2.0点と依頼あり群の方が有意に点数が低かった（$p<0.001$）．

(5)在院日数（図5-2）

全対象者335名の在院日数は平均30.7±31.8日，中央値22日，範囲は1-322日であった．うち，依頼あり群は82.0±74.6日，依頼なし群は26.5±20.3日と，依頼あり群のほうが有意に長かった（$p<0.001$）．30日ごとに区切っても，依頼あり群で長期入院が多いことが示された（**図5-2**）．したがって，依頼あり群は依頼なし群に比較して退院が困難なケースであったとい

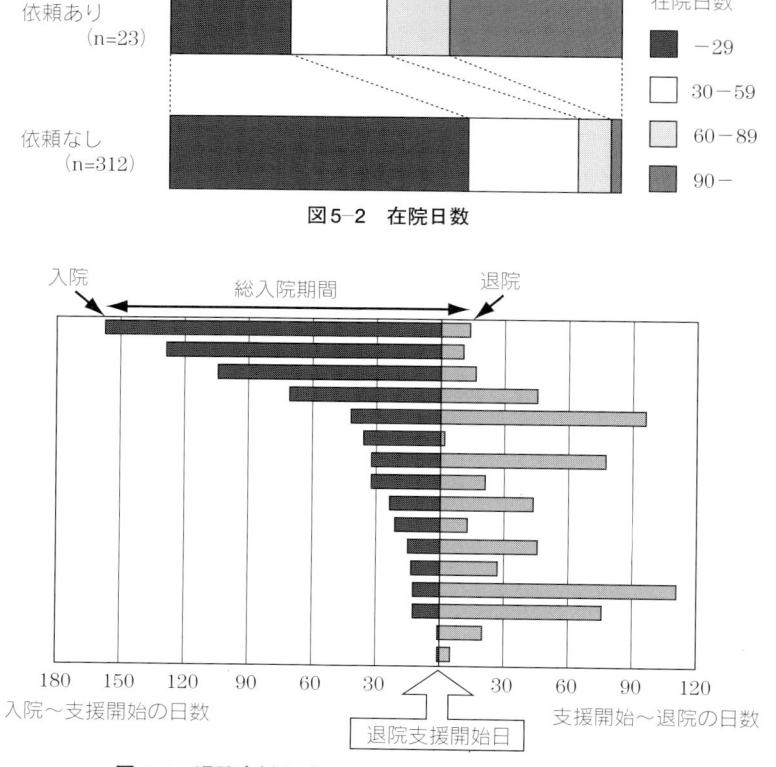

図5-2　在院日数

図5-3　退院支援を受けた患者の退院支援時期（n=16）

える．しかし，依頼なし群にも90日以上が5名（1.6％），60～89日が23名（7.4％）と相当数の長期入院者がおり，なんらかの支援が必要であったことが示唆される．

3）退院支援依頼の時期（図5-3）

退院支援の依頼日が特定できたのは，23名中16名であった．入院してから退院支援の依頼までの期間は範囲1-157日（中央値28日），退院支援の依頼から退院日は範囲2-111日（中央値24日）と各々長短が混ざっていた．入院から依頼までの期間と，依頼から退院までの期間との間に有意な相関はなかった．長期入院患者の中には，入院後長期間を経て医療社会福祉部に依頼され，すぐに退院した群や，入院後比較的早期に退院支援を開始したが，退院までに長期間を要した群があるといえる．

早期から包括的な退院支援を開始することの有効性は，今までも指摘されている[14～17]．しかし，現行では必ずしも入院直後に支援が開始されているというわけではなく，ある程度治癒の見通しが立ってから退院支援が開始されることが多い．この対応の遅れが在院日数長期化の一因と考えられる．

4．まとめ

老年病科の退院患者のうち，医療社会福祉部に依頼があった群は，依頼のなかった群に比して，在院日数が長く，施設への転院が多かった．高齢，入院時の低ADL，痴呆・悪性新生物・急性呼吸器感染などが，退院支援を受けた患者の特性として抽出された．今後は，入院後なるべく早期に退院困難ハイリスク患者をスクリーニングし，入院当初から退院支援を行っていく必要がある．

2-2 退院困難が予測された高齢入院患者に対する早期退院支援の効果に関する研究
―東大病院老年病科における準実験研究―

鷲見尚己・村嶋幸代・鳥羽研二・大内尉義

1．研究目的

多面的なニーズを持つ高齢者に対して，より早期に退院支援を開始することによって，長期入院を防ぎ，効果的に退院後のケアを提供しようとする実践研究は，欧米ではいくつか行われてきたが[14～17]，本邦ではほとんど行われていない．

そこで本研究では，退院困難が予想されるハイリスク患者を入院時に把握し，早期に退院支援を行った患者と行わなかった患者を比較することによって，早期退院支援の効果を検証し，東大病院で早期に退院支援を実施することの意義について検討することを目的とした．

2．方　法

1）研究対象の選定

1999年7～12月に東大病院老年病科に入院した65歳以上の入院患者全員を対象とした．

退院困難が予測されたハイリスク患者抽出の

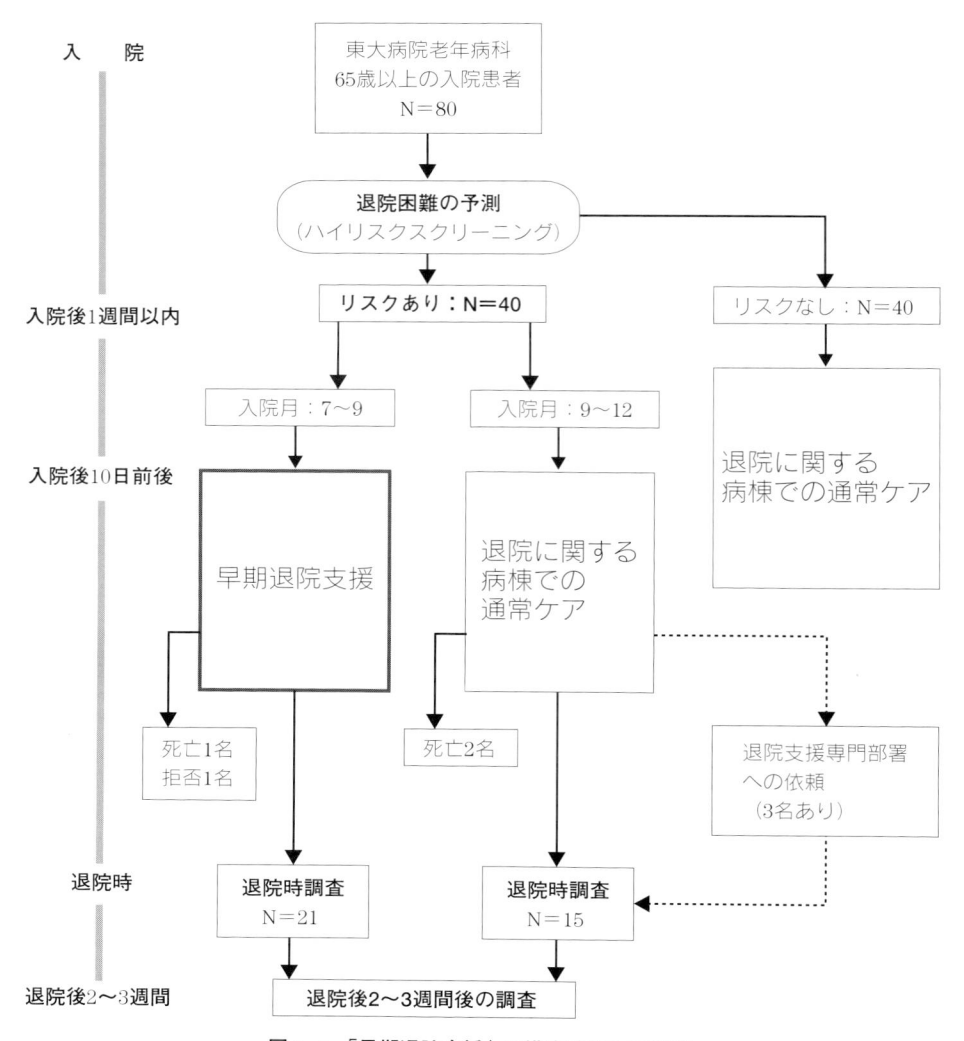

```
入院 ─┐
       │  ┌─────────────────┐
       │  │ 東大病院老年病科  │
       │  │ 65歳以上の入院患者│
       │  │    N＝80        │
       │  └─────────────────┘
       │          ↓
       │  ┌─────────────────┐
       │  │  退院困難の予測   │
       │  │(ハイリスクスクリーニング)│
       │  └─────────────────┘
入院後1週間以内  ↓                    ↓
       │  ┌──────────┐       ┌──────────┐
       │  │リスクあり：N＝40│   │リスクなし：N＝40│
       │  └──────────┘       └──────────┘
       │     ↓      ↓              ↓
       │  [入院月:7〜9] [入院月:9〜12]
入院後10日前後
       │  ┌──────┐ ┌──────┐ ┌──────┐
       │  │早期退院│ │退院に関│ │退院に関│
       │  │支援    │ │する病棟│ │する病棟│
       │  │        │ │での通常│ │での通常ケア│
       │  │        │ │ケア    │ │        │
       │  └──────┘ └──────┘ └──────┘
       │     ↓        ↓              ↓
       │  死亡1名    死亡2名      退院支援専門部署
       │  拒否1名                  への依頼
       │                          （3名あり）
退院時  ↓        ↓                  ↓
       │  退院時調査  退院時調査 ←┄┄┄┘
       │   N＝21      N＝15
       │     ↓         ↓
退院後2〜3週間  退院後2〜3週間後の調査
```

図5-4 「早期退院支援」の準実験研究の手順

表5-14 退院困難のハイリスク患者アセスメント項目

1. 年齢（75歳以上）
2. 疾患（脳血管障害，難病，心不全，肺炎など）
3. 入院形態（緊急，再入院）
4. 家族形態（独居，高齢者夫婦世帯）
5. ADL（身体移動，排泄）の自立度
6. 認知障害あり
7. 在宅での介護状況（介護協力者なし，介護継続意志なしなど）
8. 退院先の希望（病院，施設など）
9. 継続的な医療処置あり（入院時の予測を含めて）

*8または9は，ひとつでもあれば退院困難のハイリスク患者として抽出
*それ以外は，3つ以上あてはまれば退院困難のハイリスク患者として抽出

手順は**図5-4**に示すとおりである．

　看護記録および診療記録から得られた情報にもとづき，研究者が作成した「退院困難のハイリスク」アセスメント項目（**表5-14**）に従い，入院後1週間以内にスクリーニングを実施した．全期間中に抽出された患者40名中，7月から9月までの入院患者23名を早期退院支援実施群とし（以下，実施群），9月から12月までに入院した患者17名を対照群とした．

　実施群に対しては，医療社会福祉部が入院後7～10日目からかかわる「早期退院支援」を計画的に実施した．一方，対照群には，病棟看護師および主治医によって通常実施されている退院支援（通常ケア）を提供した．なお，対照群の場合でも，主治医または病棟看護師から医療社会福祉部へ退院調整の依頼書が提出された場合には，通常の手順に従って医療社会福祉部の担当者による退院支援を行った．

2）研究参加のインフォームドコンセント

　研究開始の前に医療社会福祉部運営委員会の承認を得た．実施群の患者および家族に対しては，書面で同意を得た．対照群には，退院時期が決定した時点で，患者および家族に対して主治医から説明を行い，書面で了解を得た後に調査を実施した．

3）データ収集

　「在院日数」は退院時，「不安」，「介護負担感」，「主観的健康度および主観的満足度」は退院時と退院2～3週間後（以下，退院後とする）の2時点，「退院後の急変」，「再入院」，「新規サービス利用の有無」は退院後に調査した．

（1）対象者の情報

　看護情報（看護記録）：年齢，性別，居住地，入院形態，家族背景，入院前における生活上の問題点，主介護者の有無と続柄，要介護状況，在宅サービス利用状況，家族の介護継続意思，退院に関する希望など．

　医学的情報（診療記録）：入院時診断名，現病歴，既往歴，入院時および退院時のADL（Barthel Index）[6]，改訂長谷川式簡易知能評価スケール（以下，HDS-Rスコア）[18]，今後の治療方針など．

（2）在院日数

　実際の在院期間（入院日～退院日）を用いた．

（3）不　安

　SpielbergerによるState-Trait Anxiety Index（STAI）の日本語版[19,20]を用いた．

（4）介護負担感

　Zarit Care Burden Interviewの日本語版を用いた[21,22]．

（5）退院時および退院後における主観的健康度，主観的満足度

　健康状態についての主観も調査した．満足度は，退院時点と退院後の日常生活に対する満足度として調査し，ともに「とてもよくない」から「とてもよい」の4件法とした．

（6）退院後の急変，再入院，新規サービス利用の有無

　早期退院によって，病状が不安定なままで退院となる危険性があると考えられるため，退院後の急変，再入院の有無を調べた．また，新規サービスの「利用の有無」と，その種類について回答を得た．

3．結　果

1）対象者の特性（表5-15）

　対象として抽出された40名中，入院中の死亡（実施群1名，対照群2名）と調査拒否（実施群1名）を除き，最終的には実施群21名，対照群15名が分析対象となった．

表5-15 対象者の特性

n(%)

項 目	実施群 (n=21)		対照群 (n=15)	
年齢（歳）*	78.7±8.2		80.2±8.0	
性別（男）	9	(42.8)	7	(46.6)
疾患・状態				
脳血管障害	2	(9.5)	1	(6.7)
難病	1	(4.8)	0	(0.0)
痴呆	1	(4.8)	1	(6.7)
悪性腫瘍	1	(4.8)	2	(13.3)
ターミナル	1	(4.8)	1	(6.7)
肺炎,急性心不全,発熱などの急性疾患	10	(47.6)	7	(46.7)
その他	5	(23.8)	3	(20.0)
入院時ADL				
（Barthel Index）*	64.1±33.9		65.0±31.4	
退院時ADL				
（Barthel Index）*	81.7±26.0		79.7±22.4	
医療処置あり	2	(9.5)	1	(6.2)
認知障害あり（HDS-R19以下）	8	(38.0)	5	(33.3)
以前の入院歴あり	7	(33.3)	6	(40.0)
家族構成				
一人暮らし	4	(19.0)	3	(20.0)
高齢夫婦	10	(47.6)	7	(46.7)
同居者あり	7	(33.3)	5	(33.3)
主介護者が配偶者	11	(52.4)	7	(46.7)
入院前サービス利用				
訪問看護	1	(4.8)	0	(0.0)
ホームヘルプ	5	(23.8)	3	(20.0)

*平均±標準偏差；Mann-WhitneyのU検定およびχ^2検定　すべてnot significant

(1) 入院時の状況

いずれの項目においても実施群，対照群の2群間で有意差は認められなかった．

(2) 退院時の状況

①退院先

2群とも，各2名が転院した以外は自宅退院で（実施群：19名，対照群：13名），2群間での有意差はなかった．

②退院時の身体状況

実施群における退院時ADLの平均は81.7±26.0，対照群では79.7±22.4で，2群間で有意差は認められなかった．継続的な医療処置が必要な状態で退院となった患者は，実施群では在宅酸素療法の1名とターミナル患者に対する在宅IVH療法の1名，対照群ではターミナル患者

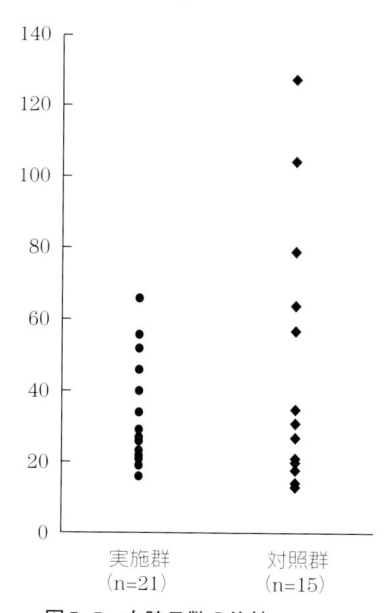

図5-5 在院日数の比較

の在宅酸素療法の1名であった．

③対照群における医療社会福祉部への退院支援の依頼

対照群の中で，病棟看護師もしくは主治医から医療社会福祉部へ退院支援の依頼があった患者は3名であった．それぞれの依頼時期は，ターミナル患者1名が入院後10日目（退院3日前），転院先の確保が2名で，それぞれ入院3カ月後（退院1カ月前），入院1カ月後（退院1カ月前）であった．

2) 早期退院支援の効果（2群での比較）
(1) 在院日数

両群の在院日数は，実施群は平均31.6 ± 13.4日，対照群は平均46.0 ± 35.2日で，有意差は認められなかった（$z=-0.54$, $p=0.58$）（図5-5）．しかし，対照群の分散は大きく（$F=14.99$, $p<0.001$），入院が長期化する患者と，短期間で比較的スムーズに退院する患者との差が大きかった．

(2) 退院時のサービス導入の状況

退院後の生活に向けて入院中に準備したサービスに関しては，有意差は認められなかった（表5-16）．しかし，訪問看護は，実施群のうち7名が利用することになったが，対照群では在宅酸素療法を受けているターミナル患者1名のみであった．それも，主治医から退院3日前になって医療社会福祉部へ依頼があり，導入されたものであった．

(3) 不安および介護負担感

退院時の本人の状態不安と特性不安，および家族の状態不安と特性不安，介護負担感の得点には，2群間で有意差は認められなかった（表5-17）．一方，退院後の本人と家族の状態不安の得点は，対照群に比して実施群で有意に低かった（$p<0.001$；$p<0.01$）．また，退院時と退

表5-16　退院時のサービス導入状況

	実施群 (n=21)	対照群 (n=15)
自宅退院	19	13
転院	2	2
かかりつけ医	6	2
訪問看護	7	1
ホームヘルプ	2	1
デイケア	2	0
行政・在宅介護支援センター	9	0
医療機器メーカー	2	1
その他	1	0

すべてnot significant

表5-17　退院時と退院後のSTAIと介護負担感の変化―実施群と対照群の比較―

	退院時			退院後			退院後の退院時からの変化		
	実施群	対照群		実施群	対照群		実施群	対照群	
本人状態不安	41.4 ± 11.3	37.7 ± 5.7	ns	36.5 ± 12.3	38.3 ± 6.1	***	4.9 ± 2.9	1.5 ± 5.8	***
本人特性不安	39.9 ± 10.7	35.8 ± 6.5	ns	39.4 ± 10.7	35.1 ± 6.3	ns	0.6 ± 0.9	0.6 ± 1.4	ns
家族状態不安	46.4 ± 10.1	42.3 ± 9.7	ns	38.6 ± 11.0	41.1 ± 8.1	**	8.4 ± 8.4	2.0 ± 8.1	*
家族特性不安	42.1 ± 12.0	39.8 ± 9.4	ns	41.3 ± 12.7	40.8 ± 9.6	ns	0.8 ± 1.8	0.5 ± 1.9	ns
介護負担感	25.9 ± 13.3	34.6 ± 17.3	ns	19.9 ± 9.3	29.0 ± 17.4	ns	6.1 ± 8.1	5.5 ± 10.0	ns

平均±標準偏差　*：$p<0.05$　**：$p<0.01$　***：$p<0.001$　ns：not significant

院後の2時点の変化を比較した時，本人の状態不安，家族の状態不安は，実施群では対照群に比して退院後に有意に低下していた（p＜0.001；p＜0.05）．

介護負担感は，退院時と退院後の2時点の変化に2群間で差はなかった．

(4) 主観的健康度と主観的満足度

退院時と退院後の本人と家族の主観的健康度と満足度には，2群間で有意差がなかった．

(5) 退院後の急変，再入院，新規サービス利用の有無

患者の退院後における変化および急変は，実施群の4名，対照群の5名で，「発熱」，「血圧上昇」，「痛み」，「患部の腫れ」など，症状の変化があった（表5-18）．退院後2週間の再入院は，急性心不全が悪化した対照群の1名であった．また，新規のサービス利用は2群ともになかった．

4. 考察

1) 早期退院支援の効果について
(1) 在院日数

早期退院支援の効果指標としての在院日数は，実施群との方が短かったが，統計学的に有意でなかった．しかし，実施群では対照群に比して有意に分散が小さかった．これは，実施群では，退院にむけての支援を早期に開始することによって，入院の長期化を防ぐことができたためと考えられる．近年，在院日数が長期化しやすい高齢入院患者に対し，早期退院支援を実施することによってよりスムーズに在宅移行できるという提言が日本でも出されており[23, 24]，今回の結果でもそれが支持された．

対照群のうち，医療社会福祉部へ支援が依頼された3名は，依頼されるまでに時間がかかっている．一方，早期退院支援の実施群では，入院早期から退院に向けての諸準備を始めるために，入院の長期化が回避できていると推測される．このことから，今後，在院日数を短縮するためには，入院早期から退院支援を実施することが不可欠であるいえよう．

(2) 患者と家族の不安と介護負担感，主観的満足度・健康度

本研究の結果，患者および家族の退院後の不安が軽減されたことが示された．これは，退院調整看護師の介入によって不安が軽減されたという他病院での結果[25]と一致する．退院前のサービス調整，精神的サポート，看護介入は，在宅への移行をスムーズにするといわれている[26, 27]が，本研究では家族の調整を行うとともに，退院後の生活に対する選択肢を提供しながら支援を進めた．このように患者・家族の意志決定を尊重したことが，不安の軽減につながった可能性がある．患者・家族の抱える不安や困難感が退院時および退院直後に大きいこと[28]はすでに知られているが，入院早期に行った退院支援が，退院後の不安を軽減した可能性があるという本研究の結果は，退院直後の困難

表5-18 退院後の急変，再入院，新規サービス利用の有無

	n	急変あり	再入院あり	新規サービス利用あり
実施群	21	4[注1]	0	0
対照群	15	5[注2]	1[注3]	0

not significant

[注1] 急　変：在宅IVHのトラブル，血圧上昇，発熱
[注2] 急　変：痛み，発熱，患部の腫れ
[注3] 再入院：急性心不全

な時期を乗り越えるための支援方策としても注目に値しよう．

今回の結果では，介護負担感については有意な差は認められなかった．その理由として，本研究の対象者には，比較的ADLが自立している患者が多く，それに伴う身体的ケアが少なかったこと，もともと2時点ともに介護負担感得点が低かったことから，効果として現われにくかった可能性が指摘できる[29, 30]．

(3) 退院後の再入院，新規サービスの利用

退院支援には再入院の防止効果[16]があるとされるが，本研究では，対照群で一例が再入院したのみであった．また，新規のサービス利用は両群ともになかった．退院後2〜3週間の時点では，新規サービスに対するニーズが生じるほどの変化がなかったと考えられる．

2) 早期退院支援のシステム化に向けて

今回，対照群で医療社会福祉部に退院支援の依頼があったのは3名であったが，その依頼は退院決定後に出されていた．これは，退院支援を，いつ，どのように開始するかの基準が明確でないことの結果ともいえよう．今回，医療社会福祉部による早期退院支援の効果が認められたことから，医療社会福祉部が退院支援を要する患者を早期に，かつ適切に把握することの重要性が示唆された．これは，スムーズな在宅ケアへの移行を促進し，早期退院が可能になること，退院後も不安なく在宅生活が開始できることにつながるであろう．

5．結　論

退院困難が予測された高齢入院患者について，早期退院支援をした群としなかった群の2群間で比較した結果，以下の知見が得られた．
①早期退院支援実施群では，退院後の患者および家族の不安が軽減した．②在院日数は実施群で短かったが，統計学的な有意差は認められなかった．しかし，実施群では対照群に比して有意に分散が小さく，入院後早期に退院支援を行うことによって，入院の長期化を予防できる可能性が示唆された．

今後，入院当初から退院困難が予測される患者を抽出して早期に退院支援を開始すること，および，その体制を整えていくことが必要であろう．

2-3　医療社会福祉部の退院支援を受けた患者のフォローアップ調査

横山　梓・村嶋幸代・永田智子・柳澤愛子・若林浩司・田城孝雄・鳥羽研二・大内尉義

1．研究目的

退院支援によって，退院時の不安が軽減したとしても，退院後療養生活が実際に始まってからの不安や問題の発生は後を絶たない[1, 31]といわれている．こうした退院後の患者・家族の不安や問題に関して情報を得ることは，患者・家族の希望を取り入れた有効な退院支援方策を検討する際の参考となると考えられる．

そこで，医療社会福祉部から退院支援を受けた患者の退院後の状況と問題点を調査し，部の役割と今後の支援の方向性について検討するこ

とを目的とした．

2. 研究方法

1）対　象

研究対象は，平成9年10月から平成11年8月までに，医療社会福祉部が支援の依頼を受けた231名のうち，以下の除外条件を持つ者を除いた145名である．
- 外来通院中に支援依頼を受けた16名
- 入院中に病状悪化や死亡等により支援が中断された30名
- 調査時点で退院に至らなかった支援継続中の22名
- 住所不明等の理由で送付不可能18名．

2）調査方法

自記式調査票による郵送調査を平成11年9～10月に実施した．調査内容は，以下のとおりである（なお，対象者が死亡していた場合には，調査時については回答しない）．

① 対象者の概況：性別，年齢，自宅所在地，家族構成など．
② 入院の状況：入院と退院の年月，疾患名など．
③ 療養場所：退院先と調査時点での療養場所．
④ 不安：退院時および調査時点の不安の有無と内容．
⑤ 医療社会福祉部の支援について：部から受けた支援内容，部の支援に対する満足度など．
⑥ 調査時点の療養生活状況：日常生活動作（Katz Indexにもとづく6項目）[32]，医療処置の有無および内容[33]，保健・医療・福祉サービス[34]の利用の有無・内容など．

集計は，退院先を「自宅退院」と「施設退院」に二分し，調査時点での療養場所は「在宅」，「施設」，「死亡」に分けて行った．「自宅退院」，「在宅」は自宅や親戚宅での療養を示し，「施設退院」，「施設」は，病院，老人保健施設，特別養護老人ホーム等の，在宅以外の療養場所すべてを含んでいる．

3. 結果および考察

1）回収状況および記入者

145名中85名から返送された．このうち，退院時と現在の療養先が両方とも把握できる80名を有効回答とした（有効回答率55.2％）．

2）対象者の概況からみた医療社会福祉部の活動の意義

（1）対象者の概況

医療社会福祉部が開設以来支援してきた患者は，70歳以上の高齢者が過半数を占める．自宅所在地は都内20区3市，関東近県の10都市や東北地方まで広域にわたっていることが示された（表5-19）．広域の医療圏を持つ大学病院への入院患者の退院支援では，さまざまな自治体の保健・福祉サービスや医療機関に関する情報の収集と，転院先となる協力病院との連携が必要である[3]．このため，退院支援に必要な情報収集を病棟の業務の一部として遂行することは難しく，的確な情報収集機能を持った退院支援の専門部署が必要であるといえる．

（2）入院期間

入院期間を算出した結果，退院支援を受けた患者の中には入院期間が1年以上の患者が8％ほど存在することが明らかとなった（表5-19）．東大病院の平成10年における平均在院日数は22.9日[35]であり，今回退院支援を受けた患者は入院期間の長い患者が多かった．医療社会福祉部が退院支援を行った患者は，東大病院の中で退院困難のリスクを持った人々だといえよう．

表5-19 対象者の概況

		n=80	(%)
対象性別	男性	37	(46.3)
	女性	43	(53.7)
対象年齢	0—19歳	1	(1.3)
	20—39歳	4	(5.0)
	40—59歳	8	(10.0)
	60—69歳	17	(21.3)
	70—79歳	31	(38.8)
	80歳—	19	(23.8)
自宅所在地	東京都（23区）	60	(75.0)
	その他の都内	3	(3.8)
	関東地方	15	(18.8)
	その他の地方	1	(1.3)
	不明	1	(1.3)
主疾患	悪性新生物	18	(22.5)
	神経系の疾患	14	(17.5)
	脳血管疾患	8	(10.0)
	筋骨格系・結合組織の疾患	8	(10.0)
	心疾患（高血圧性を除く）	6	(7.5)
	その他	21	(26.3)
	不明	5	(6.3)
入院期間	1カ月未満	3	(3.8)
	1カ月以上3カ月未満	29	(36.3)
	3カ月以上6カ月未満	25	(31.3)
	6カ月以上1年未満	9	(11.3)
	1年以上	6	(7.5)
	不明	8	(10.0)
家族構成	1人暮らし	8	(10.0)
	夫婦のみ	27	(33.8)
	2・3世代	43	(53.8)
	その他	2	(2.5)

(3) 家族構成

家族構成は，「2・3世代」が43名（53.8％），「夫婦のみ」が27名（33.8％），「1人暮し」が8名（10.0％）であった．医療社会福祉部の支援を受けた人の半数は，家族による介護が期待できにくい，高齢夫婦，1人暮らし，すなわち退院困難のハイリスク要因を持った人々であったといえる．

(4) 病名

本調査では，悪性新生物18名（22.5％），神経系疾患14名（17.5％），脳血管疾患8名（10.0％），筋骨格系疾患8名（10.0％），心疾患6名（7.5％）が多かった．悪性新生物は，退院を困難にする要因である予後不良の疾患[36,37]のひとつであり，神経疾患[38]，脳血管疾患[4,38～40]，筋骨格系・結合組織の疾患および心疾患[4,40]は退院を困難にする要因としてよくあげられている．退院支援を円滑に行っていくためには，こうした患者が多く入院する傾向のある病棟を把握し，病棟スタッフの退院支援

に対する意識啓発を図るとともに，医療社会福祉部と病棟との連携を強化していく[41]必要があろう．

3）退院先と退院後の療養場所，退院時の不安から見た退院支援のあり方について

(1)退院先と退院後の療養場所（表5-20）

退院先は「自宅退院」54名（65.0％），「施設退院」26名（35.0％）であった．施設の内訳は，病院23名，老人保健施設2名，その他の施設1名であり，大多数が病院であった．

退院先と調査時点での療養場所の組み合わせを見ると（以下「退院先→調査時点の療養場所」とする），「自宅退院→在宅」（自宅退院54名中38名，70.4％），「施設退院→施設」（施設退院26名中13名，50.0％）のように，退院時と調査時点で，療養先が変化していない対象者が有意に多かった（$\chi^2=20.4$，df=2；p<0.01）．このことから，退院時の患者の状態が退院後の療養先にまで影響を及ぼしていると推測される．

(2)退院時の不安について

80名中62名（77.5％）が退院時に不安を持っていた（表5-21）．不安の内容は，「病状が軽

表5-20　退院時と調査時点の療養場所

		退院時		n(%)
		自宅(n=54)	施設(n=26)	計(n=80)
調査時点	在宅	38 (70.4)	6 (23.1)	44
	施設	5 (9.3)	13 (50.0)	18
	死亡	11 (20.4)	7 (26.9)	18

$\chi^2=20.4$, p<0.01

表5-21　退院時の不安

	退院時			n(%)
	自宅退院（n＝54）	施設退院（n＝26）	計（n＝80）	
不安あり	41 (75.9)	21 (80.8)	62 (77.5)	
不安なし	12 (22.2)	4 (15.4)	16 (20.0)	
無回答	1 (1.9)	1 (3.8)	2 (2.5)	
不安の内容（複数回答）[1]	(n=41)	(n=21)	(n=62)	
病状が軽快していない	29 (70.7)	15 (71.4)	44 (71.0)	
緊急時に不安	26 (63.4)	5 (23.8)	31 (50.0)	
医療処置が必要	16 (39.0)	1 (4.8)	17 (27.4)	
服薬継続	13 (31.7)	5 (23.8)	18 (29.0)	
医療器具使用	9 (22.0)	6 (28.6)	15 (24.2)	
通院先未決定	1 (2.4)	1 (4.8)	2 (3.2)	
ADL要介助	28 (68.3)	9 (42.9)	37 (59.7)	
介護者不在	7 (17.1)	5 (23.8)	12 (19.4)	
住宅改造の必要	5 (12.2)	3 (14.3)	8 (12.9)	
相談先不明	3 (7.3)	2 (9.5)	5 (8.1)	
介護用品入手先不明	2 (4.9)	0	2 (3.2)	
療養先決定困難	1 (2.4)	4 (19.0)	5 (8.1)	
その他	8 (19.5)	6 (28.6)	14 (22.6)	

[1]「不安あり」の中での回答数（百分率も同様）

快していない」44名（71.0％），「ADL要介助」37名（59.7％），「緊急時に不安」31名（50.0％）の順に多かった．

「自宅退院」では，「緊急時の不安」，「医療処置が必要」を挙げた患者が多かった．実際に，調査時点の在宅療養者の中で「医療処置」のある割合は4割近くに達している．医療ニーズが高く，なおかつ「在宅」療養する患者に対しては，医療処置を継続するための訪問看護や訪問診療医の紹介等の支援が不可欠であるといえよう．退院支援によって在宅サービスの利用率[14]，医療機器や補助具の使用率が上昇する[1, 25]という先行研究があるが，今回の結果はその傾向を確認するものであり，同時に，特定機能病院の退院支援において医療を継続させることの重要性を示しているといえる．

一方，「施設退院」では，「病状が軽快していない」ことへの不安が最も高かった．これは，転院患者では病状の悪化や不安定が予測される場合が多い[25, 41]という結果と一致している．先行研究では退院に際して，「もっと入院させて病気をよくして欲しかった」，「これ以上よくならないので，退院させられた」などの否定的感情を抱く場合があるとされている[42]．患者に対しては，入院後早期から特定機能病院の機能について理解を促すこと，退院のゴールや予後について明確化しておくことの必要性[1, 3]が改めて示唆された．

4）退院時の医療社会福祉部の支援内容と支援に対する満足度（表5-22）

「自宅退院」の54名は複数の項目を紹介されている場合が多く，「訪問看護機関」27名（50.0％），「保健所・在宅介護支援センター」20名（37.0％），「主治医」16名（29.6％），「介護物品・機器」13名（24.1％）の紹介を受けていた．

「施設退院」26名では，15名（57.7％）が「病院・老人保健施設の紹介」を受けていたが，他の支援は少なかった．

医療社会福祉部から受けた支援の満足度について，「とても満足」から「全く満足でない」までの4段階でたずねたところ，回答者65名中「とても満足」37名（56.9％），「まあ満足」14名（21.5％），「あまり満足でない」7名（10.8％）であった．退院先，調査時点の療養場所での差は見られなかった．

5）調査時点での要介助項目と療養場所（表5-23）

調査時点におけるADLと療養場所との関連を見たところ，調査時点で「在宅」の群は「全て自立」が多く，「施設」では「4-6項目で要介助」

表5-22　退院時の部の支援内容

n(%)，複数回答

退院時	自宅退院 (n=54)	施設退院 (n=26)	計 (n=80)
訪問看護機関紹介	27 (50.0)	2 (7.7)	29 (36.3)
保健所・在宅介護支援センター紹介	20 (37.0)	1 (3.8)	21 (26.3)
主治医紹介	16 (29.6)	1 (3.8)	17 (21.3)
介護物品・機器紹介	13 (24.1)	0	13 (16.3)
病院・老人保健施設紹介	9 (16.7)	15 (57.7)	24 (30.0)
ヘルパー，有料ボランティア紹介	3 (5.6)	0	3 (3.8)
その他	4 (7.4)	4 (15.4)	8 (10.0)

表5-23 調査時点の療養場所と要介助項目—退院先別比較—

n(%)

退院時	自宅退院 (n=43)		施設退院 (n=19)			
調査時点	在宅 (n=38)	施設 (n=5)	在宅 (n=6)	施設 (n=13)	計 (n=62)	
全項目自立	11 (28.9)	0	2 (33.3)	1 (7.7)	14 (22.6)	
1―3項目介助	12 (31.6)	0	2 (33.3)	2 (15.4)	16 (25.8)	
4―6項目介助	12 (31.6)	4 (80.0)	2 (33.3)	10 (76.9)	28 (45.2)	
不明	3 (7.9)	1 (20.0)	0	0	4 (6.5)	

表5-24 調査時点の療養場所と医療処置，保健，医療，福祉サービス

n(%)

	調査時点の療養場所		計 (n=62)
	在宅 (n=44)	施設 (n=18)	
医療処置			
あり	17 (38.6)	13 (72.2)	30 (48.4) ⎫
なし	19 (43.2)	3 (16.7)	22 (35.5) ⎬ *
無回答	8 (18.2)	2 (11.1)	10 (16.1) ⎭
医療処置の内容（複数回答）[注1]	(n=17)	(n=13)	(n=30)
褥瘡の処置	7 (41.2)	2 (15.4)	9 (30.0)
チューブ交換・注射	3 (17.6)	3 (23.1)	6 (20.0)
吸引	3 (17.6)	4 (30.8)	7 (23.3)
留置カテーテル	2 (11.8)	3 (23.1)	5 (16.7)
疼痛管理	2 (11.8)	3 (23.1)	5 (16.7)
酸素吸入	2 (11.8)	2 (15.4)	4 (13.3)
IVH	1 (5.9)	1 (7.7)	2 (6.7)
点滴	1 (5.9)	2 (15.4)	3 (10.0)
経管栄養	0 (0.0)	2 (15.4)	2 (6.7)
その他	5 (29.4)	9 (69.2)	14 (46.7)
保健・医療・福祉サービス			
あり	37 (84.1)	17 (94.4)	54 (87.1)
なし	5 (11.4)	0	5 (8.1)
無回答	2 (4.5)	1 (5.6)	3 (4.8)
サービス内容（複数回答）[注2]	(n=37)	(n=17)	(n=54)
訪問看護	25 (67.6)	4 (23.5)	29 (53.7)
通院	22 (59.5)	0	22 (40.7)
ヘルパー・有料ボランティアの訪問	17 (45.9)	1 (5.9)	18 (33.3)
保健所・在介センター	11 (29.7)	3 (17.7)	14 (25.9)
往診・訪問診療	9 (24.3)	2 (11.8)	11 (20.4)
在宅介護用品の紹介	5 (13.5)	0	5 (9.3)
その他	5 (13.5)	1 (5.9)	6 (11.1)

χ^2 test, * : $p<0.05$
[注1]「医療処置あり」の中での回答
[注2]「保健・医療・福祉サービスあり」の中での回答

が多かった(Mann-WhitneyのU検定, p=0.004).特に,自宅退院したにもかかわらず調査時点で施設に入っていた5名中4名はすべて「4-6項目で要介助」であった.また,施設退院者19名のうち,在宅に移った6名の中には,「4-6項目で要介助」の人は2人しかいなかった.一方,施設にとどまったままの13名中,10名は「4-6項目で要介助」であった.すなわち,調査時点でADLが低い者は施設に退院した割合が有意に多く,なおかつ自宅に戻ることが困難であることがわかった.

6) 医療処置および保健・医療・福祉サービス（表5-24）

調査時点で医療処置「あり」は,「施設療養中」で18名中13名（72.2％）と多く,「在宅療養中」では44名中17名（38.6％）と有意に少なかった.ただし,「在宅療養中」でもさまざまな医療処置が実施されており,ことに「褥瘡の処置」（7名）が多かった.施設では「吸引」（4名）が多かった.

保健・医療・福祉サービスについては,62名中59名から回答が得られた.サービスを全く利用していなかったのは5名のみで,「在宅」では37名,「施設」では17名が利用していた.このうち,「在宅」では「訪問看護」,「通院」,「ヘルパー・有料ボランティアの訪問」,「保健所・在宅介護支援センターからの支援」が多く利用されていた.

在宅サービスは,近年種類が増加し,サービス内容や利用方法が多様で複雑になっている.そのため,患者・家族が独自にこうしたサービスを利用することは困難で,紹介・調整を行う専門職が必要である[3, 36].実際に,入院中に各種サービスを紹介し,調整することによって初めて退院となりうるケースもあることから,自

表5-25 調査時点での不安

n(%)

	調査時の療養先					
	自宅 (n=44)		施設 (n=18)		計 (n=62)	
不安あり	25	(56.8)	15	(83.3)	40	(64.5)
不安なし	16	(36.4)	2	(11.1)	18	(29.0)
無回答	3	(6.8)	1	(5.6)	4	(6.5)
不安の内容（複数回答）[注1]	(n=25)		(n=15)		(n=40)	
緊急時に不安	17	(68.0)	9	(60.0)	26	(65.0)
服薬継続	11	(44.0)	4	(26.7)	15	(37.5)
病状が軽快しない	10	(40.0)	9	(60.0)	19	(47.5)
医療処置の必要	5	(20.0)	1	(6.7)	6	(15.0)
医療器具使用	5	(20.0)	1	(6.7)	6	(15.0)
通院先未定	0		3	(20.0)	0	
ADL要介助	13	(52.0)	11	(73.3)	24	(60.0)
介護者不在	3	(12.0)	4	(26.7)	7	(17.5)
住宅改造の必要	2	(8.0)	1	(6.7)	3	(7.5)
相談先不明	2	(8.0)	2	(13.3)	4	(10.0)
介護用品入手先不明	1	(4.0)	1	(6.7)	2	(5.0)
療養先決定困難	0		5	(33.3)	0	
その他	4	(16.0)	6	(40.0)	10	(25.0)

[注1]「不安あり」の中での回答

宅退院に際しての専門職による退院支援は意義があるといえよう．

7) 調査時点での不安について

調査時点で6割の人が不安を抱えていた（表5-25）．特に「緊急時の対応」，「ADL要介助」の不安が多く，退院時に抱えていた問題は多くのケースで退院後も未解決のまま残されていることが示された．これを軽減するためには，フォローアップ体制を確立することが必要であると考えられる．病院から地域に向けた窓口は，逆に，地域から見た時にも相談窓口になりうる．一度退院支援した患者に対し，窓口をあけておくことが必要であろう．

4. 結論

東大病院医療社会福祉部から支援を受けて退院した患者の追跡調査の結果，以下の知見が得られた．

①退院時の退院先が退院後の療養場所として継続している場合が多い．特にADLが低い場合には，施設療養が継続していた．

②退院時にはさまざまな不安があり，全体としては「病状が軽快していない」こと，また，自宅退院者では「緊急時の対応」，「ADLが要介助であること」に対する不安が強かった．

③退院支援の内容は，「自宅退院」では複数の在宅ケアサービスの紹介，「施設退院」では転院援助に集中していた．

④調査時点では6割の人が不安を抱えており，特に「緊急時の対応」，「ADL要介助」への不安が多く回答されていた．

2-4 退院支援：病棟での実施と専門部署への依頼の比較

田口樹美・高橋雪子・鷲見尚己・村嶋幸代

1. 研究目的

老年病科病棟は病床数30床の病棟である．平成12年度の病棟入院患者の平均年齢は71.8歳．平均在院日数は23.0日と病院全体の平均21.8日よりも長く，重症化予防や在院日数の短縮化が組織全体として望まれている．

老年病科病棟では現在，看護師15名中2名がケアマネジャーの資格を持ち，入院当初から退院を考慮した働きかけを行っている．また，平成12年から医療社会福祉部との定期カンファレンスが行われるようになり，病棟看護師の関心も高まってきたと思われる．これに伴い，病棟看護師による退院支援の働きかけも行えるようになってきた．しかし，病棟看護師のみでは対処できないケースもあり，医療社会福祉部へ依頼しているのが現状である．

では，病棟でできることとできないことは何であろうか．退院支援専門部署および退院支援専門スタッフ[1, 25, 30, 41]の役割はどのようなものであるのかを認識し，上手に連携をとっていくことが，新しく病院内に生まれた社会資源を有効に活用するという点でも大切である．

そこで，以下の点を目的として調査を行った．
①老年病科病棟の全入院患者中，特に退院支

援を必要とした患者の割合を知る．
②何らかの退院支援が必要なケースのうち，病棟看護師で支援可能なケースと専門部署による支援が必要なケースの特徴を知る．
③病棟看護師が行っている退院支援の特徴と範囲を知る．

今回の調査をとおして，今後病院全体として統合的に，効率的に退院支援を行う方策を検討したい．

2．研究方法

対象は，老年病科病棟に平成12年10月22日～13年3月31日の間に，入院した全患者127名である．

調査内容は，入院時に14項目からなる退院困難リスクアセスメント票（3章118頁，**表3－12**参照）を用い，退院阻害要因について全患者の概況を調査した．それをもとに，日常の看護ケアの中で特別に退院支援を必要とした患者と，特別には必要としなかった患者とに区別した．

さらに特別に退院支援を必要としたケースは，病棟のみで対応可能なケースと，病棟のみでは対応できず，医療社会福祉部に依頼する必要があったケースとに区分された．すなわち，以下の3群である．

①特に退院支援を実施しなかった：74名
②病棟看護師による退院支援の実施：36名
③医療社会福祉部に紹介した患者：17名

分析は，上記3群間で患者および退院支援内容の特徴を比較した．

まず，①特に退院支援を要しなかった74名と，②と③の病棟または医療社会福祉部で退院支援を行った53名（＝36＋17）とを比較した．次に②の36名と，③の17名の患者を比較し，専門部署に回さないで病棟で退院支援を行っているケースの特徴を把握し，病棟ではどのような判断基準で退院支援を行っているのかについて検討した．

3．結　果

1）退院支援の必要性からみた患者の特徴

127名全体では，平均年齢73.6±11.9歳，平均在院日数25.8±19.9日であった．

表5-26　退院支援の実施状況から見た患者の特徴

(n=127)

	非実施 74(%)	実施 53(%)	
年齢[注]（歳）	69.5±12.9	79.3±7.4	***
家族形態（独居・夫婦のみ）	37(50.0)	27(50.9)	ns
緊急・再入院（有り）	16(21.6)	28(52.8)	**
退院先希望（自宅外）	1(1.4)	3(5.7)	ns
入院時医療処置（有り）	0(0.0)	8(15.9)	**
移動（要介助）	10(13.5)	26(49.0)	**
排泄（要介助）	9(12.2)	24(45.3)	**
家族での介護問題（有り）	20(27.0)	27(50.9)	*
介護保険状況 　（認定済・必要だが未申請）	6(8.1)	37(69.8)	***
在院日数[注]（日）	20.3±13.6	33.6±24.5	***

χ^2-test，t-test　＊：$p<0.05$，＊＊：$p<0.01$，＊＊＊：$p<0.001$，
ns：not significant，注）平均±標準偏差

まず，特に退院支援を行わなかった74名と退院支援を行った53名の2群に分けて比較した（**表5-26**）．2群間で有意差があった項目から，退院支援を行った患者は，行わなかった患者に比して，有意に「年齢」が高く，入院形態として「再入院・緊急入院」が多く，「要介護状態」にあった．さらに，「家庭での介護問題が有る」，介護保険に関しては，「認定済み」や「必要だが未申請」が有意に多かった．退院支援を行った群は，同時に「在院日数」も有意に長く，これらの要因は「退院阻害要因」であることが示された．

2) 病棟のみで退院支援した患者と，医療社会福祉部へ紹介した患者との比較

退院支援を実施した53名を，病棟のみで支援した36名と，医療社会福祉部に紹介した17名に分け，両群を比較した（**表5-27**）．医療社会福祉部に紹介した患者は，病棟のみで対応した患者に比して，有意に「退院先として自宅以

表5-27　病棟で退院支援した患者と医療社会福祉部へ紹介した患者の比較

(n=53)

	病棟のみ 36(%)	医療社会福祉部紹介 17(%)	
年齢（75歳以上）	7 (17.4)	3 (17.6)	ns
家族形態（独居・夫婦のみ）	16 (44.4)	4 (23.5)	ns
緊急・再入院（有り）	17 (47.2)	11 (64.7)	ns
退院先希望（自宅外）	0 (0.0)	3 (17.6)	**
入院時医療処置（有り）	2 (5.5)	6 (35.3)	**
排泄（要介助）	16 (44.4)	8 (47.1)	ns
移動（要介助）	18 (50.0)	8 (47.1)	ns
家庭での介護問題（有り）	18 (50.0)	9 (52.9)	ns
介護保険（認定済み）	16 (44.4)	5 (29.4)	ns
介護保険（必要だが未申請）	9 (25.0)	7 (41.2)	ns
在院日数[注]	27.1±20.9	47.4±26.5	**
退院先（自宅外）	0 (0.0)	3 (17.6)	**

χ^2-test, t-test　*：$p<0.05$, **：$p<0.01$, ns：not significant　注）平均±標準偏差

表5-28　病棟と医療社会福祉部における退院支援の特徴

● 病棟で行った支援　36名
- 介護保険の説明と勧め
- 身障手続きの紹介
- 連携のある訪問看護ステーションの紹介
- すでにサービスを利用していたケースでの在宅ケアの再開，追加サービスの紹介
- ケアマネジャーがしっかりしているケース
- 地域に密着している家族
- 理解力と行動力のある家族の対応

● 医療社会福祉部に支援を依頼　17名
- 転院と入所
- 地域病院探し
- 新規サービスの開拓と導入
- 訪問看護ステーションの選択と推薦，連絡，交渉と調整
- 多くの問題を持つ患者
- 医療依存度が高いケース
- 介護者不在／手薄

外を希望」,「入院時医療処置が有る」,「実際の退院先も自宅以外である」,「在院日数が長い」ことが認められたが,排泄や移動の要介護状態,さらに年齢や家族構成といった属性項目には差がなかった.すなわち,病棟のみで退院支援しているケースと医療社会福祉部に紹介して退院支援をしているケースは,類似の退院阻害要因を持っているといえる.

3) 病棟と医療社会福祉部における退院支援の特徴（表5-28）

そこで,同じ退院支援でも病棟で対応可能なケースと医療社会福祉部に依頼しなければならないケースとは,何が異なるのかについて検討した.具体的には,病棟看護師が退院支援した36名について患者属性や行った退院支援の内容を分析した.36名の中には施設への退院はなかった.家族人数は2名以下が多く,介護体制が破綻しやすい状況にあった.病棟看護師が実施した事項は,以下のように整理できる.

「介護保険の説明と勧め」,「身障手続きの紹介」,「すでに連携のとれている訪問看護ステーションの紹介」,「すでにサービスを利用しているケースでの在宅ケアの再開,追加サービスの紹介」,「ケアマネジャーがしっかりしているケース」,「地域に密着している家族」,「理解力と行動力のある家族への対応」

次いで医療社会福祉部に紹介した17名の特徴をみると,3名は転院,施設入所であった.特徴としては医療依存度が高いことの他に,多岐にわたる新規サービスを導入する必要のある患者が多いことがわかった.具体的には以下のとおりである.

「転院や入所先の紹介」,「地域病院探し」,「新規サービスの開拓と導入」,「訪問看護ステーションの選択と推薦,連絡,交渉・調整」,「多くの問題を抱えた患者」,「医療依存度が高い患者」,「介護者が不在であること」

4) 病棟で支援した事例による検討（表5-29）

次に病棟で支援した事例1名を紹介し,病棟の役割と退院支援の専門部署である医療社会福祉部の役割について検討する.

患者は71歳の男性.重度の痴呆で要介護4の認定を受けていた.入院前から70歳の妻が1人で介護を行っていたが,患者は意思疎通が困難

表5-29　病棟で医療社会福祉部にアドバイスを得ながら退院支援した事例

患　者：71歳　男性（要介護4）
家族構成：妻（70歳）と2人暮らし,副介護者なし
病　名：痴呆（異食行動・怒りやすい）,肺炎で緊急入院

問題点：介護サービスを利用せず,高齢の妻が介護

病棟で行った退院支援
・ケアマネジャーと連絡.ケアマネジャーから,痴呆対応の可能な訪問看護ステーションを紹介して欲しいと病棟看護師に依頼される
・医療社会福祉部に訪問看護ステーションの情報提供を依頼
・妻に対して介護保険の説明,補足

病棟でケアマネジャーに情報を提供し,訪問看護を導入して退院

で，異食行動や怒りやすい面があった．今回は妻が異常に気づき肺炎で緊急入院した．

病棟看護師は介護者が高齢で副介護者もなく，サービスも利用していない点を問題とし，退院にむけて支援を開始した．患者のケアマネジャーと連絡をとり，痴呆患者の対応ができる訪問看護ステーションの導入を検討して欲しいと相談したところ，ケアマネジャーからそのようなステーションを知らないため紹介して欲しいと依頼された．そこで医療社会福祉部に相談し，以前から医療社会福祉部が連携してきたステーションを紹介してもらい，再度患者のケアマネジャーと連絡をとり，退院と同時に訪問看護を導入することができた．さらに退院までの間，病棟看護師が介護者である妻に介護保険制度についての説明を追加し，さらに利用できるサービスや担当のケアマネジャーと密接に連絡・相談することの必要性などを伝えた．

4．考 察

全入院患者のうち，病棟看護師もしくは専門部署による支援が必要な患者は4割で，先行研究[注2]と比較して多い．さらに病棟で対応できたケースと医療社会福祉部に依頼したケースとを比較した結果，医療社会福祉部における支援では，「転院と入所の紹介」，「地域の病院探し」，「新規サービスの開拓と導入」，「訪問看護ステーションの選択と推薦，連絡，交渉と調整」，「多くの問題を抱えた患者」，「医療依存度が高いケース」，「介護者が不在であること」が多かった．実際，これらの要素を持つ患者の退院支援を病棟で行うことは難しく，専門部署が存在する意義があるといえる．

一方，今回示した事例のように，病棟で支援して訪問看護を導入した場合でも，実際のステーションの選定にあたっては医療社会福祉部の援助を得ていることが明らかになった．すなわち，医療社会福祉部のバックアップにより病棟看護師の退院支援の力量が上がっているといえよう．

老年病科病棟では定期的に医療社会福祉部とカンファレンスを行っており，常に連携がとれ，相談もスムーズにできる．また，定期カンファレンスにより，退院支援の方法や知識，社会資源の情報なども得ることができ，結果として病棟看護師の技量が向上したといえよう．これは，退院支援に対する病棟スタッフの意識の向上にも貢献していると考えられる．

退院支援は病棟と専門部署のどちらか片方が行えばよいというわけではない．それぞれの支援可能な範囲と特性を知り，常に連携を取り患者を支援できる状況にあるということが重要である．退院困難患者に対し，入院早期から退院支援専門部署と連携することの重要性がいわれており，医療社会福祉部との連携によって退院支援の方策を探索し，さらに病院全体としてシステム化していくことが今後の課題であるといえよう．

5．結 論

(1) 老年病科病棟の全入院患者127名について，特に退院支援する必要がなかったケースは74名（58.3％），病棟のみの退院支援で対応可能なケースは36名（29.1％），医療社会福祉部に紹介する必要があったのは17名（13.4％）であった．

(2) 病棟のみで対応可能な事柄やケースは，「制度の説明と勧め（介護保険，身障手帳）」，「既存の資源，追加資源の紹介」，「地域に根付いた家族・力量のある家族」，「ケアマネジャーがしっかりしているケース」であった．

(3) 専門部署による支援が必要なケースは，「転院と入所の支援」，「地域の病院探し」，「新規サービスの開拓と導入」，「訪問看護ステーションの選択と推薦，連絡，交渉と調整」，「多くの問題を抱えたケース」，「医療依存度が高いケース」，「介護者不在または手薄であるケース」であった．

(4) 量的分析および事例検討から，病棟での退院支援の推進に，専門部署である医療社会福祉部の援助が有効であることが示された．

2-5　今後必要な研究について

永田智子・村嶋幸代

以上われわれがかかわってきた研究について概略を示した．今後必要な研究については以下の事項が考えられよう．

1. 退院困難や再入院のハイリスク患者の特性に関する研究

退院先・在院日数・再入院などの関連要因については，欧米で多くの研究が行われており，年齢，合併症，ADL，認知機能，過去の入院経験，治療へのコンプライアンスなどが挙げられている．ハイリスク患者のスクリーニング票の開発も試みられている[43, 44]．

日本においては，乗越らによって「ディスチャージプランニングの必要性判断のためのスクリーニング票」の開発が行われている[2]．また，退院支援を実際に必要とした患者の特徴を調べた研究も行われている（219頁，2-1参照）．しかし，種々の病院に適したスクリーニング方法が開発され，広く用いられるようになるためには，さらなる知見の蓄積が必要であろう．

2. スムーズな退院や再入院防止のために有効な介入方法に関する研究

介入研究は大きく，専門スタッフによるインテンシブな退院支援[15]と，患者教育を中心とした介入[45]との2つに分けられ，さらに，フォローアップケアとの組み合わせ[16, 46]が見られる．研究2-2はインテンシブな退院支援の介入研究に分類できる（223頁参照）．退院支援の研究に関しては，倫理的な理由や実際的な理由から，対照群の設定や無作為割付が難しい場合がある．また，ケースの抱える問題が多様であるため，介入内容の均一化も容易ではない．アウトカムだけでなく，コスト効果まで算出した介入研究は未だ数少ない．

3. 再入院後の退院支援方法に関する研究

また，家族が介護できないために，長期間，主にヘルパーによって支えられて在宅療養してきたケースが肺炎などで入院し，酸素や吸引が必要になった時，帰宅するためには看護職による頻回な訪問が必要となってくる．つまり，入院前とは異なる在宅ケアの体制を構築し直さなければならず，退院支援が格段に難しくなる．このような，在宅療養中の者が入院した時の在宅ケア体制の再構築に関する研究も必要である．

4. 退院支援プロセスの評価

　米国において，退院支援への満足度は，患者・家族のプロセスへの参加の程度によって決まるという研究がある[47]が，退院支援プロセスへの積極的な参加を促すための方策についてはほとんど調べられていない．また，日本では，患者・家族の満足度の高い退院支援についてのプロセスは未だ検討されていない．

5. 退院後の追跡調査

　退院後のニーズやサービス利用についての調査は多い[8]．研究2-3もそのひとつである（229頁参照）．退院支援の質向上のためには，このような研究の蓄積が必要である．特に近年，日本においては，介護保険の導入など地域のケア提供体制が大きく変化しており，適時性のある研究が求められる．

6. 退院支援を実施する体制の整備

　診療報酬との関連から，在院日数を短縮するインセンティブが働く一方で，高齢患者，退院後も医療処置が必要な患者，在宅ターミナルを希望する患者などが増加し，退院支援の必要性が高まっている今日では，誰が退院支援を行っているのであろうか．現在のところ，病棟スタッフ（主に看護師）が実施している病院，ソーシャルワーカーと病棟スタッフが連携している病院，病棟に配属されたMSWが実施している病院，東大のように病棟外の院内に退院支援の専属部署を設けている病院などがある．

　退院支援部署の病院組織内での位置づけには，院長直属，中央診療部や看護部所属，事務関係所属などがあり，部署を構成するスタッフの職種は，医師，看護師，MSW，リハビリスタッフ，事務職など，多様である．さらに，退院支援スタッフが病院の他の機能（在宅ケア，医事相談，健康教育など）をどの程度担っているのかも，病院によって異なっている．しかし，これらが実際にどのように分布しているかについての研究はほとんど行われていない．現状をきちんと把握し，提言していくべきであろう．

　以上，東大病院医療社会福祉部の退院支援に関して行われた研究の現状とさらなる課題を概観した．日本の多くの病院において，退院支援は始まったばかり，あるいは未だ着手されていない分野である．また，以前から行っていた病院についても内容の吟味はこれからというのが現状であろう．患者・家族が主体的にかかわり，満足することができ，かつ医療スタッフ側にとっても効率的な退院支援のありかたを求めて，今後も知見を積み重ねていくことが必要である．

文　献

1) 森山美知子：入院期間の短縮化及び患者・家族のQOL向上に関する専門的援助の研究：退院援助の分析から．病院管理，**33**：27-37，1996．
2) 乗越千枝ら：一急性期病院におけるディスチャージプランニングの必要性判断のためのスクリーニング票の開発．日本在宅ケア学会誌，**4**：47-53，2000．
3) 退院計画研究会編集（手島陸久編集代表）：退院計画：病院と地域を結ぶ新しいシステム．中央法規出版，1996．
4) Zureik M, Lombrail P, Davido A, et al : Predicting the outcome in elderly patients of hospital admission for acute care in Paris, France : construction and initial validation of a simple index. Journal of Epidemiology and Community Health, **51** : 192-198, 1997.
5) Kalman PG, Johnston KW : Sociologic factors are

major determinants of prolonged hospital stay after abdominal aneurysm repair. Surgery, **119** : 690–693, 1996.

6) Mahoney FI, Barthel DW : Functional evaluation: The Barthel index. Maryland State Medical Journal, **14** : 61–65, 1965.

7) Lawton MP, Brody EM : Assessment of older people: Self maintaining and instrumental activities of daily living. Gerontologist, **9** : 179–186, 1969.

8) Mistiaen P, Duijnhouwer E, Prins-Hoekstra A, Ros W, Blaylock A : Predictive validity of the BRASS index in screening patients with post-discharge problems. Journal of Advanced Nursing, **30** : 1050–1056, 1999.

9) Lai SM, Alter M, Friday G et al : Disposition after acute stroke: Who is not sent home from hospital? Neuroepidemiology, **17** : 21–29, 1998.

10) Sager MA, Rudberg MA, Jalaluddin M et al : Hospital Admission Risk Profile (HARP) : Identifying older patients at risk for functional decline following acute medical illness and hospitalization. Journal of the American Geriatrics Society, **44** : 251–257, 1996.

11) Cummings SM : Adequacy of discharge plans and re-hospitalization among hospitalized dementia patients. Health & Social Work, **24** : 249–259, 1999.

12) Fine MJ, Medsger AR, Stone RA et al : The hospital discharge decision for patients with community-acquired pneumonia: Results from the pneumonia patient outcomes research team cohort study. Archives of Internal Medicine, **157** : 47–56, 1997.

13) Rosswurm MA, Lanham DM : Discharge planning for elderly patients. Journal of Gerontological Nursing, **24** : 14–21, 1998.

14) Haddock KS : Collaborative discharge planning: Nursing and social services. Clinical Nurse Specialist, **8** : 248–252, 288, 1994.

15) Naylor M, Brooten D, Jones R et al : Comprehensive discharge planning for the hospitalized elderly: a randomized clinical trial. Annals of Internal Medicine , **120** : 999–1006, 1994.

16) Naylor MD, Brooten D, Campbell R et al : Comprehensive discharge planning and home follow-up of hospitalized elders : a randomized clinical trial. JAMA, **281** : 613–620, 1999.

17) Styrborn K : Early discharge planning for elderly patients in acute hospitals : an intervention study. Scandinavian Journal of Social Medicine, **23** : 273–285, 1995.

18) 長谷川和夫, 井上勝也, 守屋国光：老人の痴呆診査スケールの一検討. 精神医学, **16**：33–37, 1974.

19) Spielberger CD : Anxiety as an emotional state. In anxiety- current trends and theory. Academic Press, 1972.

20) 清水秀美, 今栄国晴：State-Trait Inventoryの日本語版の作成. 教育心理学研究, **24**：348–353, 1981.

21) Zarit SH, Reever KE, Bach-Peterson J : Relative of the impaired elderly : correlates of feelings of burden. The Gerontologist, **20** : 649–655, 1980.

22) 荒井由美子：在宅高齢者・障害者を介護する者の負担感—日本版版評価尺度の作成—. 第3回「健康文化」研究助成論文集, **3**：1–6, 1997.

23) 石田昌宏：早期退院促進の中で適切な医療を提供するには. 看護管理, **9**：270–275, 1999.

24) 山崎麻耶：早期退院の必要性と医療変革期における看護の課題. 看護, **49**：46–54, 1997.

25) 森山美知子, 岩本晋, 芳原達也：急性期疾患治療病院に退院調整専門看護師を設置する効果の研究（その2）. 病院管理, **33**：123–132, 1996.

26) Weaver FM, Perloff L, Waters T : Patients' and caregivers' transition from hospital to home : needs and recommendations. Home Health Care Services Quarterly, **17** : 27–48, 1998.

27) Mamon J, Steinwachs DM, Fahey M et al : Impact of hospital discharge planning on meeting patient needs after returning home. Health Services Reseach, **27** : 155–175, 1992.

28) Closs SJ, Tierney AJ : The complexities of using a structure, process and outcome framework: The case of an evaluation of discharge planning for elderly patients. Journal of Advanced Nursing, **18** : 1279–1287, 1993.

29) 上田照子, 橋本美智子, 高橋祐夫他：在宅要介護老人を介護する高齢者の負担に関する研究. 日本公衆衛生学会誌, **41**：499–505, 1994.

30) 瀬田克孝, 西村佳美, 島影俊英他：退院計画と医療ソーシャルワーカーの役割. 社会保険病院における患者家族調査 平成5年度共同研究. 社会保険医学雑誌, **36**：911–1158, 1997.

31) Mistiaen P, Duijnhouwer E, Wijkel D et al : The problems of elderly people at home one week after discharge from an acute care setting. Journal of Advanced Nursing, **25** : 1233–1240, 1997.

32) Katz S, Ford AB, Moskowitz RW et al : Studies of illness in the aged. The Index of ADL : A standardized measure of biological and psychosocial function. JAMA, **185** : 914–919, 1963.

33) 厚生省大臣官房統計情報部編：平成9年訪問看護統計調査. 28–29, 1997.

34) 堀越由紀子：退院計画に必要な要素. 退院に

関する問題のアセスメントと社会資源．看護技術，**44**：696-701，1998．

35) 東京大学医学部附属病院総務課：東京大学医学部附属病院要覧．8，1999．

36) Mcginley S, Baus E, Gyza K et al : Multidisciplinary discharge planning : developing a process. Nursing Management, **27** : 55, 57-60, 1996.

37) 石垣靖子：早期退院計画システムのモデル化—パイロット・スタディと今後の課題．看護，**49**：55-66，1997．

38) Morrow-Howell N, Proctor E : Discharge destinations of Medicare patients receiving discharge planning: Who goes where? Medical Care, **32** : 486-497,1994.

39) Kane RL, Finch M, Blewett L et al : Use of post-hospital care by Medicare patients. JAGS, **44** : 242-250, 1996.

40) Fairchild DG, Hickey ML, Cook EF et al : A prediction rule for the use of postdischarge medical services. Journal of General Internal Medicine, **13** : 98-105, 1998.

41) 倉田和枝：「退院調整専門看護師」設置に伴う波及効果．看護，**49**：92-103，1997．

42) 森山美知子，済生会山口総合病院看護部：退院計画とクリティカルパス．医学書院，1998．

43) Bull MJ : A Discharge planning questionnaire for clinical practice. Applied Nursing Research, **7** : 193-207, 1994.

44) Blaylock A, Cason CL：Discharge planning: predicting patients' needs. Journal of Gerontological Nursing, **18** : 5-10, 1992.

45) Bull MJ, Hanson HE, Gross CR：A professional-patient partnership model of discharge planning with elders hospitalized with heart failure. Applied Nursing Research, **13** : 19-28, 2000.

46) Rich MW, Beckhan V, Wittenberg C, et al : A multidisciplinary intervention to prevent the readmission of elderly patients with congestive heart failure. New England Journal of Medicine, **333** : 1190-1195, 1995.

47) Proctor E, Morrow-Howell N, Albaz R et al : Patient and family satisfaction with discharge plans. Medical Care, **30** : 262-275, 1992.

課題と展望
―よりよい退院支援をめざして―

6章

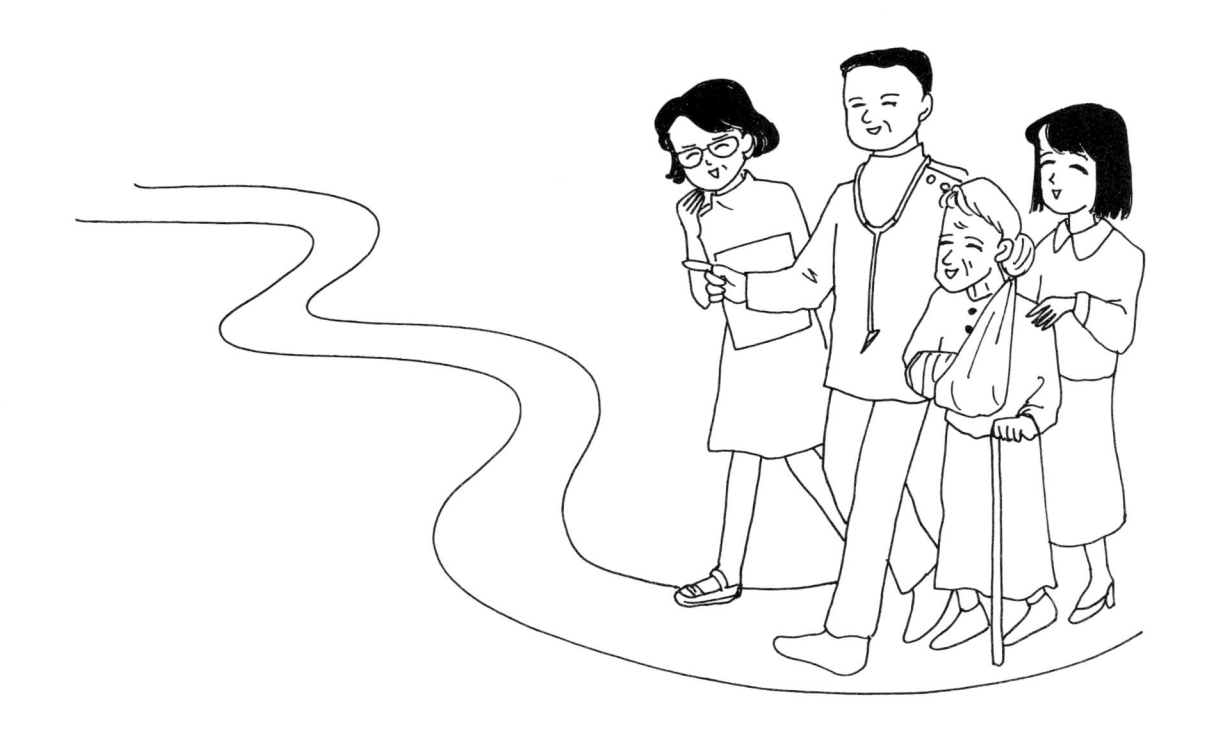

1 課題と展望

村嶋　幸代・柳澤　愛子・長野宏一朗・永田　智子
若林　浩司・鳥羽　研二・大内　尉義

　「医療社会福祉部」は，「医療を通して社会福祉を実現する部署である」ともいえる．その実現のために，多種職合同の作業を行っているのであるが，設立後丸5年たち，成し得たことと同時に課題も見えてきた．この章では，この部署に携わった者同士が話し合い，現在抱えている課題を整理した．

　図6-1は，東大病院における退院支援の課題を示したものである．課題の整理に際しては，この図6-1を参考に，以下の4つに分けて記述した．

1. 医療社会福祉部内で整備すべき課題
2. 院内の退院支援力量アップのための課題
3. 院外との連携
4. 広く社会に向けての活動

　なお，今後必要な研究については5章で詳述したのでここでは省略する．

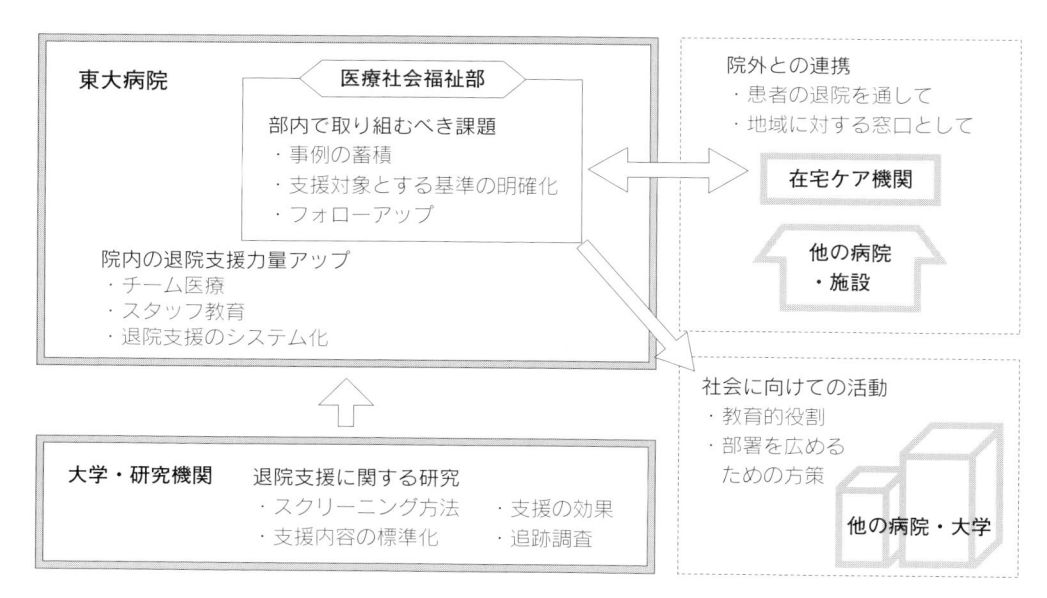

図6-1　東大病院における退院支援の課題

1-1　医療社会福祉部内で整備すべき課題

1. 情報整備―退院支援を実施した患者情報の蓄積

　平成9年の部創設以来，支援した患者は800名を越えた．これら利用者の情報は大まかなものはエクセルで入力されてはいるが，実は未だにシステマティックに管理されているわけではない．これが，目下最優先の課題である．

　退院支援はチーム医療であり，システマティックな情報の収集と整理にもとづくデータベースの構築は不可欠である．このデータベースには患者情報だけでなく医療社会福祉部が今まで行ってきた退院支援の情報を入れ込む必要がある．そのためには，「退院支援システム」（仮称）ソフトの開発が不可欠である．

　現在，医療社会福祉部として情報管理システムの導入を検討し，取り組みを始めた段階である．予算上の問題がクリアできれば，ハード（1台のサーバに複数の入力端末をもったLAN形式のシステム）の導入と，具体的なソフト開発に移りたいと考えている．ソフトの内容として，患者別データ一覧，病院別データ一覧，関係機関別データ一覧，支援内容一覧，業務集計表などを組み込むことで，業務の迅速化，正確さを図ることができる．同時に，情報の検索機能により，過去に退院支援を行った事例を蓄積し，次の事例に役立てていきたいと考えている．

2. 医療社会福祉部に退院支援を依頼する基準の明確化

　医療社会福祉部で対応できる（もしくは対応して効果を及ぼすことのできる）患者にはいくつかのタイプがある．

- **a 高齢で介護が必要なケース**：介護保険の紹介や申請，地域資源との連携，施設紹介
- **b 医療依存度の高いケース**：訪問看護ステーションや医師など必要な医療機関との連携，在宅医療の手配・トレーニング，患者・家族の力量アップ
- **c 自宅に帰りたいと希望するターミナルのケース**：本人・家族の意思の確認と介護体制

などである．

　以上のようなケースについては，なるべく早期に医療社会福祉部に依頼のあることが望ましい．そのために，院内にどのようなシステムが必要なのかについては，1-2項で述べる．一方で，このところ，医療社会福祉部の支援対象には該当しないと思えるようなケースも依頼されてくることがある．例えば，①病気治療のための転院，②病状が非常に不安定な状態，③ターミナルで死期が迫っており本人も家族も帰宅を希望していない事例，である．①は，主治医が医師を選定して依頼すべき事項である．②や③は退院を検討すること自体が無理である．実

際，容態の急変で中断に至ってしまうこともある．

　以上のような，医療社会福祉部の適用基準，除外基準は，しっかりした形にして院内のスタッフに伝える必要がある．そのためには事例と研究を積み重ねていく必要があろう．

3．支援方法の蓄積と分析

1) 退院支援事例の蓄積と分析

　医療社会福祉部が設置されて以降，実施してきた退院支援事例を分析することは，支援活動の改善や臨床研究に大いに役立つであろう．支援を必要とする患者の特性を見出すことができれば，入院早期に介入の必要性を判断することができる．このような，早期スクリーニングシートの開発と改善が望まれるところである．また，退院が困難となる原因が何か，すなわち，退院阻害因子・リスクファクターを解明することは極めて重要で，早期から対策をとることにより，さらにスムーズな退院が可能となるであろう．事例分析によって得られた結果から支援方法を改善し，退院計画，支援方法の一般化，標準化を図ることも大切である．

2) 個々の支援事例に対するケアプランの検討

　そのためにはまず，退院支援をする個々の事例について適切なケアプランを作成することが重要である．現状では主観的になりやすいケアプラン作成を，科学的，客観的なものにするような努力，それを成文化するとともに，作成用シートなどの開発が望まれる．

3) 地域の資源や退院先についての情報源の蓄積

　地域との連携は医療社会福祉部の活動の根幹をなしていることから，連携すべき地域医療担当者側にも有益で，患者とその家族にとっても利用価値の高いネットワークを構築することが円滑な退院支援を行う上で欠かすことができない．

　市区町村の行政，保健センター，在宅介護支援センター，福祉サービス，医師会名簿，訪問看護ステーション，老人保健施設，病院，ケアマネジャーなどの情報を部に蓄積しておき，院内のスタッフや患者・家族が自由に閲覧，検索ができるようなシステムが望まれる．病棟のスタッフが個別に支援を行っているだけでは，情報の蓄積が難しい．退院支援専門部署を置く利点のひとつは，地域情報の蓄積であるといえる．

4．退院支援した患者のフォローアップ

　患者が退院した後，追跡調査を行って情報を把握することは，よりよい退院支援のために必要なことである．その目的は，照会したケア資源や退院先が適切で

あったかを評価すること，実施した退院支援自体が適切であったかどうかを自己評価して改善に役立てること，さらに，当該患者が再入院した時の対処をスムーズにすること，などである．手段としては，患者・家族に直接尋ねる，現在のケア提供者に尋ねる，などが考えられる．訪問看護ステーションのケアを受ける場合で，退院後も東大病院の医師が主治医になっている場合には，訪問看護の報告書が届くので，これを情報源として活用することもある．

しかし，医療社会福祉部全体としてフォローアップの必要性は認識しているものの，実際には「気になるケース」や，患者・家族から積極的に働きかけてくるケースについてしか実施できていないのが現状である．また，高齢者や難病患者では入退院を繰り返すことが多い．再入院にいたる原因の解明とその対策も，在宅ですごせる期間を延ばすという点では重要である．フォローアップするケースを主観的に決めるのではなく，何らかの基準を作成することや，より簡便な方法を工夫してフォローアップを定例化していくことが今後の課題であり，システムとして取り入れていきたい．

1-2 病院内のレベルアップに向けての課題

1．院内スタッフ（医師・看護師・OT・PTなど）の教育

「病棟の看護師が，退院した患者へ訪問看護をすると，看護師自身が元気になる．」これは，病院からの訪問看護の現場でよく経験されることである．その理由は，病棟での看護の成果を，訪問によって実感することができるからであろう．

医療社会福祉部の仕事を体験することは，退院後の生活をイメージしながら具体的な手だてを講じていく作業をすることである．このような経験を，各病棟に働くスタッフが持つことが望ましい．具体的には，「病棟での受持患者について，医療社会福祉部のスタッフと一緒に退院支援を行う」，「退院支援の方法に関する事例検討を行う」ことや，将来的には，「各科の看護職員がローテーションで，医療社会福祉部の仕事を体験する」などが考えられよう．

退院支援にかかわる技術は，医療社会福祉部のスタッフだけでなく，各科のスタッフが持つことが望ましい．今回，この本に纏めることによって，医療社会福祉部の看護師長とケースワーカーの技術は，ある程度は明確にされたと考えられる．しかし，それを実際に体験し，自分のものにしていく職員がもっと増えることが望まれる．

2．チーム医療としての連携と意識の変化

1）チーム医療としての連携，組織の活用

患者のニーズを多角的にアセスメントし，効果的なプランを策定するには，院

内の各職種の連携が重要である．病院内での多職種がチームを組み，ネットワークをより緊密にしていくことが連携の秘訣といえる．医師・看護師・MSW・OT・PTの他，場合によっては栄養士・薬剤師なども情報交換に参加する必要があろう．

医師は，大学病院では患者を中心に専門グループが診療にあたり，病棟の主治医はグループリーダーの医師の助言を受けながら，退院時期を決定している．このため，専門グループの医師を中心として退院支援の内容を理解し，協力してもらえるように努めることによって院内のネットワークを広げていく必要がある．

病院の最多数職員である看護職員とのネットワークづくりも重要な課題である．病棟看護師長，担当看護師と情報交換し，患者・家族への支援内容を説明し，確認をしながら，看護職の力量を向上させていくような地道な努力をする必要がある．看護部の組織の中で退院支援と密接にかかわるのは継続看護委員会である．この委員会が中心になって，今までも退院支援のさまざまな取り組みをしてきたが，今後ますます，医療社会福祉部と委員会との連携が重要である．

患者にかかわる多職種がチームを組み，入院から外来への連携を軸に役割分担を行っていくことで，総合的な質の高い退院支援が可能になる．

2）医療社会福祉部を基軸にした事例検討会の定例化

医療社会福祉部で支援するケースは，東大病院の各科での事例である．事例を通して退院支援を考えることは，各科におけるケアのあり方について検討することに繋がり，引いては，東大病院のケアのあり方にかかわることになる．

平成13年1月から，医療社会福祉部では，2カ月に1回事例検討会を持つようになった．目下，事例の提供は医療社会福祉部の看護師長とケースワーカーが行い，担当した医師，病棟看護師長，受持看護師の参加を得て討論している．将来的には，病棟からも退院困難な事例について，ケース検討に持ち込まれることが望ましい．このような地道な積み重ねが，院内の職種間のコミュニケーションを促進し，チーム医療の意識を向上させると期待される．

3）不可能だと思った患者の退院が可能になることによる効果

医療社会福祉部の活動によって，通常ならば退院が困難な患者でも自宅に退院することができたという経験と，患者・家族の嬉しそうな顔をみることで得られる喜びや満足感は，さまざまな影響をスタッフにもたらしている．ターミナル期を家族と一緒に過ごしたいという希望を叶えたり，高度な医療処置を要する小児患者が自宅で生活できるようになったという経験によって，スタッフは「このような状態であっても，条件を整えれば自宅に帰って，豊かな時を過ごすことができるのだ」という実感をもつことができた．一人一人の医療スタッフが，このような実感を共有することによって，以前であれば，退院することがかなり難し

かった患者でも，退院の可能性を具体的に検討できるようになった．これは，病院全体としての収穫であるといえる．

3．院内における退院支援のシステム化―依頼する時期を早める

東大病院における現行の退院支援は主治医もしくは病棟看護師長・担当看護師からの依頼票がきてから開始される（**図6-2**）．したがって，5章の事例に見るように，入院後，かなり時間が経ってからの依頼になってしまうケースも多い．

退院困難のハイリスク患者を入院後早期に特定し支援を開始することができれば，退院後の生活に対する準備を十分に時間をかけて行えるようになる．これは，患者・家族と病院・地域ケア機関の双方にとって意義深いことである．加えて，2000年4月から介護保険が開始されたことにより，必要なサービスを円滑に導入するためには，早期の介護保険申請手続きや介護支援専門員との連携が必要となった．

退院支援の早期開始のためには，ハイリスク患者スクリーニングシートを用意し，入院直後の大変さがある程度落ちついたところで退院支援の必要性を予測し，必要であれば早めに医療社会福祉部に照会するような手だてを講じるべきであろう（**図6-3**）．スクリーニングシートは，退院阻害因子（年齢，ADL，家族

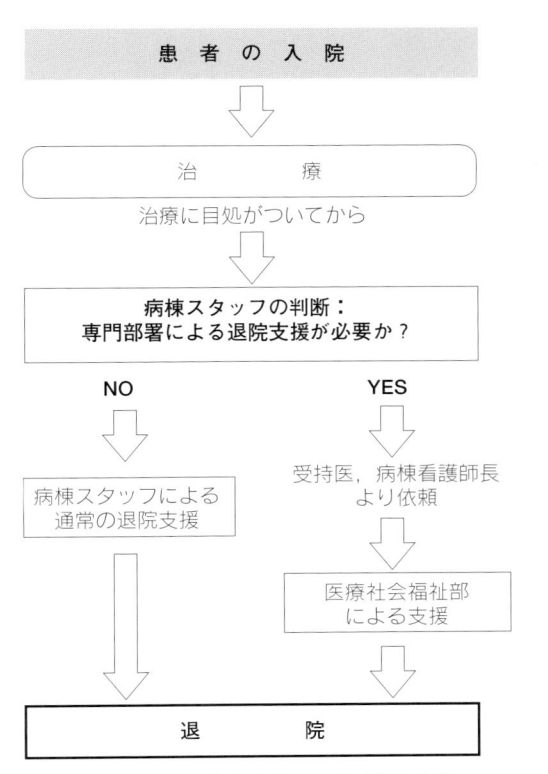

図6-2　現行の東大病院における退院支援

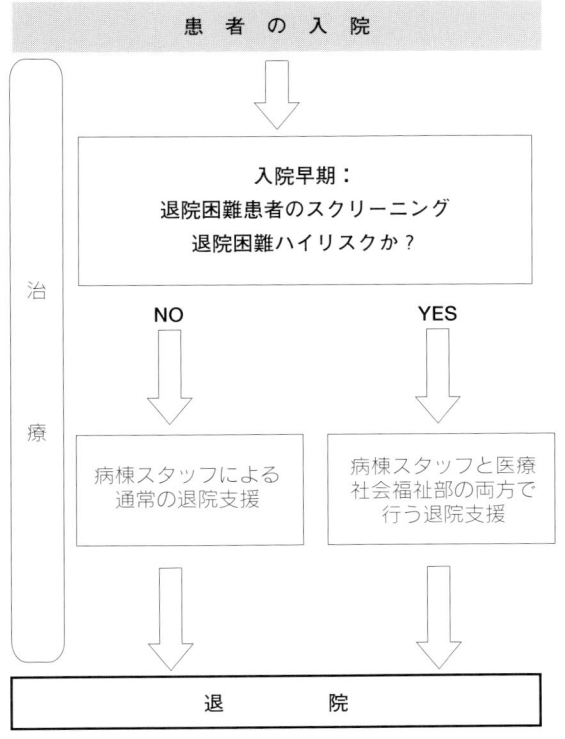

図6-3　今後望まれる退院支援の流れ

構成，介護状況など）やリスクファクターの分析をもとに開発を進める必要がある．本書の執筆者の1人である鷲見尚己は，退院困難のハイリスクスクリーニング表を作成して入院後早期の患者に適用してスクリーニングされた事例に対して，早期に医療社会福祉部に退院支援を依頼した群（実施群）と，通常通りの支援を行った群（対照群）とを比較した準実験研究を行い，一定の成果をみた（5章2-2，223頁参照）．これを将来的には，退院困難ハイリスク者抽出のための指標として，臨床現場で活用可能なスクリーニング表にすることを目指している．また，東大病院看護部では，「入院時介護保険情報シート」の作成を検討しており，これらが結実して有効な方法が見出されることが望まれる．

1-3 院外との連携

1．患者の退院を通した連携

退院に際し，目下は病棟看護師からは退院サマリーと看護サマリーが，医師からは紹介状が発行されて医療社会福祉部に届く．部はそれを関係者に送付している．このプロセスをもれないようにきちんと行うことが必要であろう．また，ケースによっては，地域でのケア担当者に病棟にきてもらって，合同カンファレンスを開いているが，これは地域の受け入れ側の熱心さによって大きく影響をうける．このため，院外の機関に患者や東大病院の医療社会福祉部の方を向いてもらうように働きかけることが必要である．望ましい関係づくりのためには，①合同カンファレンスを開催し最適な役割分担をすること，②看護職間の連携を強化することと，③病病，病診連携を促進することが必要であるといえよう．

1）合同カンファレンスなどによる患者情報の共有化

患者情報は，訪問看護指示書，看護サマリー，紹介状（情報提供書）などの形で，訪問看護ステーション，市区町村保健師，かかりつけ医，関連病院の間を行き来する．しかし，このような情報に対する見方は専門性によって違う場合もあり，必ずしも一致していないため，患者・家族を取り巻く各職種が集まり，合同カンファレンスで確認し，歩み寄る努力をすることは意義深い．このように患者個々のケアプランが適切に作成されていくためには，それぞれのもつ情報を提供し，最適な役割分担をして，ケアチームを構築していく必要がある．

一方で，近年は，プライバシー保護の動きが強まっており，個人情報が本人の十分な了解なしにやりとりされることについての懸念も生じている[1]．今後，病院と地域との間の情報提供の方法や項目について，さらに検討が必要である[2]．

2）看護職間の連携強化

退院困難な事例に対して，退院支援の取り組みを開始する時，看護師長（在宅医療コーディネーター）の役割は，患者が安心して在宅療養を続けていくためには何が必要で，どんな医療のサポートが望ましいか，社会資源の活用は可能か，インフォーマルなサービスは使えるかなどについて検討し，同時にさまざまな情報を入手して，適切に活用できるよう体制を整え，地域の看護職を中心に積極的に働きかけていくことである．

患者・家族の思いをスムーズに伝えなかったために，コーディネートに失敗し，患者に悲しい思いをさせてしまったことがある．これは，あわただしい退院で，事前に訪問看護ステーションとの連絡・調整が不十分であったためであり，今でも悔いの残る事例である．逆に，訪問看護ステーションの看護師，保健師，かかりつけ医が来院し，患者の医療処置や看護ケアを見学し，病院側と合同カンファレンスの機会を持ったことにより，スムーズに在宅医療を行っている場合もある．

病院と地域の看護職間の連携強化を図るためには，互いの機関の有機的連携，望ましい関係づくり，病院の相談室との明確な役割分担が必須である．また，いつでも安心して連絡がとれるような関係を構築していくことも大切である．

そのためには，合同カンファレンスや事例検討会を定期的に開き，折に触れ情報交換を行い，連絡をとり合い，患者にとってよいと思われることを提案し，看護者同士の連携をより深めていく努力を日々重ねていくことが大切である．

3）地域の医師との連携

在宅ケアは，地域の医師の積極的なかかわりによって成り立つ部分が大きい．近年は，在宅医療を専門に行う医師も増加して連携が取りやすくなった．

患者を依頼して協力体制を組むことによって，大学病院と地域の医師双方の質の向上が望まれる．

2．病院の地域に対する窓口としての機能

一方，地域の側から見ると，退院支援専門部署は，地域に開かれた病院の窓口として認識されやすい．将来的には，医療社会福祉部で蓄積したノウハウを地域の医療関係者と分かち合うことができる方策を考えたい．

1-4　医療における退院支援力量の向上

1．教育的役割を担う

特定機能病院は，教育病院として教育機能を担っている．東大では，学部学生

（医学科，健康科学・看護学科）と，研修医に医療社会福祉部の活動を紹介している．地道な積み重ねではあるが，ここで，育った医師・看護師が退院支援や入院患者の退院後の生活に対して理解を持ってくれることを願っている．現在はこのような部署が少ないために他大学から情報を求められることも多い．将来，各大学病院にこのような部署ができることによって，医療者の退院支援に対する理解と力量が向上することが期待される．

2．このような部署をすべての大学病院・大病院が持つための課題

1）先駆的な大学での例

表6-1は，平成9年より以前に，地域との連携を行ってきた大学病院を調べ，整理したものである．各機能のうち，◎部分は，その部署が設立されたときには診療報酬でカバーされていなかったが，その後保険適用が認められた機能である．これを考えると，「地域との連携を行う部署」は，院内や社会で不足している機能を実践の中から見出して実施し，その有効性を示して実現のための方法論を開発し，定着を図っていくような「遊軍機能」を持つといえる．この機能は，病院機能の活性化や職員の教育，また，社会への啓発的役割を果たすことに繋がっているといえる．

2）託される「開拓機能」と「研究機能」

現在の医療社会福祉部の活動を整理すると，表6-1の右欄のようになる．
すなわち，退院支援に必要な機能としての「療養相談」，「地域との連携」，「院内との連携」，それに伴う「病室訪問」，「電話相談」である．近年は，地域に対する病院の顔として，「受診相談」が持ち込まれている．これらは，「療養相談」以外は，いずれも未だ保険点数が付いていないものばかりである．医療社会福祉部は，まさに開拓機能を持っているといえよう．今後は，このような医療社会福祉部の活動が，病院にとっては不可欠であることが認められ，医療の中で経費的にも配慮されることが求められる．そのための実績を積み上げ，提案していく研究的役割が，東大病院の医療社会福祉部にはあるといえよう．

3）評価を行う

このような部署が病院内に存在することの意義は，評価を通して明確にする必要がある．

（1）院内における評価

院内における評価のポイントとしては，従来であれば退院が難しかった患者が退院し，在宅療養できるようになること，結果としての在院日数の短縮などであろう．在宅医療の推進や，それに向けての院内の体制整備の構築も含まれる．さ

表6-1 大学病院(特定機能病院)における継続医療・地域医療活動の例

◎;診療報酬上算定されているもの　○;実施しているもの

大学名		私立A大*	私立B大*	国立C大*	東京大学
部署名		ホームケア相談室	総合相談部	継続医療部	医療社会福祉部
設立年		昭和50年10月	昭和46年	平成4年4月	平成9年4月
理念,または,目的		21世紀の医療のあり方を展望(当初は訪問看護が目的).	患者中心の医療.地域の基幹病院として地域医療に貢献する.	在宅療養者・家族に大学病院の高度な医療を総合的に提供.QOL向上.	患者の幸福で安定した療養生活の確保.円滑な退院.特定機能病院としての使命を果たす.
院内の所属		看護部	中央診療施設系	院長直属	中央診療部の一部門
運営方法				継続医療部運営委員会 継続医療部連絡委員会	医療社会福祉部部会 医療社会福祉部運営委員会
担当者		看護職4名(看護師長,主任,スタッフ2名)	看護職とMSW(看護師長・主任・保健婦3名+MSW 5名)	医師(部長), OT, PT, 看護師長1名,副看護師長1名	医師(兼任部長・専任助手)・看護師長, MSW, 事務職員2名
実施事項(◎保険で算定,○保険はなし)	訪問診療			◎	
	訪問リハ			◎	
	訪問看護	◎	◎ 退院患者への継続看護	◎ 退院患者への継続看護	
	療養相談	◎	◎	◎	○
	個別教育相談	○	○		
	小集団教育		○		
	患者会支援	○ 糖尿病,在宅酸素	○ 糖尿病	○ 在宅酸素	
	電話相談	○	○	○	○
	受診相談	○	○	○	○
	病室訪問	○	○	○	○
	他施設訪問	○	○		
	地域との連携	○	○	○	○
	院内との連携	○ 院内各部署との連携,緩和ケアチーム活動	○ 院内各部署との連携	○ 訪問患者のカンファレンス	○ 院内各部署との連携 事例検討会
対象		当院を利用している患者もしくは,利用しようとしている患者.	当院を利用している患者もしくは,利用しようとしている患者.	本院での入院に引き続き医療を継続する必要のある患者(入院・外来患者).	当院を利用している患者もしくは,利用しようとしている患者.
教育機能		看護学生・医学生・全国での公演・執筆など.	医学部学生,看護学部学生,近隣病院・訪問看護ステーションの研修・勉強会.	医療技術短大の看護学生の受入(将来学部教育も).	医学部学生(医学科,健康科学・看護学科).院内関係者への教育.他病院からの研修者.
取り上げられている役割		特定機能病院として病診連携の橋渡し役(慢性疾患患者の在宅医療の支援).相談の総合的窓口.	特定機能病院として在宅療養のバックアップ.病診連携,総合相談窓口.ボランティア業務.教育広報業務.	地域の医療機関・福祉・保健と連携して,地域の衛生行政統合へ貢献.在宅ケア推進の礎になる.	特定機能病院として,在宅療養支援,転院支援.

*平成13年時点での情報

らに，専門部署ができたことにより，病棟スタッフのある部分の負担が軽減されることが期待される．

医療社会福祉部が企画して，平成9～10年に行った講演会には，幸いにも多数の職員の参加が得られ，好評であった．講演会や勉強会を企画し，職員の教育・意識啓発に寄与することも重要な役割であろう．

(2) 患者の満足度と活動の外部評価

退院支援は，患者自身の幸せを常に念頭に置いた活動として行っていく必要がある．そのためには患者の満足度調査や外部評価を定期的に行うべきであろう．外部評価のシステムは欧米では定着しており，苦情処理機関は行政や地域のケア機関に設置されている．

在院日数の短縮化の流れに加え，今後は病院の質保証の重要性が増していく．病院の中に退院支援の機能を有することの重要性は，病院機能評価にもすでに取り入れられているが，より積極的に，経済的にも配慮されていくことが望まれる．

東大病院分院ではすでに昭和30年頃から健康相談が行われ，実践研究として積み重ねられてきたという実績がある[3]．医療社会福祉部の活動においても，今後の蓄積が期待される．

文献

1) 佐々木哲二郎：退院計画とプライバシー保護．太田貞司編，地域ケアと退院計画，pp.269-285，萌文社，2000．
2) 石垣恭子，高見美樹，徳永智恵美他：「病院から訪問看護ステーションに送る看護サマリーデータベースの構築」に向けての基礎的看護サマリー情報の整理．日本在宅ケア学会誌，4：40-47，2001．
3) 飯田澄美子：退院支援事始め．保健の科学，44：92-94，2002．

あとがき

　本書は，国立大学病院として，全国で初めて正式に設置された「東京大学医学部附属病院医療社会福祉部」の形成過程とその活動内容，実績をまとめたものである．

　病院長直属の専門部署として，医療社会福祉部が産声を上げたのが平成9年4月1日，当初は院内措置であったが，平成12年4月からは予算も認められ，東大病院の体制上も正式部署として認可され，活動を行っている．最初は松下正明病院長（平成7・8年度）の強力なリーダーシップの下に医療社会福祉部設置準備委員会が準備を開始した．準備の過程，また，設立後のさまざまな活動を通して，徐々に退院支援に重点をおいた機能が明確になりつつある．

　医療社会福祉部の発足後，退院支援した患者は800名を越え，少しずつノウハウも蓄積されてきた．東大病院のような高度医療を提供する特定機能病院でも，退院支援を必要とする患者は年々増加の一途を辿っている．今後もさらに増加すると予想され，このような部署が全国に広まっていくことが望まれる．

　このため東大病院がどのような経緯でこの部を開設し，どのようなスタッフが活動しているのか，具体的にどのように支援を行っているのか，そのポイントは何なのか，院内への波及効果と残された課題は何なのか，について本としてまとめ，世に問うことにした．

　以上のような意図があるために，本書は，次のような特徴を持つ．
①病院内の色々な部署にいる人がそれぞれの立場で，医療社会福祉部の設立と実際の取り組みについて書いたこと，
②特に，臨床で，毎日退院支援に携わるスタッフが書いたこと，
③研究を通して医療社会福祉部の活動に参加している大学院医学系研究科の教官と大学院生が，執筆に参加したこと，その成果を一部盛り込んだこと．
　もちろん，毎日の実践に忙しいスタッフが書くため，無理も多かった．幸い，保健婦としての実務経験の後，月刊誌の編集に10年間携わった経験のある和田幸恵さん（現，日本看護協会）にお世話になることができた．彼女が，たまたま3カ月間，まとまった時間を取ることができたことにより，実践業務で忙しい医療社会福祉部スタッフの活動が，かなり明確に記録されることになった．大変幸運なことであった．

　この本は，日頃の医療社会福祉部の活動の中から生まれたものであるために，その活動にかかわられた人々すべてにお世話になったといえる．関係者の方々に心からお礼申し上げる．

医療社会福祉部は，最初，院内措置で始まったものが，後に正式部署として文部科学省からも認められるなど，社会のニーズを先取りし，新たな分野を開拓してきているといえよう．その意味で，その機能や役割が広く知られ，あるべき姿がより良い形で広まることを願っている．また，学内にある大学院医学系研究科の看護学の教官が活動に参加し，その役割・機能の解明にかかわってきた．これも，大学病院としての資源を活用したといえよう．近年，看護系大学が増加しているが，大学病院と学内の看護系教官の共同作業によって臨床のケアの質が向上すること，ケアの意味が明確になることが望まれている．本書は，そのような活動のひとつの発現であると考えている．

　本書を通して，上記2つの機能，すなわち，病院の退院支援機能と，学内の共同研究・実践バックアップ機能とが広まっていけば，監修者らとして，望外の喜びである．

平成14年4月

村嶋　幸代・大内　尉義

2002年7月1日　第1版第1刷発行
2003年10月1日　　　第2刷発行

退院支援―東大病院医療社会福祉部の実践から―
定価（本体3,300円＋税）　　　　　　　　　　　　　　　　　　　　検印省略

監　修	大内　尉義	
	村嶋　幸代	
発行者	太田　博	
発行所	㈱杏林書院	
	〒113-0034 東京都文京区湯島4-2-1	
	Tel　03-3811-4887（代）	
	Fax　03-3811-9148	
	http://www.kyorin-shoin.co.jp	

ISBN 4-7644-0526-1　C3047　　　　　　　　　　　　　　　　杏林舎／川島製本所
Printed in Japan

・本書の複製権・翻訳権・上映権・譲渡権・公衆送信権（送信可能化権を含む）は株式会社杏林書院が保有します．
・**JCLS**＜㈱日本著作出版権管理システム委託出版物＞
　本書の無断複写は著作権法上での例外を除き禁じられています．複写される場合は，その都度事前に㈱日本著作出版権管理システム（電話03-3817-5670，FAX 03-3815-8199）の許諾を得てください．